中医
四大经典
入门读本

〔肖碧跃 主编

喻嵘 主审〕

何清湖 丛书主编

金匮要略

白话
速学

全国百佳图书出版单位

化学工业出版社

·北京·

U0391007

《金匮要略》是我国现存最早的一部论述杂病诊治的专著，古今医家对此书推崇备至，称之为方书之祖。本书以全国高等教育国家级规划教材为蓝本，精选原文，展现原著风貌。书中以通俗易懂的白话逐句解释原文；分析速记部分以图表形式提炼要点，一目了然、便于记忆；方解与临床运用旨在解析方药的配伍及加减特点，启迪读者临床思路，快速掌握方证的临床运用；医案部分节选名医运用经方治疗疑难杂病的典型医案，培养读者的中医临床思维。

　　本书内容力求通俗易懂，简单易学，方便实用，是初学中医经典者的入门读物。本书可供中医学生、中医爱好者参考使用。

图书在版编目（CIP）数据

金匮要略白话速学/肖碧跃主编 . —北京：化学
工业出版社，2017.7（2020.8重印）
（中医四大经典入门读本/何清湖丛书主编）

ISBN 978-7-122-29753-2

Ⅰ.①金…　Ⅱ.①肖…　Ⅲ.①《金匮要略方论》
Ⅳ.①R222.3

中国版本图书馆 CIP 数据核字（2017）第 121891 号

责任编辑：陈燕杰　赵爱萍　　　　　　装帧设计：关　飞
责任校对：王　静　　　　　　　　　　书名题字：何胤星

出版发行：化学工业出版社（北京市东城区青年湖南街 13 号　邮政编码 100011）
印　　装：凯德印刷（天津）有限公司
710mm×1000mm　1/16　印张 18¾　字数 383 千字　2020 年 8 月北京第 1 版第 2 次印刷

购书咨询：010-64518888　　　　　　售后服务：010-64518899
网　　址：http://www.cip.com.cn
凡购买本书，如有缺损质量问题，本社销售中心负责调换。

定　价：59.00 元

《金匮要略白话速学》
编写人员

主编

肖碧跃

副主编

艾碧琛　易亚乔　谢雪姣　苏联军

编写人员

肖碧跃　艾碧琛　易亚乔　谢雪姣　苏联军

何　栋　周湘乐　曾序求　张　翔　郜文辉

刘　娟　邹旭峰

主审

喻　嵘

前言

中医学是中华民族优秀文化的重要组成部分，博大精深，是国之精髓，国之瑰宝！中医典籍蕴含医学之精华，是历代医家经验智慧的结晶，是培养中医思维的源泉。王冰说："将升岱岳，非径奚为，欲诣扶桑，无舟莫适。"历代医家之典籍就是"径"、就是"舟"，入门中医学领域，须研读中医典籍，中医经典是解决问题的法门。因此"做名医，读经典"一直是中医莘莘学子的座右铭，古今中医大家的成长，无不验证了这一真理，凡成一代大家者，必是熟读经典、领悟经典，以知其源、溯其流，而终有所成就。

《黄帝内经》《伤寒论》《金匮要略》《温病条辨》是中医典籍中四部具有重要意义的经典著作，对临床都具有巨大的指导意义和研究价值。

《黄帝内经》是现存最早的中医学典籍，它奠定了人体生理、病理、诊断以及治疗的中医认识基础，是中国影响极大的一部中医学著作。尤其是其养生之道内容翔实，是从医学角度对养生之道和长寿之法进行系统论述的巨著。

《伤寒杂病论》是我国现存最早的理论联系实际的临床诊疗专书，奠定了理、法、方、药的基础。《伤寒杂病论》又分为《伤寒论》《金匮要略》两部著作。《伤寒论》系统分析了外感病的病因、症状、发展以及治疗，发展并完善了六经辨证之理论体系，是中医临床医学的奠基之作。

《金匮要略》是我国现存最早的一部论述杂病诊治的专著，其用方遣药，法度严谨，是治疗疑难杂病的典范之作，对后世临床医学的发展有着更重大的贡献和深远的影响。

《温病条辨》为清代吴鞠通所著，是温病学的集大成之作。其集成了《黄帝内经》及张仲景、喻嘉言、叶天士等大家之学术思想，建立并完善了温病学说体系，创立了三焦辨证纲领。

本丛书以《黄帝内经》《伤寒论》《金匮要略》《温病条辨》四部经典的主要内容为核心，以全国高等教育国家级规划教材内容为蓝本，精选原文，展现原著风貌。并附以提要、词解，提炼原文中心思想，以通俗易懂的白话逐句解释原文。分析速记部分以图表形式，一目了然，便于记忆。方解与临床运用旨在解析方药的配伍及加减特点，提炼方证临床的应用基本要点，启迪读者临床思路，快速掌握方证的临床运用。医案部分节选名医运用经方治疗疑难杂病的典型医案，培养读者的中医临床思维。

丛书力图通俗易懂，简单易学，方便实用，是初学中医经典者入门的好读物。把原本深奥、难懂的古代原文通俗化、直观化，旨在让无中医基础的中医爱好者容易入门经典，理解经典，从而运用经典，传播中医知识。然中医经典博大精深，理论深奥，编写之时如有疏漏之处，欢迎各界专家学者和广大读者提出宝贵意见和建议，以利于进一步修订完善。

何清湖

湖南中医药大学

2017 年 3 月

编写说明

《金匮要略》为东汉张仲景所著，是中国现存最早的一部诊治杂病的中医专著，是中医四大经典古籍之一，也是辨证论治的代表作。书中所载方药药味精炼、配伍严谨，古今医家对此书推崇备至，称之为方书之祖。"读经典，做临床"是全国优秀中医临床人才研修项目的宗旨之一。然《金匮要略》原著皆为古文，学习入门较为困难，尤其是对于没有中医基础知识之人士更为艰涩难懂。有鉴于此，《金匮要略白话速学》一书以"21世纪课程教材"《金匮要略》、全国高等教育"十二五"国家级规划教材及"新世纪全国高等中医药院校规划教材"《金匮要略》为基础，参考《金匮要略译释》《金匮要略心典》《金匮要略医案选编》等书，编写而成。全书有绪论和病证19章。每条原文从以下六个内容进行阐述。

一、原文介绍：完整展现原文内容，包括方药、煎煮方法，便于读者对原文系统了解。

二、提要与词解：对原文的中心思想进行总结，并对重点和难懂词语进行解释。

三、原文解释：对每条原文以通俗易懂的白话逐句翻译，并适当解释，使读者对原文的理解容易接受。

四、分析速记：对每条原文涉及的症状、病因、病机、治法、方药以图表的形式进行分析、提炼，使读者一目了然，便于记忆。

五、方解与临床运用：简单介绍了方证运用的辨治要点及临床运用，该方在现代医学常见病的治疗应用。

六、名医医案：该部分主要介绍了各位名医运用经方治疗典型病，让读者进一步了解方证的临床运用。

本书编写力求通俗易懂、速学速用，让无中医基础的中医爱好者快速入门中医经典为宗旨，语言通俗，形式直观，从多个角度阐述经典原文，让更多的爱好中医人士入门中医经典，继承名医学术思想，提高经方运用技巧。

本书由湖南中医药大学仲景学说教研室教师共同编写，对于书中不足之处，敬请各位专家和读者提出宝贵意见。

肖碧跃
2017 年 5 月

目录

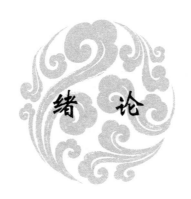

绪 论

　　《金匮要略》是《伤寒杂病论》的一部分，为东汉著名医学家张仲景所著。是我国古代现存治疗杂病的最早专著。全书论述涉及内、外、妇等各科杂病，原著理论深奥，博大精深，书中所载方药配伍精当，立法严明，辨之得当，疗效卓著。它不仅在祖国医学方面有重大成就，奠定了方剂学基础，解决了临床医学的诸多问题；而且在世界医学方面，以其独特的理论见解和卓越的临床疗效而备受推崇。其主要学术成就体现在以下四方面。

一、重视整体观

　　张仲景非常重视整体观，一是重视人与自然的整体观，认为人与自然是一个整体，《金匮要略》从病因、诊断、预防、预后、治疗等方面都体现着"天人合一"的整体观。例如在《脏腑经络先后病脉证第一》提出："夫人禀五常，因风起而生长，风起虽能生万物，亦能害外物，如水能府舟，亦能覆舟"，客观提出人与自然相互依存，相互影响。《脏腑经络先后病篇》又说"寸口脉动者，因其旺时而动，假令肝旺色青，四时各随其色。"人体脉象和色泽也是随着四时季节的变化而发生改变，因此诊病时应当注意时令对人体的影响。治疗上也要顺应四时气候，如《痰饮病咳嗽上气脉证并治》中十枣汤服药时间为"平旦温服之"。二是重视人体脏腑的整体观。治疗疾病要认清脏腑之间是相互联系和制约的，而不是孤立的。例如首篇《脏腑经络先后病脉证第一》的第一条指出，高明的医生能"见肝之病，知肝传脾，当先实脾"，而一般的医生是"见肝之病不解实脾，惟治肝也"，只重视局部，略整体，"头痛医头，脚痛医脚"是临床的大忌。

二、以脏腑经络为辨证核心

　　脏腑经络理论是《金匮要略》基本理论之一。《金匮要略》继承了《内经》有关脏腑学说的理论，加以引申和发展，并将这些理论具体运用于杂病的辨证上。第一篇《脏腑经络先后病脉证篇》是全书的总纲，就以脏腑经络命名。张仲景认为证候的产生，都是脏腑病理变化的反映。本篇提出了"见肝之病，知肝传脾"，通过肝脾之间的关系，说明了"脏腑相传"是杂病传变的一般规律，从而也强调了脏腑学说在杂病发病和演变上的重要性。在病因上，以脏腑经络分内外，提出"经络受邪，入脏腑"，就为内因；如不入脏腑，而是在"四肢九窍，血脉相传"，则为外因。在具体病证上，脏腑经络理论也贯穿于全书。如中风病是以在络、在经、在脏、在腑进行辨证。《水气病脉证并治》篇也是以脏腑学说理论进行病证分类或辨证论治，如心水、肺水、脾水、肝水、肾水。《金匮要略》对后世脏腑学说的形成、发展及其在杂病临床上的应用，起到了承前启后的作用。

三、预防观念

《素问·四气调神论》说："圣人不治已病治未病。"在《黄帝内经》预防思想影响下，张仲景也非常重视预防思想。一是要内养正气，未病先防。他在首篇《脏腑经络先后病脉证第一》中说："若人能养慎，不令邪风干忤经络"，并提出"无犯王法，禽兽灾伤，房事勿令竭乏，服食节其冷热苦酸辛甘。"等具体做法。二是要既病防变。《脏腑经络先后病脉证第一》说："未流传脏腑，即医治之，四肢才觉重滞，即导引、吐纳、针灸、膏摩，勿令九窍闭塞，"又云："上工治未病，何也？……夫治未病者，见肝之病，知肝传脾，当先实脾"，显而易见，张仲景既继承《黄帝内经》防病于未然之旨，又有既病防变之措施，体现了中医的预防医学。

四、同病异治，异病同治

辨证论治是中医学理论在临床实践中的具体运用和体现，是中医诊疗疾病的基本法则。《金匮要略》作为诊疗杂病的专著，辨证论治是其重要的学术思想。主要体现在同病异治，异病同治两个方面。所谓"同病异治"，是指同一个疾病，因其证型不一样，采取的治疗方法也不一样。《金匮要略》各论的每一篇都可以说是同病异治的体现，每一篇以病命名，每一个疾病又分为不同的证型，采用不同的方药进行治疗。如湿病，分为寒湿在表，有风湿在表，风湿兼气虚，风湿兼阳虚等证型，均分别采用不同的方药治疗。所谓"异病同治"，就是指不同的疾病，因病机、证候相同，就可采取相同的治法，选用相同的方药进行治疗。《金匮要略》中异病同治体现最明显之处就是肾气丸的运用。如同一肾气丸，既可治疗虚劳腰痛（见"虚劳病篇"），又可治疗痰饮短气（见"痰饮篇"）和消渴病多尿（见"消渴篇"），还可治疗妇人转胞（见"妇人杂病篇"）。又如白虎加人参即可以治疗暍病（见"暍病篇"），又可以治疗消渴病（见"消渴病篇"），这都是"异病同治"的例证，对当代医学临床实践具有很好的指导意义。

《金匮要略》学术体系充实而完善，具有重要的临床指导意义。因此，学习《金匮要略》，除熟悉掌握重点的条文外，应细细体会其学术思想，学以致用至关重要。

第一章
脏腑经络先后病脉证第一

一、发病、病因病机及预防

（一）发病与预防

【原文2条】夫人禀五常，因风气而生长，风气虽能生万物，亦能害万物，如水能浮舟，亦能覆舟。若五脏元真通畅，人即安和，客气邪风，中人多死。千般疢难，不越三条：一者，经络受邪，入脏腑，为内所因也；二者，四肢九窍，血脉相传，壅塞不通，为外皮肤所中也；三者，房事、金刃、虫兽所伤，以此详之，病由都尽。

若人能养慎，不令邪风干忤经络；适中经络，未流传脏腑，即医治之；四肢才觉重滞，即导引、吐纳、针灸、膏摩，勿令九窍闭塞；更能无犯王法、禽兽灾伤；房事勿令竭乏，服食节其冷热苦酸辛甘，不遗形体有衰，病则无由入其腠理。腠者，是三焦通会元真之处，为血气所注；理者，是皮肤脏腑之文理也。

【提要与词解】从人与自然的整体观出发讨论疾病发生的原因、预防疾病的方法，并强调了早期治疗的重要性。

① 五常：五行。

② 风气：指自然界的气候。

③ 元真：指元气或真气。

④ 客气邪风：指外来的致病因素。

⑤ 疢（音 chèn）难：指疾病。

⑥ 干忤（wǔ）：就是侵犯的意思。

⑦ 导引：指自己通过摇动筋骨、活动肢体等防治疾病的方法。

⑧ 吐纳：指调整呼吸的养生方法。

⑨ 膏摩：指用膏药熨摩体表的一种外治方法。

⑩ 九窍：眼、耳、鼻、口称为七窍，再加上前阴、后阴，就为九窍。

【原文解释】

人和自然是一个整体，息息相关，人类依赖于自然的气候变化而生长发育。但是自然界的气候具有双面性，虽然它能孕育万物，但也能伤害万物，正如水能载舟，也能覆舟。如果人体五脏的正气充足通畅，就不容易生病。如果人体正气不充足，邪气就容易侵犯人体，严重的甚至会死亡。然而所有的疾病产生的原因，不外乎三种：第一，邪气从经络入侵而深入脏腑，这是因为人体正气不足，邪气乘虚而入，就是内因；第二，邪气从经络入侵，如果人体正气充足，邪气就不会深入脏腑，仅仅在体表相传，引起四肢、九窍的血脉壅塞不通，就是外因；第三，由房事、金刃、虫兽所伤形成的疾病。推而广之，各种疾病都包含在其中。

人如果会养生，就不会让邪气侵犯自己；或者邪气才入侵经络，还没有入脏腑的时候，就要及时就医进行诊治；或者四肢刚感到酸楚不舒服的时候，就要用导引、吐纳、针灸、膏药、按摩等方法进行治疗，不要让九窍闭塞。人更加不要触犯法律，免受刑伤之患，也要避免虫兽灾伤，房劳不要过度，以免耗伤精气，饮食不要偏食，五味应调和恰当，服食知冷知热，只要不让形体出现衰弱，邪气就不能侵入腠理，人就不会生病。"腠"是皮肤的毛窍，是周身气血交汇的地方；"理"是皮肤和脏腑之间的纹理。

【分析速记】

第一段：人与自然息息相关，六气→六淫才可致病，但正气是决定发病的内在因素，邪气只是发病条件。仲景强调杂病的发生主要是五脏元真不足。

疾病发生的
途径（三条）
①经络受邪→传入脏腑　此为邪气乘虚而入内→内所因
②皮肤受邪，仅在血脉传注，使四肢九窍壅塞不通，
　其病在外，体表疾病
③房事、金刃、虫兽所伤

第二段：从预防的角度来讨论提出了两个原则：

未病先防
内养正气
外慎邪风
①房事勿令竭乏，注意不要房劳过度，保持肾精充盛
②服、食方面：穿衣要注意冷热，饮食不要五味偏嗜
③无犯王法、虫兽：防备意外的伤害发生

早期治疗：四肢才觉重滞→即导引、吐纳……勿使九窍闭塞不通

（二）病因

【原文8条】 问曰：有未至而至，有至而不至，有至而不去，有至而太过，何谓也？师曰：冬至之后，甲子夜半少阳起，少阳之时，阳始生，天得温和。以未得甲子，天因温和，此为未至而至也；以得甲子，而天未温和，为至而不至也；以得甲子，而天大寒不解，此为至而不去也；以得甲子，而天温如盛夏五六月时，此

为至而太过也。

【提要与词解】 讨论季节气候的正常与反常情况（举例）。

① 未至而至：第一个"至"指时令，第二个"至"指气候。

② 冬至：农历二十四节气之一，居"大雪"与"小寒"之间。

③ 甲子：是古代用天干、地支配合起来计算年、月、日的方法。天干 10 个（甲、乙、丙、丁、戊、己、庚、辛、壬、癸），地支 12 个（子、丑、寅、卯、辰、巳、午、未、申、酉、戌、亥），互相配合，自甲子始，至癸亥止，共 60 个。此处甲子指冬至之后 60 日，此时正当雨水节。

④ 少阳：古人将一年分为三阴三阳 6 个阶段，各 60 天，自少阳始，至厥阴止。少阳起，指至冬至后 60 日开始为少阳当令之时。

⑤ 以：通"已"。

【原文解释】

一年有二十四个节气，一般而言，节气与气候变化要相一致，春温、夏热、秋凉、冬冷。但是节气与气候不一定出现一致。所以本文就问：节气未到而气候已经到了，或节气已经到了而气候未到，或者节气到了而气候仍然不退，或者节气到了而气候又太过了，应该怎么理解呢？老师就举例一个例子来说明：如冬至之后六十天第一个甲子天，也就是雨水节气，该节气到来，夜半少阳开始生发，气候应该转为温暖，此为正常规律。如果未到雨水节气，气候就开始温暖了，就叫未至而至；如果已经到了雨水节气，气候还未转温，就叫至而不至；如果到了雨水节气，气候仍旧非常寒冷，就叫至而不去；如果到了雨水节气，气候太热像五六月天，就叫至而太过。这都是不正常的气候，这种情况六气就容易转变成六淫，人就容易生病。

【分析速记】 以雨水节作为判断的依据（冬至后六十日第一个甲子夜半）。

正常：雨水节已到→阳气开始生发、气候转温

异常：未得甲子(未到雨水节) → 天已温暖→未至而至 ⎫
⎬ 阳气生发太过
已得甲子(已到雨水节) ⎧ 天温如盛夏→至而太过 ⎭

⎧ 天未温暖→至而未至 ⎫
⎬ 阳气生发不足
⎩ 天大寒不解→至而不去 ⎭

【原文 13 条】 问曰：阳病十八，何谓也？师曰：头痛、项、腰、脊、臂、脚掣痛。阴病十八，何谓也？师曰：咳、上气、喘、哕、咽、肠鸣、胀满、心痛、拘急。五脏病各有十八，合为九十病；人又有六微，微有十八病，合为一百八病，五劳、七伤、六极、妇人三十六病，不在其中。

清邪居上，浊邪居下，大邪中表，小邪中里，馨饪之邪，从口入者，宿食也。五邪中人，各有法度，风中于前，寒中于暮，湿伤于下，雾伤于上，风令脉浮，寒

令脉急，雾伤皮腠，湿流关节，食伤脾胃，极寒伤经，极热伤络。

【提要与词解】论述病证的分类和五邪中人的规律。

① 阳病：指属外表经络的病证。

② 阴病：指属内部脏腑的病证。

③ 六微：言六腑也。六淫之邪侵入六腑为病，较入五脏为轻，故名六微。

④ 大邪：指风邪。

⑤ 小邪：指寒邪。

⑥ 檠饪：指饮食。檠同穀。

⑦ 五邪：此指风、寒、湿、雾、饮食五种病邪。

⑧ 前：指午前。

【原文解释】

第一段论述古代疾病的分类与计数。阳病有十八种，怎么计算呢？阳病有头、项、腰、脊、臂、脚掣痛，但每种又有营病、卫病、营卫同病的不同，故阳病有三六一十八。阴病咳、上气、喘、哕、咽、肠鸣、胀满、心痛、拘急，每一种又有虚、实的不同，故阴病有二九一十八。五脏病各有十八，就是每一脏可因感受风、寒、暑、湿、燥、火六种邪气而发病，每一种病又有气分、血分、气血同病的不同，三六一十八，所以每脏有十八种疾病，五脏合为九十病。六微指的是六腑的疾病，因为腑病一般比脏病要轻，所以叫六微。六微病的计算与五脏一样，每一腑也有气分、血分、气血同病的不同，三六一十八，每腑有十八种疾病，六腑合为一百零八病。至于五劳、七伤、六极以及妇人病，由于不是外感六淫导致的，所以不计算在内。

第二段主要论述五种病邪的特点和侵犯人体的规律。雾为湿中清邪，其性轻扬，容易犯上；湿性秽浊，故为浊邪，湿类于性，容易趋下；风为百病之长，故为大邪，邪气散漫，容易伤表；寒性紧束，故为小邪，容易中里；檠饪之邪为宿食，食从口入，容易伤及脾胃。正因为每种邪气的特点不一样，所以侵犯人体的规律也就不一样。风为阳邪，伤人大都在上午，脉多浮缓；寒为阴邪，伤人大都在傍晚，脉多紧急；湿邪重着，伤人大都在下部而流注关节；雾性轻扬，伤人大都在皮腠；脾主运化，饮食不洁或不节，容易伤及脾胃。寒为阴邪，经脉在里属阴，热为阳邪，络脉偏表属阳，所以说"极寒伤经，极热伤络"。

【分析速记】

五邪
- 清邪——雾露
- 浊邪——湿邪
- 大邪——风邪，其性散漫，多中肌表
- 小邪——寒邪，其性紧束，常中经络
- 谷饪之邪——宿食

五邪中人各有特点
- 风邪{属阳邪，午前属阳 / 性质轻扬散漫} 致病 {时间——午前 / 脉——浮 / 部位——体表}
- 寒邪{阴邪，午后属阴 / 性质收引紧束} 致病 {时间——午后 / 脉——紧 / 部位——经脉}
- 湿邪{湿为化气 / 湿性重浊} 致病 {途径——下部 / 部位——关节}
- 雾邪{雾为天气 / 其性轻清} 致病 {途径——上部 / 部位——皮腠之间}
- 宿食{胃主受纳 / 脾主运化} 致病 {途径——口入 / 部位——脾胃}

（三）病机

【原文 10 条】 问曰：经云："厥阳独行"，何谓也？师曰：此为有阳无阴，故称厥阳。

【提要与词解】 论述厥阳独行的机制。
厥阳：厥，逆也。厥阳即阳气上逆。

【原文解释】

人体在正常情况下，阴与阳总是维持着相对的协调状态，而且阳是以阴为依附，假如阴气衰竭，阳气失去依附，有升无降，即可导致"有阳无阴"的厥阳独行的病理。

【分析速记】

提示阴阳失去平衡，是杂病的基本病理。治病的过程就是恢复阴阳平衡的过程。

二、诊断举例

（一）望诊

【原文 3 条】 问曰：病人有气色见于面部，愿闻其说。师曰：鼻头色青，腹中痛，苦冷者死；鼻头色微黑色，有水气；色黄者，胸上有寒；色白者，亡血也，设微赤，非时者，死；其目正圆者，痉，不治；又色青为痛，色黑为劳，色赤为风，色黄者便难，色鲜明者有留饮。

【提要与词解】 举例说明望诊在临床上的运用。
① 见：通"现"，显露的意思。

② 水气：指水液内停的病证。

③ 六微：言六腑也。六淫之邪侵入六腑为病，较入五脏为轻，故名六微。

④ 非时：非当令之时。

⑤ 小邪：指寒邪。

⑥ 留饮：痰饮病的一种，水饮留而不行谓之留饮。

【原文解释】

人体脏腑的精气通过在外的气色可以表现出来，因此，观察面部的气色在一定程度上可以知道脏腑的盛衰。故原文问：病人的面部表现出来的气色在临床应该怎样去看？鼻头位于鼻中，内应脾。而青色是肝脏的主色，所以老师说：鼻头出现青色，症又出现腹中疼痛，就知道为肝乘脾。如病人出现极度怕冷，则是脾阳衰败，病情重。黑是肾的主色，如鼻头出现黑色，就是肾水侵犯脾阳的现象。除了望鼻头，还可以望面色。黄是脾的主色，如果面色发黄，原文指出就可能有两种情况：一是因为脾阳不能输布，脾为生湿之源，水湿之邪就会停留在胸膈，所以面部会表色出黄色，寒在此指水饮之邪；二是湿热之邪就会停滞，困阻脾阳，脾气郁滞，浸液输布不正常，就会出现大便不畅快。如果面色发白，可以是失血过多的原因。但如果失血的人不出现面白反而出现面稍红，而又不是气候炎热的原因，是因为阴血亏虚，阳气外浮之象，表示病情危重。如果病人的眼睛直视，转动不灵，肝开窍于目，表示肝风内动，见于痉病，另外五脏的精气都上注目，也可以是脏腑的精气耗竭，病情危重。如果面色青，就表示血液运行不通畅，不通则痛。如果面色黑，就是劳损肾虚之象。如果面色红，就表示风邪已经化火了。面色鲜明是因为水饮停留，上泛面部，形成面目浮肿，所以反见明亮润泽的现象。

注意：一本条原文是通过举例来说明望诊在临床的重要性，并不包括临床所有的现象；二是原文所说的"死"和"不治"，不是绝对不能治了，而是表示病情危重。

【分析速记】

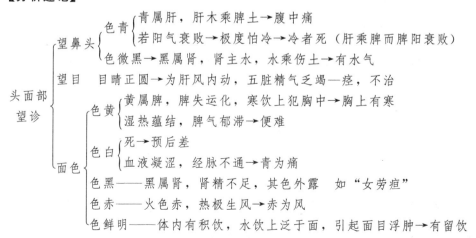

【原文6条】师曰：吸而微数，其病在中焦，实也，当下之即愈，虚者不治。在上焦者，其吸促；在下焦者，其吸远，此皆难治。呼吸动摇振振者，不治。

【提要与词解】望吸气来判断疾病的上下虚实，并判断疾病的预后。

① 吸而微数：数，犹促也。指吸气短促不利。

② 吸远：指吸气深长困难。

③ 振振：指病人呼吸困难，身体抖动的样子。

【原文解释】

老师说：病人的吸气次数增加，浅表短促，如果是因为邪气阻滞中焦，是实证，就用下法祛邪，邪气去，气机通畅，呼吸自然可以恢复；如果是虚证，那就是宗气衰竭或者肾气亏虚，不能纳气，病情就比较危重。在上焦主要指病在肺，肺气大虚，气入随即就外出，就出现吸气短而快；在下焦主要指病在肾，肾阳衰竭，气难以下达，吸气出现深长而困难。如果病人呼吸时全身不断振振动摇，是非常虚弱，形气不能相保的危重证候，一般出现在慢性病的后期。

【分析速记】

吸而微数
- 中焦实邪所引起→因中焦为气机之枢纽，邪气壅塞中焦，影响肺气下降→治当下法祛邪
- 中焦虚者不治
  - 虽有实邪而又正虚，下之则伤正，不下则邪无出路→难治
  - 宗气衰竭，脾气衰败，肾不纳气，均为危重证候

吸促（表浅短促）→上焦→肺气大虚

吸远（深长而困难）→下焦→肾不纳气

呼吸时全身振振动摇→元气衰竭，形气不能相保的危重证候

（二）闻诊

【原文4条】师曰：病人语声寂然，喜惊呼者，骨节间病；语声喑喑然不彻者，心膈间病；语声啾啾然细而长者，头中病（一作痛）。

【提要与词解】举例说明闻诊在临床上的运用。

① 寂然：形容病人安静无声。

② 喑喑然：喑，哑也，此指病人语声低微而不清。

③ 啾啾然：形容病人语声细小而长。

【原文解释】

病人的声音在一定程度上或者可以反映脏腑气血的盛衰，或者可以反映疾病的部位和情志。听病人声音在临床上有一定的诊断价值。所以老师说：如果病人本来

很安静而突然出现惊呼，就可能是关节疾病。是因为关节活动不利，病人一般是被迫处于安静的体位，偶尔一动就会出现疼痛，就会出现突然惊叫。如果病人说话声音低微又不清爽，就可能心膈之间有病，是因为邪气阻滞胸膈，气机不通畅造成的。如果病人声音细小，声音拖长但清楚，是头痛，因为头痛的病人大声说话会震动头部导致头痛加重，所以声音细小，但清楚。

【分析速记】

寂然喜惊呼者→骨节间病

由于病在关节，转动不利，动则作痛

喑喑然不彻者（声音低微而不清澈）→心膈间病，气道不畅

啾啾然细而长者（声音细小而长且清晰）→头中病

头痛，如大声则震动头部，其痛愈甚，所以声不敢扬，但胸膈气道正常无病，所以声音虽小而清晰

（三）切诊

【原文9条】**师曰：病人脉浮者在前，其病在表；浮者在后，其病在里，腰痛背强不能行，必短气而极也。**

【提要与词解】论述脉象的部位不同，主病则有差异。

① 脉浮者在前：指浮脉见于关前寸部。下文"浮者在后"与之相对，谓浮脉见于关后尺部。

② 极：《方言》："极，疲也"。此指疲倦乏力。

【原文解释】

临床病人虽然出现同一种脉象，但病可能有差异。老师说：如果病人的浮脉出现在前，即寸口，就是邪在表，为外感之病，但一般浮而有力；如果浮脉出现在后，即尺部，就是里证，为内伤之病，但一般浮而无力。尺部候肾，肾阴亏虚，阳气不能内藏，阳气外越，所以出现尺部脉浮。但在临床也要脉证合参，肾阴亏虚，尺部脉浮，还会出现腰痛、背强、骨痿不能行走，甚至不能纳气出现呼吸短促等危重之象。

【分析速记】

脉浮
- 在前（寸脉）（阳）
  - 寸部属阳主表，候肺→太阳表证→正气抗邪于表→外感表证
  - 症状：表证属实者→寸脉浮而有力
- 在后（尺脉）（阴）
  - 其病在里→肾阴不足，虚阳外浮，阳气不能潜藏→里证
  - 症状：腰痛背强、呼吸短促，脉浮而无力

（四）四诊合参

【原文5条】师曰：息摇肩者，心中坚；息引胸中上气者，咳；息张口短气者，肺痿唾沫。

【提要与词解】举例说明通过观察呼吸动态变化来诊断疾病的方法。
① 息：一呼一吸谓之一息。息，即呼吸。
② 摇肩：即抬肩。息摇肩是呼吸困难，两肩上耸的状态，病情上有虚有实。
③ 上气：即气逆。
④ 短气：指自觉呼吸短促而不相接续，气短不足以息的轻度呼吸困难。
⑤ 肺痿：病名。

【原文解释】
老师说：病人呼吸困难，出现双肩上耸的状态，是胸中有邪气阻滞，肺气不宣所致；咳嗽是因为呼吸时引动胸中之气往上冲所致；如果是肺痿，还会出现咳吐浊唾涎沫的症状。

【分析速记】

息摇肩
{
心中坚（实邪）→是由实邪壅塞在胸，以致胸部气闭，呼吸困难，痰热内蕴，肺气不宣所致
肾不纳气所致，往往伴有肢冷汗出，不一定有"心中坚"的症状
息引胸中上气→肺气上逆→咳嗽
}

息张口短气（张口呼吸、呼吸短促）→肺叶痿弱，不能司正常呼吸→肺痿，肺痿不振，不能敷布津液→咳吐涎沫

【原文7条】师曰：寸口脉动者，因其王时而动，假令肝王色青，四时各随其色。肝色青而反色白，非其时色脉，皆当病。

【提要与词解】讨论脉象与四时五色合参的诊断方法
① 寸口：此指两手寸、关、尺脉。
② 王时：王时指一年四季中五脏所主的当令之时，此时五脏的色、脉有相应的特征。

【原文解释】
中医讲究"天人合一"，人体的脏腑之气会随着气候的变化而出现变化，因为反映脏腑之气的脉象和色泽也会发生变化，如春季肝旺，夏季心旺，秋季肺旺，冬季肾旺，给临床提供一定的参考。所以老师说：寸口脉的搏动，是随着五脏所旺的季节而发生变化的。比如，春天是肝旺的季节，人面部的颜色偏青，其他的季节也有相应脏旺的颜色。那么，肝旺的季节，颜色应该是青色，但反而色白，脉应弦反而浮，这就不是所旺季节应有的颜色和脉象，都属于不正常的现象，是有病的

象征。

【分析速记】

寸口脉动者→指寸口脉象的变化要随着季节而变化。

春季　肝（旺）→弦脉→青→ 反现白色→金乘木

夏季　心　　　→洪脉→赤

秋季　肺　　　→浮脉→白

冬季　肾　　　→沉脉→黑

三、预后

【原文11条】师曰：寸脉沉大而滑，沉则为实，滑则为气，实气相搏，血气入脏即死，入腑即愈，此为卒厥，何谓也？师曰：唇口青，身冷，为入脏，即死；如身和，汗自出，为入腑，即愈。

【提要与词解】通过列举卒厥的病机和预后，来阐述疾病入脏难治，在腑易治。

卒厥：卒，通"猝"；指突然发生晕厥的病证。

【原文解释】

左寸候心主血，右寸候肺主气，沉脉属阴候血，滑脉属阳候气。所以老师说：寸口脉象沉大而滑，沉表示血实，滑表示气实，血实和气实相并，相互搏结，所以此时的血气不是正常的血与气，而是病理的血与气。如果血气入脏，病情就重，如果血气入腑，病情就轻，容易治。这就是卒厥。那怎么理解呢？怎么知道血气是入脏还是入腑呢？老师说：如果病人嘴唇发青，身体厥冷，就是入脏；如果病人全身温和，并且有微微汗出，就是入腑。

【分析速记】

大脉主邪实→沉大则为血实
滑则为气实　　　　　　　　} 血气相并，气血逆乱→卒厥

预后 { 入脏→向里→病深→逆证→预后差
       入腑→向外→病浅→顺证→预后好

判断指征 { 入脏 { 身冷→阳气涣散
                    唇口青→血液瘀滞不流 } 内闭外脱
            入腑 { 身和→血脉通畅
                    微汗自出→阳气恢复 } 正气恢复，气血调和

【原文12条】问曰：脉脱，入脏即死，入腑即愈，何谓也？师曰：非为一病，百病皆然。譬如浸淫疮，从口起流向四肢者可治，从四肢流来入口者不可治；病在

外者可治，入里者即死。

【提要与词解】讨论疾病的预后，再以浸淫疮为例，说明入脏即死，入腑即愈。

① 脉脱：指一时性脉象乍伏不见，多由邪气阻遏，脉中气血一时不通所致。

② 浸淫疮：皮肤病的一种，疮面流黄水，可由一处染及他处。

【原文解释】

老师说：脉突然摸不到这种疾病，也是邪气入脏病情重，难治，邪气入腑病情轻，容易治。怎样理解呢？老师说：不是仅仅卒厥一种病，脉脱也是，所有的疾病也都是这种道理。再比如，浸淫疮，如果是从口开始发生向四肢蔓延，就是入腑，容易治；如果是从四肢开始向口部发展，就是入脏，难治；所以一般疾病的规律都是病在外容易治，病在里就难治。

【分析速记】

卒厥的脉象可以是寸脉沉大而滑，也可是脉乍伏不见。

浸淫疮 $\begin{cases} \text{从四肢流来入口者} \rightarrow \text{向里发展则预后差} \\ \text{从口起流向四肢} \rightarrow \text{向外发展则预后好} \end{cases}$ $\begin{matrix} \text{"病在外者可治，} \\ \text{入里者即死"} \end{matrix}$

四、论治

（一）已病防传，虚实异治

【原文1条】问曰：上工治未病，何也？师曰：夫治未病者，见肝之病，知肝传脾。当先实脾，四季脾王不受邪，即勿补之。中工不晓相传，见肝之病，不解实脾，惟治肝也。

夫肝之病，补用酸，助用焦苦，益用甘味之药调之。酸入肝，焦苦入心，甘入脾。脾能伤肾，肾气微弱，则水不行；水不行，则心火气盛，则伤肺；肺被伤，则金气不行；金气不行，则肝气盛。故实脾，则肝自愈。此治肝补脾之要妙也。肝虚则用此法，实则不在用之。

经曰：虚虚实实，补不足，损有余，是其义也。余脏准此。

【提要与词解】从脏腑相关的整体观出发讨论内伤杂病的治则。

① 上工：指高明的医生。

② 治未病：指治未发生疾病的脏腑，包括未病先防、既病防变两方面，仲景在本条主要强调"既病防变"。

③ 实脾：即调补脾脏之意。

④ 四季脾王：王，通"旺"。意指四季之末即农历三、六、九、十二月之末十八天为脾土当令之时。此处可理解为一年四季脾气都健旺之意。

⑤ 中工：指技术水平一般的医生，局限于"治已病"。

【原文解释】

问：医术高明的医生会治疗未发生疾病的脏腑，怎么理解呢？老师说：治疗未发生疾病的脏腑，比如高明的医生见到肝病，就知道肝病会影响到脾，就会先补脾。高明的医生治疗也比较灵活，如果知道在一年四季脾气旺盛的时候，就不必要补脾。水平一般的医生就不知道这个道理，见到肝病就不知道要补脾，只知道治肝。

肝虚的时候要用酸味的药来补肝，再加上焦苦的药扶助没有发病的心，用甘味的药调理脾胃。是因为酸味药能入肝，焦苦的药能入心，甘味的药能入脾。脾气旺盛能制约肾，肾受到制约，肾中阴寒之气就不会抑制心火，心火就会旺盛，心火旺盛可以制约肺，肺受到了抑制，就不会去制约肝气，肝气就容易旺盛，肝病就自然而然痊愈了，这是通过补脾来补肝的一种非常好的方法。肝虚证用这种方法，肝实证就不能用了。

医经说："虚证要用泻法，治疗实证要用补法，不能犯虚证用泻法，实证用补法的错误。"所讲的就是前面两段的意思。其余的脏腑都可按照这个原则来治病。

【分析速记】

第一段：治未病的方法

肝病要注意调补脾土，但传变与否要看肝、脾两方面：

肝：实者能传，虚者不传 } 传与不传要看肝、脾两方面的情况
脾：虚者善受，实者不受 } 故"四季脾旺不受邪，即勿补之"

提出原则 {
① 治疗疾病要有整体观的原则
② 治疗疾病要有预见性
③ 治疗疾病要有灵活性
④ 在用药上要注意保护脾脏
}

第二段：肝虚的治法

肝虚 {
补肝阴：山茱萸、白芍、酸枣仁、五味子
助用焦苦：焦苦入心 → "子能令母实"，临床上可将补肝阴药炒用
益用甘味：甘入脾 → "培土荣木"甘草、大枣、淮小麦、白术
}

"脾能伤肾……故实脾，则肝自愈"

① 一种认为是衍文，理解"伤"为"伤害"。

② 另认为是张仲景对上文的解释，理解"伤"为"制约"之义。

第三段：虚实异治

{
从正面提出虚实异治的方法是"补不足损有余"——用补法治疗虚证，用祛邪的方法治疗实证

从反面提出：不能犯"虚虚实实"的错误——不能用祛邪的方法治疗虚证，使虚证更虚，不能用补益的方法治疗实证，使实证更实
}

（二）表里同病

【原文14条】问曰：病有急当救里救表者，何谓也？师曰：病，医下之，续得下利清谷不止，身体疼痛者，急当救里；后身体疼痛，清便自调者，急当救表也。

【提要与词解】举例说明表里同病时，应急者先治，缓者后治。
① 下利清谷：指泄泻，泻下清稀，完谷不化。
② 清便自调："清"同"圊"，这里作动词用，清便自调，指大便已恢复正常。

【原文解释】

问：有些病要先治里，有些病又要先治表，为什呢？老师说：比如一个病人病位在表，本来要用解表的方法，而医生误治用了下法，导致病人泻下完谷不化，这时虽然身体疼痛的表证还在，也应该赶快治疗里证。服药后，病人还有身体疼痛的表证，而大便已经恢复正常了，这时就可以用解表的方法了。临床表里同病时，一般而言是先解表后治里，但医生应该根据临床情况灵活变化，分清疾病的轻重缓急，急者先治，缓者后治。

【分析速记】

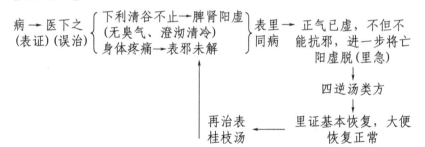

（三）痼疾加卒病

【原文15条】夫病痼疾，加以卒病，当先治其卒病，后乃治其痼疾也。

【提要与词解】指出新旧同病时，应先治新病，后治旧病。
① 痼疾：指难治的慢性久病。
② 卒病：指突然发生的新病。

【原文解释】

素有慢性疾病的病人，如果又得了另一种新病，临床上应当先治疗新病，然后再治疗慢性病。

【分析速记】

新旧同病 ⎧ 新病病势急，旧病病势缓 ⎫ 故一般先治新病，后治旧病
　　　　 ⎨ 新病易发生变化，旧病变化少 ⎬ 但治新病又必须照顾旧病
　　　　 ⎪ 新病易治，旧病难治 ⎪
　　　　 ⎩ 若新病不及时治疗，可加重旧病 ⎭

（四）饮食与护理

【原文 16 条】 师曰：五脏病各有所得者愈；五脏病各有所恶，各随其所不喜者为病。病者素不应食，而反暴思之，必发热也。

【提要与词解】 指出治病要顺应五脏的喜怒来治疗和护理。

① 所得：指适合于病人病情需要的饮食、居处、环境、治疗护理。

② 所恶：指病人厌恶或不适合病人的饮食、气味、居处等。下文"所不喜"与此同义。

【原文解释】

老师说：五脏的疾病，各有它所喜欢的饮食、居处等，如果治疗疾病时，五脏能得到它所适合的饮食、居处、环境、治疗护理等，就容易痊愈。反过来，五脏的疾病，各有它所不喜欢的饮食、居处等，如果治疗疾病时，五脏不能得到它所适合的饮食、居处、环境、治疗护理等，病情就会加重。病人突然想吃他平时不喜欢吃的食物，食后很可能助长病气而引起发热。

【分析速记】

临床治病应根据五脏生理特性和其病理特点，近其所喜，远其所恶，适当选用药味，给予恰当护理，才能使疾病获得痊愈。

（五）审因论治

【原文 17 条】 夫诸病在脏，欲攻之，当随其所得而攻之，如渴者，与猪苓汤。余皆仿此。

【提要与词解】 举例说明治病须除去病邪所依附的病理产物。

① 在脏：指在里。

② 所得：所合、所依附的意思。

③ 攻：作"治"解。

【原文解释】

凡邪气入里的疾病，去除邪气，同时也应当去除与之相结合的病理产物，比如热与水邪相结合的口渴，就要用清热利水的猪苓汤才能治疗。其余可照此类推。

【分析速记】

各种里证的治疗：因病邪在里往往与体内有害物质如痰、水、饮、瘀血、宿食等相依附，故治病时应当在祛除病邪的同时祛除与病邪相结合的病理产物。

如：口渴、小便不利→若为热与水结而伤阴→清热、育阴利水→猪苓汤。

第二章
痉湿暍病脉证治第二

一、痉病

（一）病因病机

【原文 4、5、6 条】

太阳病，发汗太多，因致痉。（4）

夫风病，下之则痉，复发汗，必拘急。（5）

疮家虽身疼痛，不可发汗，汗出则痉。（6）

【提要与词解】 以上三条论误治津伤而成的痉病。

① 风病：指太阳中风病证。

② 疮家：久患疮疡或金刃创伤不愈的病人。

【原文解释】

病人出现发热恶寒、全身疼痛等太阳病症状，因为发汗太多，耗伤津液，筋脉失养，从而可以导致痉病。

病人外感风邪，自汗出恶风，治疗时本来不能用下法，如果误用攻下，则耗伤阴津，可发导致痉病，若再误用汗法，必然会进一步耗伤津液，导致四肢拘挛，难以屈伸。

久患疮疡或金刃创伤不愈的病人，必然津血亏损，阴血亏耗。因此，他们虽然出现身体疼痛的表证，也不能单独使用汗法，津血互相化生，若发汗不当，会进一步耗伤津血，血燥筋急，便可发生痉病。

【分析速记】

<pre>
          ┌太阳病——发汗过多——耗伤津液——筋脉失养——痉病
          │风邪伤津——误下——津液更伤——筋脉失养——痉病——
   误治致痉│ 再误汗——气津两伤——更甚
          │疮家——流脓失血——阴液耗伤——外感身痛——顾阴解表
          └误发汗——重伤津液——津伤致痉
</pre>

（二）主要脉症

【原文 7、9】

夫痉脉，按之紧如弦，直上下行。(9)

病者身热足寒，颈项强急，恶寒，时头热，面赤目赤，独头动摇，卒口噤，背反张者，痉病也。若发其汗者，寒湿相得，其表益虚，即恶寒甚；发其汗已，其脉如蛇。(7)

【提要与词解】论痉病脉象及外感痉病趋于热化的证候。

① 上下：指关脉之上下，即自寸脉至尺脉之谓。

② 口噤：牙关紧闭。

③ 背反张：背部筋脉拘急，出现角弓反张的症状。

④ 其脉如蛇：《金匮要略心典》注曰："脉伏而曲，如蛇行也。"指痉病误汗后出现沉伏不利的一种脉象。

【原文解释】

痉病病人，由于津血耗伤，筋脉失养，诊按其脉，其脉象表现为从寸部至尺部强劲有力，紧绷如琴弦。

外感风寒之邪，卫气与邪相争，则病人身体发热，双足怕冷，颈部强直，屈伸不利，风寒之邪入里化热，熏蒸于上，病人亦时时感觉头部发热，面色红赤，双眼红肿，热盛动风则头晃动不定，突然牙关紧闭，背部拘急，呈角弓反张状，这就是痉病。如果此时误用发汗法治疗，则汗出表虚，外寒与汗液之湿搏结，使恶寒加重。由于汗出之后，正气虚而外邪未去，所以脉象表现为屈曲如蛇行，沉伏不利。

【分析速记】

$$痉病脉象 \begin{cases} 外邪束表——津液不布 \\ 阴液不足——筋脉失养 \end{cases} 筋脉强急——脉弦直上下行$$

（三）刚痉与柔痉的鉴别

【原文 1、2】

太阳病，发热无汗，反恶寒者，名曰刚痉。(1)

太阳病，发热汗出，而不恶寒，名曰柔痉。(2)

【提要与词解】以上两条论刚痉与柔痉的证候及其鉴别。

【原文解释】

病人出现发热无汗、反恶寒等太阳表实症状，风寒束表，津液不足，会导致筋脉失养，因而见项背强急不舒，屈伸不利，牙关紧闭，甚至角弓反张者，称为刚痉。

病人出现发热汗出、恶风、但不恶寒等太阳表虚症状，风邪伤卫，卫外失固，汗出过多伤津，筋脉失养，因而见项背强急不舒，屈伸不利，牙关紧闭，甚至角弓反张者，称为柔痉。

【分析速记】

太阳病 {
风寒束表——腠理固密——恶寒无汗——表实——刚痉
风邪外袭——腠理疏松——不恶寒汗出——表虚——柔痉
}

（四）证治

1. 柔痉

【原文11条】 太阳病，其证备，身体强，几几然，脉反沉迟，此为痉，瓜蒌桂枝汤主之。

瓜蒌桂枝汤方：

瓜蒌根二两　桂枝三两　芍药三两　甘草二两　生姜三两　大枣十二枚

上六味，以水九升，煮取三升，分温三服，取微汗。汗不出，食顷，啜热粥发之。

【提要与词解】 论柔痉的证治。

① 几（shū 殊）几然：本指小鸟羽毛未盛，伸颈欲飞复不能飞的样子。此指病人身体强直，不能俯仰转侧自如。

② 食顷：一顿饭的时间。

【原文解释】

太阳病病人，表现中风发热、汗出、恶风、头项强痛等基本症状，全身强直，转侧俯仰不能自如，其脉本当浮，但反见沉迟之脉，表明病邪已由太阳之表入里，津液已伤，营卫运行不畅，从而导致痉病。故用瓜蒌桂枝汤主治，以解肌祛邪，生津滋液。

【分析速记】

太阳病 {
发热、汗出、恶风，头项强痛——表虚
身体强，几几然——筋脉拘急所致
脉当浮缓——反沉迟——津液不足——营卫不和，运行不利
}

症状：发热、汗出、恶风，角弓反张。

治则：解肌发表，生津舒筋。

方药：瓜蒌桂枝汤（桂枝汤＋瓜蒌）。

【方解与临床应用】

本方由桂枝汤加瓜蒌根而成，方中用桂枝汤外解风寒，调和营卫。加入瓜蒌根甘寒润燥而通津液，滋养筋脉，以其为主药，配合成方，可收解表生津并重之效，

表证解，津液通，经脉濡，而痉亦自愈。

临床上有外感风寒，出现发热恶风、头痛汗出、身体强直、不能俯仰转侧自如、脉沉迟而有力等主要表现者均可加减运用，现代常用于治疗感染性疾病、落枕、颈椎骨质增生、腰肌劳损、小儿抽搐症等属外感风寒表虚，耗伤津液者。

【医案举例】

秦某，女，20岁，1948年秋，因产后七八日，头晕眼花，不能坐起。临证时忽见手指抽掣，相继呵欠，张大其口，越张越大，竟致口角破裂流血，急令人以手按合，亦竟不止。复见面色淡白，目瞪流涎，冷汗时出，神志昏迷，脉弦缓无力。辨证为新产亡血伤阴，汗多伤阳，复受外感，风入经腧而发痉，势有阴竭阳脱之象。治法祛风固脱，镇痉。方药：急煎高丽参15克与服，半小时后稍有好转，续用瓜蒌桂枝汤加味。高丽参9克，炙黄芪30克，桂枝6克，杭白芍9克，附子4.5克，瓜蒌根12克，炙甘草9克，生姜9克，大枣5个，2剂，水煎服。二诊：服1剂后，汗出减少，2剂服完，抽搐亦缓解，惟感眩晕疲乏，乃表通阳复，阴血仍亏，拟以养血镇痉、气血双补之剂。方药：瓜蒌桂枝汤合四物汤加减：炙黄芪30克，当归9克，桂枝4.5克，杭白芍9克，瓜蒌根9克，生地黄15克，川芎4.5克，钩藤9克，炙甘草6克，高丽参9克，连服2剂后，眩晕减轻，精神日趋恢复。（甘肃省中医院整理．席良丞治验录［M］．兰州：甘肃人民出版社，1978：28）

2. 欲作刚痉

【原文12条】 太阳病，无汗而小便反少，气上冲胸，口噤不得语，欲作刚痉，葛根汤主之。

葛根汤方：

葛根四两　麻黄三两（去节）　桂枝三两（去皮）　芍药二两　甘草二两（炙）生姜三两　大枣十二枚

上七味，㕮咀，以水七升，先煮麻黄、葛根，减二升，去沫，内诸药，煮取三升，去滓，温服一升，覆取微似汗，不须啜粥，余如桂枝汤法将息及禁忌。

【提要与词解】 论述欲作刚痉的证治。

①㕮（fǔ府）咀：咀嚼，指古代在无铁器时代，人们以口将药物咬碎，便于煎服的一种原始药物加工方法。引申为将药切碎。

②内（nà那）：通"纳"，放入的意思。

③将息：养息、调养的意思，指服药后护理之法。

【原文解释】

病人有发热、恶寒的太阳表证一般症状，外寒束表，皮肤腠理郁闭，津液不布，所以出现无汗，小便量少，气逆上冲于胸，牙关紧闭，不能说话，这是将要发生刚痉的征兆，当用葛根汤主治，取其调和营卫，升津舒筋之意。

【分析速记】

太阳病
- 无汗——风寒束表——卫气郁闭——表实
- 小便反少——津液已伤
- 气上冲胸——邪不外达亦不下行，必逆而上逆
- 口噤不得语——邪阻筋脉，筋脉拘挛

症状：发热无汗、恶寒、项背强而拘急，或气上冲胸、口噤不得语。
治则：发汗解肌，透疹和里。
方药：葛根汤（桂枝汤＋葛根、麻黄）。

【方解与临床应用】

本方由桂枝汤加入麻黄、葛根所组成。以葛根为主药，以解阳明肌表之热，生津液，治疗项背强痛，加麻黄配伍桂枝、生姜以增强发汗解表的作用，方中芍药酸收可缓和辛散发汗作用，防止发汗太过，进一步耗伤津液。

临床上用于外感风寒表实，麻疹或痢疾，见恶寒发热、身体强痛、头痛、无汗、腹微痛或下利、或微喘、或干呕、舌淡苔白、脉浮紧等主要表现者均可加减运用。现常用于流行性感冒、麻疹、痢疾以及关节痛等病证见上述症状者。

【医案举例】

郭某，女，20岁。成都某厂工人。1951年春，因临产入院。次日晨，自觉身倦、头昏、发热、恶寒，双眼流泪，鼻流清涕，脸上出现红疹，当即诊断为麻疹。因怕传染，通知其转传染病院。由于即将分娩，两院相距又远，家属不同意，最后回到家中，复感风寒，病情急剧恶化，昏迷失语。遂请范老去家急诊。面部耳后麻疹出而复收，疹色转为淡紫微暗，疹点下陷。额头微热无汗，恶风寒，胸闷气紧上逆。项背强痛，两手抽搐，口噤无声，人已昏迷。面色灰暗，唇淡微乌，撬开牙关，视舌质淡红偏暗，苔黄夹白微腻，脉浮紧。此当临产疹出未透而重感风寒，麻毒内陷，并致刚痉之危证。法宜祛风散寒，解痉透疹，以葛根汤加减主之。处方：葛根10克，麻黄10克，桂枝6克，白芍10克，甘草3克，生姜10克，升麻10克。服药后，逐渐清醒，声渐出而语清，手足抽动停止。头项强痛明显减轻，疹点重新现出。此为寒邪衰，郁闭开，刚痉主痉已解，转为正常疹出，落即顺产。后继以清热解毒、甘寒养阴之剂，调治而愈。（范学文，徐长卿．范中林六经辨证医案选［M］．北京：学苑出版社，2011）

3. 阳明痉病

【原文 13 条】 痉为病，胸满口噤，卧不着席，脚挛急，必齘齿，可与大承气汤。

大承气汤方：

大黄四两（酒洗）　厚朴半斤（炙，去皮）　枳实五枚（炙）　芒硝三合

上四味，以水一斗，先煮二物，取五升；去滓，内大黄，煮取二升；去滓，内芒硝，更上火微一二沸，分温再服，得下止服。

【提要与词解】论述阳明痉证的证治。

① 卧不着席：指手足向后伸仰，卧时腰背不能着席，亦即角弓反张的意思。

② 齘（xiè 械）齿：指上下牙齿相摩，切磋有声。

【原文解释】

痉病发作时，由于表邪未治，传入阳明，热盛气滞，病人便自觉胸闷胀满，热盛津伤，筋脉失养，导致四肢屈伸不利，手足向后伸仰，卧时腰背不能着席，牙关上下紧闭或切齿有声，应当清脏腑实热，用大承气汤主治。

【分析速记】

表证未解——里入于阳明——化热灼筋——筋脉拘急 ⎰ 脚挛急 / 卧不着席 / 齘齿 / 口噤

症状：项背强急，四肢抽搐，甚则角弓反张胸满口噤，壮热，汗出，口渴引饮。

治则：通腑泄热，急下存阴。

方药：大承气汤。

【方解与临床应用】

方中大黄泄热通便，荡涤肠胃，为主药。佐以芒硝助大黄泄热通便，并能软坚润燥，增强峻下热结之力；积滞内阻，则腑气不通，故以厚朴、枳实行气散结，消痞除满，并助硝、黄消除积滞以加速热结之排泄，以达到急下存阴的目的。

临床上可用于项背强急、四肢抽搐、甚则角弓反张、胸满口噤、壮热、汗出等症状的里热实证之热厥、痉病，阳明腑实证有大便不通、频转矢气、脘腹痞满、甚或潮热、谵语等主要症状者亦可加减运用。现代临床常用于治疗急性单纯性肠梗阻、急性胆囊炎、呼吸窘迫综合征、挤压综合征、急性阑尾炎等。

【医案举例】

刘某，男，25 岁，某林业局伐木工人，1960 年 8 月 10 日初诊。1960 年 7 月下旬在作业中，突然昏倒，壮热神昏，来哈入某医院确诊为"森林脑炎"。邀余会诊，患者高热神昏，面赤唇焦，颈项强直，手脚抽搐，目睛不和，牙关紧，舌卷，苔黑黄干厚，脉沉数有力，便闭 10 日未行，遗尿不知，脐腹坚硬拒按。中医诊断为暑温痉厥，乃温热传入阳明热结成实，上扰神明，阴分涸竭，病势危笃，宜大承

气汤合增液汤化裁急下存阴法。处方：大黄25克，芒硝25克，枳实20克，川厚朴20克，生地黄50克，玄参50克，麦冬50克，生石膏100克，犀角10克（另煎），全蝎5克。水煎服。服前方1剂，下燥屎及臭秽稠粪甚多，热减牙关开，未出现抽搐，目睛稍活，病有转机，继以前方大黄、芒硝各减至15克，连进药两剂，俱用鼻饲，大便续下稠粪甚多，热尽退，神志转清醒，从此调理半年而愈，未遗留任何后遗症。（张琪. 张琪临证经验荟要［M］. 北京：中国中医药出版社，1992：386）

（五）预后

【原文3条】太阳病，发热，脉沉而细者，名曰痉，为难治。

【提要与词解】从脉象论述痉病的预后。

【原文解释】

病人为太阳表证，发热，邪实正盛，其脉象一般为沉弦有力。如果反而出现沉细脉象，表明阴液内亏，正气已伤，这一类脉象的痉病病人，较难治。

【分析速记】

太阳病 { 发热，脉沉迟或紧弦有力——痉病
脉沉而细——正气已伤——邪盛正衰——难治 }

【原文10条】痉病有灸疮，难治。

【提要与词解】论述痉病有灸疮的预后。
灸疮：因火灸（包括艾灸等）而形成的疮疡。

【原文解释】

痉病有灸疮的病人，灸疮脓液久渍，必然进一步耗伤津血，其病情比一般情况重，故治疗比较困难。

【分析速记】

灸疮病人——脓液久渍，津血亏虚——再患痉病——血枯津伤——转为风燥——病重难治

【原文8条】暴腹胀大者，为欲解，脉如故，反伏弦者，痉。

【提要与词解】论述痉病发汗后疾病的转归。

【原文解释】

痉病病人，若出现腹部胀大，此为邪从腑出，这是病情将要好转的表现。如果病人虽腹部胀大，脉象仍然紧弦，反而由沉转伏，表明筋脉拘急之势未解，说明痉

病仍无好转。

【分析速记】

痉病汗后 $\begin{cases} 腹胀大——变背反弓为腹胀大——为欲解 \\ 脉弦紧如故——变为伏弦——气阴更伤——痉不解 \end{cases}$

二、湿病

1. 治法

（1）利小便

【原文14条】太阳病，关节疼痛而烦，脉沉而细（一作缓）者，此名湿痹。（《玉函》云：中湿）。湿痹之候，小便不利，大便反快，但当利其小便。

【提要与词解】论述湿痹的症状及其治法。

① 烦：疼痛而烦扰不宁。

② 湿痹：痹，闭也。湿痹指湿邪流注关节，闭阻筋脉气血，出现关节疼痛的病证。

③ 但：只，仅的意思。

【原文解释】

病人有太阳病的症状，关节疼痛得很厉害，脉象沉而细的，这称作为湿痹。湿痹若见小便不利、大便反快的症状，对应当利其小便。

【分析速记】

湿为阴邪，其性黏滞，痹阻阳气，不通则痛，故骨节疼痛；痹阻经络，故脉沉而细。湿邪日久不化，痹阻于内，导致脾阳不振，内湿内聚，下注膀胱，气化不利，故小便不利；若水湿转运胃肠，泌别失常，传导失司，则大便反快。

症状：小便不利，大便反快，胸脘痞闷，恶心纳呆，苔厚腻（结合15条、16条、17条原文所述之湿病发黄、误下变证、误下坏证的症状进行认识）。

治则：利其小便（或宣通阳气）。

方药：五苓散（仲景未有方药，一般注家主张此方加减）。

（2）发汗

【原文18条】风湿相搏，一身尽疼痛，法当汗出而解，值天阴雨不止，医云此可发汗，汗之病不愈者，何也？盖发其汗，汗大出者，但风气去，湿气在，是故不愈也。若治风湿者发其汗，但微微似欲出汗者，风湿俱去也。

【提要与词解】论述风湿在表时正确发汗的治法。

【原文解释】

问道：风邪与湿邪相互搏结，全身感到疼痛，此证应当通过使用汗法得以解除，如果正赶上天气阴雨连绵，医生说：这种病可用药发汗。给患者用过汗法后病情不愈的，这是怎么回事？仲景说道：给病人发汗，如果发汗不当，而致汗出过多，则只有风邪散去，湿气仍然停留在体内，这就是不能治愈风湿病的原因。如果给风湿病人发汗，只需要稍微汗出即可，这样风湿之邪就可同时散去。

【分析速记】

风湿合邪，侵犯肌表，客于肌腠，流注关节，卫外之气痹阻，气血运行不畅，故致一身疼痛，法当汗出散邪病解。风为阳邪，其性轻扬，易于表散，湿为阴邪，其性濡滞，难以速去，故必须照顾到风与湿合的具体病情，使其微似汗出，缓缓蒸发，则营卫畅通，而风湿始能俱去。然若大发其汗，则风邪虽去，湿邪仍在，病不愈，且大汗易伤阳气，重则亡阳。

症状：关节疼痛而烦，太阳病外湿在表的证候，脉沉缓。

治则：缓取微汗。

方药：凡取汗法之方，皆有此意。

2. 证治

(1) 头中寒湿

【原文 19 条】 湿家病，身疼发热，面黄而喘，头痛鼻塞而烦，其脉大，自能饮食，腹中和无病，病在头中寒湿，故鼻塞，内药鼻中则愈。（《脉经》云：病人喘。而无"湿家病"以下至"而喘"十一字）

【提要与词解】 论述湿家头中寒湿的证治。

【原文解释】

久患湿病的人，证见身体疼痛发热，面色黄而气喘，头痛，鼻塞且有烦躁感，患者脉大，饮食正常，腹中正常无病，其病在于头部伤于寒湿之邪，所以鼻塞，把药纳入鼻腔就能治好，不必内服它药。

【分析速记】

患者久病寒湿之邪，湿犯肌表，湿性黏滞，故见身痛发热而面黄；寒湿犯上，肺气不宣，见头痛、鼻塞而烦；病邪盛于上，则脉大而浮紧；湿邪并未传里，则腹中和无病。

症状：身痛发热而面黄、头痛、鼻塞而烦、脉大而浮紧、腹中和无病等。

治则：宜泻上焦寒湿（因势利导）

　　　　纳药鼻中，宜泻上焦，使肺气通

　　　　利则寒湿散而病愈

方药：瓜蒂散（仲景未出原方，注家主张以此出黄水）

辛香开发之剂（《证治准绳》辛夷散）

鹅不食草纳鼻

（2）寒湿在表

【原文20条】 湿家身烦疼，可与麻黄加术汤，发其汗为宜，慎不可以火攻之。

麻黄加术汤方：

麻黄三两（去节）　桂枝二两（去皮）　甘草一两（炙）　杏仁七十个（去皮尖）白术四两

上五味，以水九升，先煮麻黄，减二升，去上沫，内诸药，煮取二升半，去滓，温取八合，覆取微似汗。

【提要与词解】论述寒湿在表的证治与禁忌。

攻：指烧针、艾灸、熨、熏一类外治法。

【原文解释】

久患湿病的人，身体疼痛发烦，可以用麻黄加术汤，使患者发汗较为适宜，切忌不可用火攻方法治疗。

【分析速记】

湿病患者，身体疼痛剧烈而兼有烦扰之象，说明寒湿在表。此证乃外感寒湿，病邪在表之表实证，治宜予麻黄加术汤。

症状：发热、恶寒、无汗、脉濡迟缓（以方测证）。

治则：因势利导，发汗散湿。

禁忌：禁大发其汗，不可用艾灸、火针等发汗，致大汗淋漓，风去湿存。

【方解与临床应用】

麻黄加术汤由麻黄汤＋白术组成（麻黄、桂枝、杏仁、甘草、白术）。麻黄汤发汗散寒，加白术健脾祛湿。本方妙在麻黄配白术，麻黄得术虽发汗而不致过汗，术得麻黄，能标本兼顾，行表里之湿，可达"缓取发汗"之义。

本方多用于治疗风寒湿杂至的痹证。风邪盛，则加防风；寒邪盛，则加细辛。本方还适用于各种湿邪偏胜的关节炎、荨麻疹、落枕等。

【医案举例】

黄君，年三十三岁，住本乡，伤湿兼寒。素因体肥多湿，现因受寒而发，医药杂投无效，改延予诊。其症手脚迟重，遍身酸痛，口中淡，不欲食，懒言语，终日危坐。诊脉右缓左紧，舌苔白腻。予麻黄加术汤，带节麻黄八分，川桂枝七分，光杏仁钱半，炙甘草五分，杜苍术一钱。连投二剂，诸症悉平而愈。（何廉臣．重印

全国名医验案类编［M］．上海：上海科学技术出版社，1959：148）

（3）风湿在表

【原文21条】病者一身尽疼，发热，日晡所剧者，名风湿。此病伤于汗出当风，或久伤取冷所致也。可与麻黄杏仁薏苡甘草汤。

麻黄杏仁薏苡甘草汤方：

麻黄（去节）半两（汤泡） 甘草一两（炙） 薏苡仁半两 杏仁十个（去皮尖，炒）

上锉麻豆大，每服四钱匕，水盏半，煮八分，去滓，温服，有微汗，避风。

【提要与词解】述风湿在表的成因和证治。

① 日晡所：日晡，申时（下午三时至五时）。日晡所指下午三时至五时左右，也有认为指傍晚左右的。

② 久伤取冷：即过度贪凉。

【原文解释】

久患风湿病的人，证见全身疼痛、发热，每当到申时身体症状加重，称作风湿证。这种病是由于汗出以后受风所致，或是由于长期过度劳累而受冷所致。可用麻黄杏仁薏苡甘草汤治疗。

【分析速记】

汗出腠理大开，感受风邪，汗不得外出郁于肌表；或夏日汗出当风，又贪凉饮冷，风湿相合，故身疼、发热。

成因：汗出当风；久伤取冷。

症状：一身尽疼；身疼发热，日晡增剧。

特点：易化热化燥。

治法：辛凉解表祛湿；取微微发汗。

方药：麻杏苡甘汤。

比较：麻杏苡甘汤与麻黄加术汤比较。二者同治外湿的表实证。后者麻黄三两，桂枝二两，表证重，以身痛重着、不能转侧为主要症状。麻黄配桂枝，偏于温散，适用于寒湿在表。前者无桂枝，麻黄半两，表证轻，以身痛轻掣、不可屈伸为主要症状，麻黄配薏苡仁，偏于凉散，适用于风湿在表。

【方解与临床应用】

麻杏苡甘汤由麻黄、杏仁、薏苡仁、炙甘草组成。方中麻黄、杏仁宣利肺气以祛风邪；薏苡仁甘淡微寒，具有淡渗利湿止痛之功，治筋脉拘挛、不得屈伸，除湿痹，又可制约麻黄之温性，使之偏于凉散；炙甘草和中。四药合用，适用于风湿在表而欲化热之证。

本方常治风湿在表，郁而化热之痹证、风水。还可用于治疗急性风湿热、肾小球肾炎等。重用薏苡仁治疗皮肤病，如扁平疣、银屑病等。亦可以治疗风湿在表，湿浊下注之带下病。

（4）风湿兼气虚

【原文22条】 风湿，脉浮身重、汗出恶风者，防己黄芪汤主之。

防己黄芪汤方：

防己一两　甘草半两（炒）　白术七钱半　黄芪一两一分（去芦）

上锉麻豆大，每抄五钱匕，生姜四片，大枣一枚，水盏半，煎八分，去滓，温服，良久再服。喘者加麻黄半两；胃中不和者加芍药三分；气上冲者加桂枝三分；下有陈寒者加细辛三分。服后当如虫行皮中，从腰下如冰，后坐被上，又以一被绕腰以下，温令微汗，差。

【提要与词解】 论述风湿表气虚的证治。

① 下有陈寒：指下焦有寒已久。

② 虫行皮中：指皮肤出现痒如有虫爬一样的感觉。

③ 差（chài）：通"瘥"，病愈的意思。

【原文解释】

风湿病脉象浮，症见身体沉重，并有自汗怕风的，可用防己黄芪汤主治。

【分析速记】

风伤皮毛则脉浮；湿性重着，湿盛则身重。表虚卫气不固，腠理空虚则汗出恶风，治宜防己黄芪汤。

症状：脉浮身重，汗出恶风。

治法：益气除湿。

方药：防己黄芪汤。

【方解与临床应用】

防己黄芪汤由黄芪、防己、白术、甘草、大枣、生姜组成。方中黄芪固表益气为君药，辅以防己通行经络，祛风利湿，白术燥湿健脾。三药合用，益气固表，行肌表之水。甘草和中，姜、枣调和营卫。诸药共用，卫阳振奋，风湿外达，故服药后现"如虫行皮中"的感觉。方后注言"坐被上，又以一被绕腰以下"，温暖肾阳，借微汗以祛除湿邪。

本方临床应用广泛。内科可治痹证、水肿、咳喘、鼓胀等，骨伤科可治骨折愈后肿胀。本方加减还可治疗肥胖症、风湿性心脏病、心力衰竭、慢性肾炎、慢性尿酸性肾病、肾结石、慢性活动性肝炎、肝纤维化、癌性腹水、类风湿关节炎等属表湿盛者。

【医案举例】

某患者，40岁，男。患慢性肾炎，多年不愈，下肢沉重，胫部浮肿，累及足跟痛，汗出恶风。脉浮，舌质淡白，边有齿痕。尿蛋白（＋＋＋），红白细胞（＋）。岳老投防己黄芪汤：防己 18 克，生黄芪 24 克，白术 9 克，炙甘草 9 克，生姜 9 克，大枣 4 枚（擘）。嘱其长期服用。患者连续服此方 10 个月，检查尿蛋白（＋），又持续两个月，尿蛋白消失，一切症状痊愈。（中国中医研究院编著．岳美中医案集［M］．北京：人民卫生出版社，2005：25）

（5）风湿兼表阳虚

【原文 23 条】伤寒八九日，风湿相搏，身体疼烦，不能自转侧，不呕不渴，脉浮虚而涩者，桂枝附子汤主之；若大便坚，小便自利者，去桂加白术汤主之。

桂枝附子汤方：

桂枝四两（去皮）　生姜三两（切）　附子三枚（炮，去皮，破八片）　甘草二两（炙）　大枣十二枚（擘）

上五味，以水六升，煮取二升，去滓，分温三服。

白术附子汤方：

白术二两　附子一枚半（炮，去皮）　甘草一两（炙）　生姜一两半（切）　大枣六枚

上五味，以水三升，煮取一升，去滓，分温三服。一服觉身痹，半日许再服，三服都尽，其人如冒状，勿怪，即是术、附并走皮中，逐水气，未得除故耳。

【提要与词解】论述表阳虚风湿的证治。

① 身痹：此处指身体麻木。

② 冒状：此处指瞑眩、头晕眼花。

【原文解释】

患者患伤寒八九天，风邪与湿邪相互搏结在肌表，身体疼痛而且发烦，卧时不能自行辗转反侧，不呕吐又不口渴，脉象浮虚而涩的，用桂枝附子汤主治；若服药后，如果大便成形，小便正常要去掉桂枝加白术主治。

【分析速记】

风寒湿三气合邪，互相抟聚，痹着肌表，经脉不利，故见身体疼烦；不呕不渴提示湿邪并未传里犯胃，亦未郁而化热；浮虚为浮而无力，涩为湿滞，是表阳已虚而风寒湿邪仍停留于肌表的征象。

症状：身体疼烦、不呕不渴、脉浮虚而涩等。

治法：温经助阳，祛风散寒除湿。

方药：桂枝附子汤。

"小便不利，大便反快"为湿在里，故"大便坚，小便自利"则湿不在里，说明里气调和，湿邪仍留于肌表，只是服桂枝附子汤后，风邪已去，寒湿未尽，身体尚痛，转侧未便，故用白术附子汤祛湿温经。

【方解与临床应用】

桂枝附子汤由桂枝、附子、生姜、甘草、大枣组成。方中桂枝解肌肉之风邪，附子温经扶阳，散经络之湿邪，更用生姜、大枣调和营卫，甘草和中，以达温经助阳、祛风胜湿之功效，适用于风湿相搏表阳虚而风偏盛之证。若风邪已去，湿邪未尽，则去桂枝，加白术，逐皮间湿邪。

桂枝附子汤常治湿病、痹证。由于本方具有温阳通脉之效，现代临床多用于治疗寒湿阻滞血脉，影响气血运行的心动过缓、低血压、雷诺病等。白术附子汤多用于治疗脾胃阳虚的腹胀、便秘等症。

【原文24条】 风湿相搏，骨节疼烦，掣痛不得屈伸，近之则痛剧，汗出短气，小便不利，恶风不欲去衣，或身微肿者，甘草附子汤主之。

甘草附子汤方：

甘草二两（炙） 白术二两 附子二枚（炮，去皮） 桂枝四两（去皮）

上四味，以水六升，煮取三升，去滓。温服一升，日三服，初服得微汗则解。能食，汗出复烦者，服五合。恐一升多者，取六七合为妙。

【提要与词解】 论述风湿表里阳气俱虚的证治。

① 掣痛：掣，牵拉之意。即牵引作痛。

② 近之：近，作动词，意为触、按。

③ 去衣：指脱衣或减少衣服的意思。

【原文解释】

风邪与湿邪相互搏结，致使骨节热乎乎地疼痛，牵扯得关节屈伸困难，用手轻轻触动则疼痛加剧，出汗较多，气短，小便不利，并且怕风，不愿离开衣被，或者身体出现微肿症状，可用甘草附子汤治疗。

【分析速记】

风寒湿已由肌表侵入关节，则骨节疼烦、掣痛、不得屈伸；表里之阳皆虚，故汗出短气，恶风不欲去衣；阳虚不能化湿，故小便不利，身微肿。治宜甘草附子汤。

病机：风寒湿证兼表里阳虚，虚实夹杂，本虚标实。

治则：温经助阳，祛风除湿，表里同治。

方药：甘草附子汤。

比较：三附子汤方进行比较，同治阳虚不能化湿的风湿相搏证。桂枝附子汤偏表阳虚，风气偏胜；白术附子汤偏表阳虚，湿气偏胜；甘草附子汤偏表里阳气皆虚，风湿两胜。

【方解与临床应用】

甘草附子汤由甘草、白术、附子、桂枝组成。方中甘草、白术健脾化湿；附子、桂枝温阳通气，宜行营卫，化湿散风。本方扶正祛邪，补中有发，温阳益气，对风湿性心脏病起到正邪兼顾的作用。

本方常用于湿病、寒痹。现代临床常用于脾肾阳虚的慢性肾炎、心肾阳虚的风湿性心脏病等。

三、暍病

1. 脉证

【原文 25 条】太阳中暍，发热恶寒，身重而疼痛，其脉弦细芤迟。小便已，洒洒然毛耸，手足逆冷，小有劳，身即热，口开，前板齿燥。若发其汗，则其恶寒甚；加温针，则发热甚；数下之，则淋甚。

【提要与词解】论述中暍的主要脉证及其误治的变症。
① 中暍：即伤暑。
② 洒洒然毛耸：形容小便后洒渐寒战的样子。
③ 口开：此指暑热内扰，气逆张口作喘之状。
④ 板齿：即门齿。

【原文解释】
太阳肌表伤暑，可出现发热恶寒，身体沉重并且疼痛的症状。其脉象或弦细或芤迟。小便后有寒栗的感觉而毫毛竖起，四肢末端发冷，稍有劳作即觉身体发热，张口喘息，甚则口唇向前张开，门牙干燥。若对此误用汗法就会使恶寒加重；如加用温针则会使发热加重；如屡次误施攻下则会使小便短涩疼痛。

【分析速记】
暑为外感六淫之一，外邪首犯太阳，故见发热恶寒；暑邪多夹湿，黏滞，故身体沉重疼痛；暑为阳邪，其性升散而多汗，易耗气伤津，可见弦、细、芤、迟四脉；太阳内应膀胱，外应皮毛，小便后阳气外泄，故洒洒然毛耸；阳为暑邪所伤，不能外达四肢，故见手足逆冷；津气两伤，体力已弱，故烦劳则张；阴津内耗，则前板齿燥。
误治变证：
如因仅见表证，贸然发汗，更伤阳气而恶寒加甚。
如因仅注意其寒邪，贸然温针，更助暑邪，必使发热益剧。
如误以口开、齿燥为内有燥热，数加攻下，更伤其阴，津液内竭。
治法：清暑益气生津。
方药：清暑益气汤（李氏）。

2. 证治

【原文 26 条】太阳中热者，暍是也。汗出恶寒，身热而渴，白虎加人参汤主之。

白虎加人参汤方：

知母六两　石膏一斤（碎）　甘草二两　粳米六合　人参三两

上五味，以水一斗，煮米熟汤成，去滓，温服一升，日三服。

【提要与词解】论述伤暑偏于热盛的证治。

【原文解释】

由于暑热而发生的太阳病，即是伤暑，症见汗出恶寒，全身发热而且口渴，可用白虎加人参汤主治。

【分析速记】

感受暑热之邪，熏蒸迫津外泄，故见汗出过多；多汗则卫气虚弱，腠理疏松，故恶寒，此非太阳表证未解，亦非阴阳两虚，而是阳明里热太盛。

治法：清热祛暑，益气生津。

方药：白虎加人参汤。

比较：中暍恶寒与伤寒恶寒进行比较。中暍恶寒多因腠理开泄，汗出太多所致；伤寒恶寒多因腠理闭塞，阳气被郁所致。

【方解与临床应用】

白虎加人参汤由石膏、知母、粳米、甘草、人参组成。方中石膏清表里之热；知母滋阴清热；甘草、粳米益胃生津；人参则补气生津，保元固本。诸药合用，共达清热解暑，益气生津之效。

本方用治伤暑热盛伤津之证。临床根据证情加沙参、麦冬、鲜荷叶等药物。现代临床常用于治疗中暑、糖尿病、脑出血、甲状腺功能亢进、产后发热、肿瘤性发热、焦虑症等疾病。

【医案举例】

王某，男，36岁。建筑工人。1978年7月20日诊。酷夏烈日中作业，猝然昏不知人，高热气粗如喘，大汗而足冷，牙关紧闭，不抽搐，工友即予捏刺人中，15分钟后牙关紧闭已松，然高热不退，神志昏糊，不语，气息粗喘，汗出较多，口唇干燥，舌红、苔薄黄少津，脉数大而重按无力。此乃暑天炎热，在外作业，暑热内迫，燔灼阳明，闭窍耗液，正如《三时伏气外感篇》中云："夏令受热，昏迷若惊，此为暑厥，即热气闭塞孔窍所致"。故投白虎加人参汤以清暑泄热，益气生津。处方：西洋参10克，生石膏（先煎）80克，肥知母15克，粳米30克，甘草6克。水煎服。另灌服安宫牛黄丸1粒。1剂后身凉、脉静、汗止、神清，然频欲饮水，原方再投1剂而愈。[张卉秋. 李鸿翔运用白虎加人参汤验案举隅 [J]. 浙江中医杂志，2001，(10)：452-453]

第三章
百合狐蜜阴阳毒病脉证治第三

一、百合病

（一）病因、症状、预后及治则

【原文1条】论曰：百合病者，百脉一宗，悉致其病也。意欲食复不能食，常默默，欲卧不能卧，欲行不能行，饮食或有美时，或有不用闻食臭时，如寒无寒，加热无热，口苦，小便赤，诸药不能治，得药则剧吐利，如有神灵者，身形如和，其脉微数。

每溺时头痛者，六十日乃愈；若溺时头不痛，淅然者，四十日愈；若溺快然，但头眩者，二十日愈。其证或未病而预见，或病四五日而出，或病二十日，或一月微见者，各随证治之。

【提要与词解】论述百合病的病因、症状、预后及治则。

① 百脉一宗：百脉，泛指全身的血脉；宗，本源。心主血脉，肺朝百脉，故人体血脉同归心肺所主。

② 悉致其病：悉，尽也。百合病影响整体，百脉俱受影响。

③ 常默默：谓病人精神不振，寂然不语。

④ 臭（xiù）：气味。

⑤ 溺（niào）：同"尿"，即小便。此处作动词用，即解小便。

⑥ 淅然者：怕风，寒栗之状。

⑦ 快然：排尿通利，无任何不适。

【原文解释】

论者说：所谓百合病，百脉合之而为一宗，乃百脉发生病理改变的一种病证，与所有经脉皆有关系。患此病的人想吃东西却吃不下，常常情绪低落沉默，想要休息却又睡不着，想要外出行走却又行走无力，饮食方面有时食物吃得很香，而有时食物则不想闻到其气味，似乎感受到寒邪却又没有明显的寒象，似乎感到有热却又没有明显的热象，口苦，小便色赤。曾用多种药物治疗而不见其好转，服药后出现剧烈呕吐腹泻，好像有神灵作祟似的，从外表身体形态上看，一切正常，仅脉象微数。

若每次排尿时感到头痛，一般六十天左右痊愈；若排尿时头不痛，但有畏寒或寒栗的，一般四十天左右痊愈；若排尿很痛快，只是出现头晕目眩的，一般二十天痊愈。百合病的证候，有的在未病时可以预先知道，有的在患其他病四五天后出现，有的在患其他病二十天乃至一个月后显现，要各根据其出现的具体证候而治疗。

【分析速记】

病因
{
情志所伤：平素情志不遂，五志化火，消铄阴液
病后所生：伤寒热病之后，营卫失调，余邪流连，百脉不和
误治所成：伤寒汗、吐、下之后，元气虚损，多成此证
房劳所致：百合病也可由房事过度引起
}

症状
{
多变证——阴血亏虚，神失所养
{
神志：卧起不安，神志恍惚不定
语言：默默不言
行为：欲卧不能卧，欲行不能行
饮食：欲饮食而不能食
感觉：似热无热，似寒无寒
}
必见证——阴虚内热→口苦、小便赤、脉微数
}

病机："百脉一宗，悉致其病"——由于心主血脉，肺主治节而朝百脉，故心肺正常，则气血调和而百脉皆得其养。如心肺阴虚成病，阴虚而生内热则百脉俱受其累，证候百出。

治则：考虑百合病多见阴虚内热，故治当补阴之不足，调阳之偏盛。然百合病亦可出现怯寒、神疲诸症，故亦可用温柔养阳之法。对于症状，当"随证治之"。

（二）典型证治

【原文5条】百合病，不经吐、下、发汗，病形如初者，百合地黄汤主之。

百合地黄汤方：

百合七枚（擘）　生地黄汁一升

上以水洗百合，渍一宿，当白沫出，出其水，更以泉水二升，煎取一升，去滓，内地黄汁，煎取一升五合，分温再服。中病，勿更取。大便当如漆。

【提要与词解】论述百合病的正治法。

① 病形如初：指病状如第一条原文所述。

② 渍：药物炮制方法之一，即将药物浸入水中。

③ 大便当如漆：指大便色黑，如同黑漆一样。此处是指服用生地黄后，大便呈现出生地黄汁的本色。

【原文解释】

百合病没有经过汗、吐、下诸法治疗，疾病的症状与发病初期表现一样，可用百合地黄汤治疗。

【分析速记】

本条与第2条、3条、4条进行对比，明确论述不经汗、吐、下诸法而病形如初之百合病的证治，为典型的百合病治法。

症状：病形如初。

治则：养阴清热。

方药：百合地黄汤（百合、生地黄汁、泉水）。

【方解与临床应用】

此方由百合、生地黄组成，用泉水煎服。百合甘寒，补虚滋养，镇静祛邪；生地黄甘润，补中土，养脏腑，使气血调和；泉水能下热利小便，以之煎汤，增养阴清热之力。《金匮要略心典》言："百合色白入肺，而清气中之热；地黄色黑入肾，而除血中之热。气血既治，百脉俱清，虽有邪气，亦必自下。"

临床上本方多用来治疗各种神经官能症及自主神经功能失调，如百合病、失眠症、抑郁症、妇女更年期综合征、焦虑症、甲状腺功能亢进症、癔症等；亦可用作热性病的善后调理；还可应用于皮肤瘙痒、干燥综合征伴肾损害等不同疾病中。治疗癔症，常与酸枣仁汤合用；治疗妇女更年期综合征，常与甘麦大枣汤、生龙骨、生牡蛎、琥珀、磁石等合用；热病善后调理，加太子参、滑石、牡蛎、首乌藤（夜交藤）、炒酸枣仁；治疗干燥之证或肺燥咳嗽，加麦冬、沙参、贝母、甘草等。

【医案举例】

张某，女，49岁，2010年10月23日初诊。胃脘部胀满疼痛1年。初起由于情绪波动引起，曾服香砂养胃丸、木香顺气丸可缓解，但症状反复，曾多处诊治未愈。刻诊：胃脘胀痛，嘈杂不适，压痛不显，夜间较甚，烦渴饮冷，悲伤欲哭，恶闻食味，夜寐欠安，大便干燥，小便短黄，舌红、少苔，脉弦细。四诊合参，证属肝气郁滞犯胃，日久灼阴化热。治以益阴养胃，理气健脾，方用百合地黄汤加味。药用：百合30克，生地黄、柴胡、白芍、石斛、麦冬各15克，陈皮、紫苏梗、木香各10克，甘草6克。7剂，每日1剂，水煎，早晚分服。

二诊：药后，患者胃脘胀痛减轻，自觉情绪好转，可进食，仍感口干，大便亦较干，上方加沙参、天花粉各12克，嘱服14剂，以增强滋养胃阴之力。随访病愈。[吴静雅，周正华. 百合地黄汤验案1则 [J]. 山西中医，2011，27（9）：6]

（三）误治后的证治

1. 误汗

【原文2条】百合病，发汗后者，百合知母汤主之。

百合知母汤方：

百合七枚（擘）　知母三两（切）

上先以水洗百合，渍一宿，当白沫出，去其水，更以泉水二升，煎取一升，去滓；别以泉水二升煎知母，取一升，去滓；后合和，煎取一升五合，分温再服。

【提要与词解】论述百合病的误汗后的治法。

【原文解释】

百合病在误用汗法治疗以后，出现心烦、口渴、五心烦热等症状，应该用百合知母汤来治疗。

【分析速记】

百合病，"如寒无寒，如热无热"，医者误认为外感表实之证，用汗法发起汗，汗后伤津。心血肺阴更虚，虚热愈盛。

症状：心烦、口渴、五心烦热等。

治则：养阴清热，润燥除烦。

方药：百合知母汤（也可用百合地黄汤＋知母）。

【方解与临床应用】

百合知母汤由百合、知母构成，用泉水煎服。方中百合乃治百合病之主药，清心润肺，益气安神；知母善清热滋阴，且能除烦止渴；泉水清热利尿，导热下行。三者相合，具有养阴清热，补虚润燥之功效。《医宗金鉴》言："百合病不应汗而汗之，不解者，则致燥，以百合知母汤主之者，清而润之也。"

本方多应用于百合病误汗后变证。同时临床上并不拘泥于误汗，只要脉症相符，属于这一证候的，皆可用此方。

2. 误下

【原文 3 条】百合病，下之后者，滑石代赭汤主之。

滑石代赭汤方：

百合七枚（擘）　滑石三两（碎，绵裹）　赭石（如弹丸大一枚）（碎，绵裹）

上先以水洗百合，渍一宿，当白沫出，去其水，更以泉水二升，煎取一升，去滓；别以泉水二升煎滑石、代赭，取一升，去滓；后合和重煎，取一升五合，分温眼。

【提要与词解】百合病的误下后的治法。

滑石代赭汤：《外台秘要·卷二》作"百合滑石代赭汤"。

【原文解释】

百合病在服用泻下剂以后发病的，应用滑石代赭汤治疗。

【分析速记】

百合病由心肺阴虚内热所致，不可妄动攻法。医者见"欲食复不能食""口苦、小便赤"等症变断为里实热证，而用下法，则犯"虚虚"之戒。误下之后，津液更伤，内热更盛；苦寒攻下之品，多伐胃阴，升降失和。

症状：小便短赤涩痛、呕吐、呃逆、口渴等。

治则：滋阴清热，和胃降逆。

方药：滑石代赭汤（内热重者，重用滑石；胃气上逆者重用赭石）。

【方解与临床应用】

滑石代赭汤由百合、滑石、赭石组成，泉水煎服。方中百合滋润心肺，益气安神；滑石清热利尿，赭石降胃和逆；配泉水引热下行。《金匮要略论注》言："其在下后者，下多伤阴，阴虚火逆，故以百合同滑石之走窍，代赭之镇逆者以通阳气，加之泉水以泻阴火，而阴气自调也。"

本方加竹茹、芦根或合小半夏加茯苓汤，可治百合病心烦呕吐、呕逆较重者；加猪苓、淡竹叶、鸭跖草、木通等，可治百合病小便短赤明显者。对于尿后眩厥也有一定的治疗作用。

【医案举例】

刘某，男，43岁，1977年2月26日就诊。患者于廿余日前患上呼吸道感染，高热数日，后汗出热退。伴有头痛、心烦、口苦、小便黄赤，尤以心烦不寐日渐严重。近一周来，彻夜不眠，神志恍惚，坐卧不宁，曾用中、西药安神镇静，其效甚微。观其神态，不是辗转不安，就是沉默寡言，舌质红，苔薄黄，脉弦细数。投以百合地黄汤、滑石代赭汤加减。百合20克，生地黄15克，滑石12克，知母10克，麦冬12克，茯神12克，酸枣仁18克，甘草3克，7剂。1周后，每晚可睡3、4小时，心烦不安减轻，继守前方5剂，小便已清，脉细，舌稍红，每晚睡眠可达4、5小时。前方去麦冬、知母、滑石，加扁豆、陈皮理脾健胃，10剂。前后经1个多月调治，诸症悉平。[夏子传.对"百合病"的认识和治疗 [J].浙江中医学院学报，1983，(5)：35]

3. 误吐

【原文4条】 百合病，吐之后者，百合鸡子汤主之。

百合鸡子汤方：

百合七枚（擘） 鸡子黄一枚

上先以水洗百合，渍一宿，当白沫出，去其水，更以泉水二升，煎取一升，去滓，内鸡子黄，搅匀，煎五分，温服。

【提要与词解】 论述百合病的误吐后的治法。

内鸡子黄：内，通纳，加入的意思。鸡子黄，即新鲜鸡蛋的蛋黄。合意为在煎好的百合汁里面加入新鲜的鸡蛋黄。

【原文解释】

百合病误用吐法治疗以后，损伤肺胃之阴，出现虚烦不安之表现，应该用百合鸡子黄汤治疗，养阴润燥和胃以除烦。

【分析速记】

百合病出现"不用闻食臭",医者以为痰涎壅滞,或宿食在上脘,误用吐法,将虚作实治,导致阴液更损,燥热愈甚。

症状:除第一条的基本症状外,可见烦躁不安、胃中不和、嘈杂、干呕等。

治则:滋养肺胃,润燥降逆。

主方:百合鸡子汤。

【方解与临床应用】

本方由百合、鸡子黄组成,泉水煎服。方中百合滋养肺胃之阴,清热除烦;鸡子黄养阴润燥,安五脏之气,能除虚烦;泉水养阴泄热。《金匮要略论注》言:"吐伤元气,而阴精不上奉,故百合病在吐后者,须以鸡子黄之养阴者同泉水以滋元阴,协百合以行肺气,则血气调而阴阳自平。"

百合病误吐不能食,加玉竹、桑白皮、粳米;若惊悸不安者,加龙骨、牡蛎、炒酸枣仁、柏子仁等;若手足瞤动,肢体震颤,加龟甲、鳖甲等;对于急性热病余热未尽,或久病之后阴精不足,肺胃阴虚者,可本方合生脉散治之。本方之应用亦不可拘泥于百合病误吐,凡有如是脉症,符合其病机,即可用如是药,故有人用此方治疗肝性脑病、阴虚久咳,效果颇佳。

【医案举例】

王某,男,44岁。肝炎后肝硬变合并克鲍综合征,第二次出现腹水已经9个月,于1970年9月4日入院,经治疗,腹水消失,腹围减退至71厘米。1971年1月15日,因食冷餐引发急性胃炎,予禁食、输液治疗。1月21日患者性格改变,一反平日谨慎寡言而为多言,渐渐啼哭不宁,不能辨认手指数目,精神错乱。考虑肝性脑病I度。因心电图有V波出现,血钾3.26毫摩尔/升,补钾后心电图恢复正常,血钾4.3毫摩尔/升。同时使用麸氨酸钠,每日23~46克,达12日之久,并用清营开窍、清热镇静之剂。患者症状无改变,清晨好转,午后狂乱,用安定剂不效,需耳尖放血,始能平静入睡,而精神错乱如故。考虑其舌红脉虚,神魂颠倒,从百合病入手,2月1日开始用百合鸡子黄汤,百合30克,鸡子黄1枚,每日1剂,煎服。2月2日,患者意识明显好转,多次输入钠盐,腹水出现,加入氨苯蝶啶每日200毫克,并继用百合鸡子黄汤。3日患者意识完全恢复,继用百合鸡子黄汤2剂后改用百合地黄汤,患者病情稳定。[山西中医研究院肝病科 [J]. 新医药学杂志,1974,(2):13]

(四) 变证的证治

1. 变渴

【原文6、7条】百合病一月不解,变成渴者,百合洗方主之。(6)

百合洗方:

上以百合一升，以水一斗，渍之一宿，以洗身。洗已，食煮饼，勿以盐豉也。
百合病，渴不差者，瓜蒌牡蛎散主之。(7)
瓜蒌牡蛎散方：
瓜蒌根 牡蛎 (熬)，等分
上为细末，饮服方寸匕，日三服。

【提要与词解】论述百合病变渴的治法。
① 盐豉：盐与豆豉，古时食饼之时的调味之品。另一种解释即为咸的豆豉。
② 煮饼：饼，古代面食的通称。煮饼，《活人书》云："即淡熟面条也。"
③ 方寸匕：匕，状如今之羹匙。方寸匕，古代量药器具。一方寸匕之量，为体积一寸（汉制）之容量，重量则因药而异。

【原文解释】
患百合病经过一个月仍不见解除，并变发为以口渴为主的病证，可用百合地黄汤合百合洗方内外兼治。若是百合病口渴，经前法治疗也不见好转，可用瓜蒌牡蛎散治疗。

【分析速记】
百合病久病而渴，提示阴虚内热较甚，肺津不布，胃津已伤，故口渴不已，可用百合地黄汤加百合洗方内外兼治。若内服外洗治疗仍口渴不解，乃热盛津伤，药不胜病之证，当用瓜蒌牡蛎散。
症状：除第一条基本症状外，有明显口渴之症。
治则：养阴清热止渴。
方药：百合地黄汤（内服）＋百合洗方（外用）；瓜蒌牡蛎散。
饮食调理：食煮饼；禁咸食。

【方解与临床应用】
百合洗方由百合浸水而成，以其洗身，取肺合皮毛之意，洗其外可通其内，取清养肺阴、泄热润燥之功。同时注重饮食调护，以达其效。《金匮方歌括》言："皮毛为肺之合，洗其外，亦所以通其内也，又食煮饼者，假麦气谷气以输津，勿以咸豉者，不致引饮，而渴自止也。"
瓜蒌牡蛎散由瓜蒌根、牡蛎组成。方中瓜蒌根生津止渴，能清肺胃之热；牡蛎咸寒质重，能潜降虚热，使之不上浮灼津。本方若与百合洗方合用，可使津生热除，口渴自愈。
二方皆可运用于百合病变渴之证。然不拘泥于书本条文，凡出现上述脉症，且病机相符，皆可用以治疗。

【医案举例】
瞿某，女，58岁。主诉：夜间多汗5年。现病史：患者5年前出现多汗，以夜间出汗为主，常晨起衣被皆湿。曾服用玉屏风颗粒及中药汤剂治疗，效不佳。刻下症：夜间汗出，晨起衣被皆湿，心悸心烦，口渴，头晕，头部沉重，睡眠欠佳，舌红少苔，脉细数。诊断：盗汗。辨证：阴虚热盛。方药：瓜蒌牡蛎散加减。天花粉 60 克，煅牡蛎 60 克，煅龙骨 60 克，知母 30 克，黄柏 15 克，炒酸枣仁 30 克，制何首乌 30 克，川芎 9 克，白芷 9 克。服药 14 剂，多汗明显减轻（自诉减轻约 50％），继服上方 1 个月，汗出正常，无其他不适。[苏浩，甄仲，仝小林．仝小林教授应用重剂栝蒌牡蛎散治疗盗汗举隅 [J]．中医药信息，2013，30（4）：71-72]

2. 变发热

【原文 2 条】百合病，变发热者（一作发寒热），百合滑石散主之。

百合滑石散方：

百合一两（炙） 滑石三两

上为散，饮服方寸匕，日三服。当微利者，止服，热则除。

【提要与词解】论述百合病变发热的治法。

① 炙：不作今之蜜炙，而经炒、烘、晒，使焦燥易于研末用。

② 微利：小便通利，尿量适度。

【原文解释】

百合病本无真正发热，若患百合病而转变为发热明显、小便涩的，应该用百合滑石散治疗。

【分析速记】

百合病经久不解，热盛于里，而欲外达肌肤，故见发热。

症状：除第一条基本症状外，更有发热、小便涩等症。

治则：清润心肺，泄热利尿。

主方：百合滑石散。

【方解与临床应用】

百合滑石散由百合、滑石组成。方中百合为主药，清润心肺，配伍滑石清利小便，使阴虚得复，表里之邪得解。"当微利者，止服"，百合病乃阴虚，不可过用清利，故药后小便通畅，其热外泄，则应停药。《张氏医通》言："若变发热，乃肺郁而成热，佐滑石以通利之。"

本方原为百合病变热而设，现代临证，若热病后期，复发热而见本证者，可加减用之。如发热重者，可加白薇、太子参、玄参、麦冬、地骨皮等。

二、狐惑病

（一）临床表现、内服方、外治法

【原文 10、11、12 条】狐惑之为病，状如伤寒，默默欲眠，目不得闭，卧起不安。蚀于喉为惑，蚀于阴为狐。不欲饮食，恶闻食臭，其面目乍赤、乍黑、乍

白。蚀于上部则声喝，一作嗄。甘草泻心汤主之。(10)

甘草泻心汤方：

甘草四两　黄芩三两　人参三两　干姜三两　黄连一两　大枣十二枚　半夏半斤

上七味，水一斗，煮取六升，去滓，再煎，温服一升，日三服。

蚀于下部则咽干，苦参汤洗之。(11)

苦参汤方：

苦参一升

以水一斗，煎取七升，去滓，熏洗，日三服。

蚀于肛者，雄黄熏之。(12)

雄黄熏方：

雄黄

上一味为末，筒瓦二枚合之，烧，向肛熏之。

《脉经》云：病人或从呼吸上蚀其咽，或从下焦蚀其肛阴，蚀上为蜮，蚀下为狐。狐蜮病者，猪苓散主之。

【提要与词解】 论述狐蜮病的症状和内外治法。

① 蚀：虫蛀样。这里指腐蚀、侵蚀的意思。

② 阴：指肛门、生殖器前后二阴。

③ 乍赤、乍黑、乍白：乍，忽然之意，《广雅·释言》："暂也。"指病人的面部和眼睛一会儿变红，一会儿变黑，一会儿变白，变幻不定。

④ 上部：指咽喉。

⑤ 声喝（yè）：说话声音嘶哑。

⑥ 下部：指前阴。

【原文解释】

狐蜮病的症状与伤寒相似，神情默默，眼睛不得瞑闭，想睡觉又睡不着，卧下又起，起后复卧，烦躁不得安稳，当为虫毒侵蚀机体，侵蚀于咽喉则为蜮病，侵蚀于前后二阴则为狐病。患者不想吃东西，讨厌闻到食物的气味，面部和眼睛一会儿变红，一会儿变黑，一会儿变白。虫毒侵蚀于上部，即咽喉部位，即会出现声音嘶哑的症状，应当用甘草泻心汤治疗。

若虫毒侵蚀于下部，即前后二阴部位，使阴部发生溃烂发痒，也会出现咽干之症，应当用苦参汤熏洗外阴部。

若狐蜮病侵蚀肛门部位，甚至致使肛门溃烂发痒，可用雄黄外熏肛门。

【分析速记】

本证湿热蕴蒸，邪正相争，故初起可见发热恶寒，颇似伤寒，但实非伤寒。湿热内郁，扰及心神，故睡卧不宁，面色多变；湿热循经上蒸，则咽喉溃烂等，循经下注则二阴溃烂发痒。湿热扰胃，胃失和降，则不欲饮食，恶闻食臭。

症状：发热恶寒、睡卧不宁、咽喉溃烂、声音嘶哑、面色多变、二阴瘙痒溃烂、不欲饮食等。

治则：清热除湿，扶正解毒；同时内外兼施，以奏其效。

主方：甘草泻心汤；苦参汤；雄黄熏方。

【方解与临床应用】

甘草泻心汤由甘草、黄芩、干姜、人参、黄连、大枣、半夏组成，水煎温服。方中甘草生用清热解毒；黄连、黄芩苦寒，清热化湿解毒，干姜、半夏辛温燥湿，人参、大枣、甘草扶正和胃。

苦参汤为苦参一味，水煎，熏洗外用，清热燥湿，杀虫解毒。

雄黄熏方由雄黄研末，合筒瓦，外熏肛门，解毒除湿杀虫。

狐蟚病，湿热内蕴者，用甘草泻心汤化裁治疗。若前阴溃疡，加地肤子；肛门溃烂，加炒槐角；眼部损害加密蒙花、草决明；口腔溃疡加冰硼散、锡类散等。若肝经湿热明显，见口苦、小便赤、心中懊恼等症，加龙胆、黄柏、木通、车前子、赤小豆等。若脾气虚弱者，神疲肢倦，可合用补中益气汤以升清降浊。本方除治狐蟚病外，对胃、十二指肠溃疡及慢性胃肠炎等，证属寒热错杂者，亦有良效。中焦痞满明显，可加枳实、厚朴；心下痞满，呕吐下利明显者，重用炙甘草、半夏、生姜；治萎缩性胃炎，可加白芍、乌药。本方还可以治疗复发性口疮、神经衰弱、产后下利以及磺胺类、解热止痛类药物过敏导致的咽喉、龟头糜烂等。

狐蟚病的外治二方中苦参汤常用于湿疹、疥疮以及会阴肛门瘙痒、肿痛以及白塞综合征，外洗或漱口均可。治疗赤白带下、阴道滴虫之阴部疼痛瘙痒，可加黄柏、龙胆、蛇床子；治周身风痒、疥疮顽癣，可加地黄、赤芍、白鲜皮等。

【医案举例】

患者，男，35 岁。口腔溃疡反复发作 1 年余，屡服西药治疗不效。2009 年 5 月前来南京市中医院口腔科就诊。观其左侧口腔黏膜散在红肿、糜烂，舌胖有齿痕，苔黄腻，诉时有下利，脉缓弱。辨为脾胃虚弱、痞利俱甚，予甘草泻心汤出入。处方：甘草 12 克，姜半夏 10 克，黄芩 10 克，黄连 3 克，干姜 5 克，党参 10 克，木香 6 克，茯苓 10 克，大枣 15 克。每日 1 剂，水煎服。调理 1 月而愈。[邓剑兰，刘建国.甘草泻心汤在口腔科的应用 [J].中国中医药信息杂志，2011，18（3）：88-89]

（二）狐蟚酿脓证治

【原文 13 条】 病者脉数，无热，微烦，默默但欲卧，汗出，初得之三四日，目赤如鸠眼；七八日，目四眦（一本此有黄字）黑。若能食者，脓已成也，赤豆当归散主之。

赤豆当归散方

赤小豆三升（浸令芽出，曝干）当归三两

上二味，杵为散，浆水服方寸匕，日三服。

【提要与词解】论述狐惑酿脓的证治。

① 鸠眼：鸠，鸟名，即斑鸠，其目珠色赤。此处以之比喻患者之目色。

② 目四眦：眦，眼角。目四眦，即两眼的内角、外角。

③ 浆水：浆，酢也。《本草纲目》称浆水又名酸浆。嘉谟云："炊粟米熟，投冷水中，浸五六日，味酸，生白花，色类浆，故名。"此法现已少用。

【原文解释】

病人脉象偏数，没有明显恶寒热等症状，但微有烦躁，还有默默不言，只想睡卧，并有汗出。刚刚发病三四天，双目黑睛发红如斑鸠眼似的，得病七八天后双眼内外角均变为黑黄色；如果能够吃东西，说明疮脓已经形成，应该用赤小豆当归散主治。

【分析速记】

"无热""无汗"提示并不在表，"脉数""微烦"提示里热已盛，心神受扰；"默默但欲卧"乃湿热内郁所致；"目赤如鸠眼"说明热入血分，血中之热随肝经上注于目之故，提示湿热邪毒不得化解，有成脓化腐之征兆，若成脓则目黑。

症状：脉数、微烦、默默但欲卧；无热汗出；目赤如鸠眼，或目眦黑；饮食如常。

治法：清利湿热，解毒排脓。

主方：赤小豆当归散。

【方解与临床应用】

赤小豆当归散由赤小豆、当归组成。方中赤小豆清热渗湿，和血解毒，《神农本草经》称其"排痈肿脓血"；当归活血，祛瘀生新，浆水清凉解毒。尤怡称本方为"排脓血除湿之良剂也"。

本方对上部痈肿病变有效，对肛门及其附近的痈肿变脓或伴有便血者也有较好疗效，但宜予甘草泻心汤合用。本方内外兼用可治疗渗出性皮肤病，如传染性湿疹样皮炎、接触性皮炎、生漆过敏、急性湿疹、脓疱疮、暑疖等。亦可治疗湿热内蕴之前列腺肥大、痔、赤白带下等病症。

【医案举例】

患者，女，51岁。阴道流赤白黏液 2 年，服完带汤、丹栀逍遥散、内补丸等方，带下时多时少。近月病情加重，赤多白少，稠黏气臭，每日换纸 2 次，小腹疼痛，不可重按，小便短黄，舌质红，苔黄滑厚，脉滑数。证属湿热化毒，下蕴胞宫。治宜清热利湿，活血解毒。用赤小豆当归散加味：赤小豆、金银花、败酱草各 20 克，当归、薏苡仁、贯众、冬瓜子各 12 克。服 10 剂，阴道仅有少量赤白黏液流出，去贯众，加条参、炒山楂各 9 克以补脾胃，继用 10 剂，带止体健。［彭述

宪．赤小豆当归散临床应用 [J]．湖南中医杂志，1993，(3)：7]

三、阴阳毒

【原文 14、15 条】 阳毒之为病，面赤斑斑如锦文，咽喉痛，唾脓血。五日可治，七日不可治，升麻鳖甲汤主之。(14)

阴毒之为病，面目青，身痛如被杖，咽喉痛。五日可治，七日不可治，升麻鳖甲汤去雄黄、蜀椒主之。(15)

升麻鳖甲汤方

升麻二两　当归一两　蜀椒（炒去汗）一两　甘草二两　雄黄（研）半两　鳖甲（炙）手指大一片

上六味，以水四升，煮取一升，顿服之，老小再服，取汗。(《肘后》、《千金方》阳毒用升麻汤，无鳖甲有桂；阴毒用甘草汤，无雄黄)。

【提要与词解】论述阴毒、阳毒的证治及预后。

① 锦文：文，通"纹"；锦文，丝织品上的彩色花纹或条纹，此处指病人的脸部有赤色的斑块，如同锦纹一样。

② 身痛如被杖：杖，棍棒。形容身体如遭棍棒击打一样疼痛。

③ 去汗：即去水、去油之意。

④ 老小再服：老人与小孩分两次服。

【原文解释】

阳毒的病变，其症状表现为患者面赤斑驳，犹如丝织物上的条纹一样，咽喉疼痛，咳唾及下利脓血。这种病在发病后，五天之内，病情轻浅，治疗容易；七天以上，病情转重，治疗困难，救治时可用升麻鳖甲汤主治。

阴毒的病变，其症状表现为患者面部和眼眶色青，身体疼痛如同受到棍棒抽打一般难忍，咽喉疼痛。其病发作在五日之内，病情轻浅，治疗容易；七天以上，病情转重，治疗困难，可用升麻鳖甲汤去雄黄、蜀椒主治。

【分析速记】

阴阳毒与感受疫毒有关。赵献可云："此阴阳二毒，是感天地疫疠非常之气。"本病因证情不同而分为阳毒与阴毒。机体素强，或里有积热，受邪后正邪交争较剧，机体受疫毒邪热侵害，血分邪盛而壅于上，故多发阳毒；若体质本弱，受邪后邪正相争较缓，机体受疫毒伤人，邪阻经络，内陷血脉，气血凝滞不通，故多发阴毒。

症状以及预后：阳毒：病位尚浅。现面赤斑驳如锦纹、咽喉痛、唾脓血等症。阴毒：邪毒由阳转阴，形成瘀血凝滞，邪深而病重，预后差。现面目青、身痛如被杖、咽喉痛等症。

治法：阳毒：清热解毒散瘀。

阴毒：解毒散瘀。

主方：阳毒：升麻鳖甲汤。

阴毒：升麻鳖甲汤去雄黄、蜀椒。

【方解与临床应用】

升麻鳖甲汤由升麻、当归、蜀椒、甘草、雄黄、鳖甲组成。方中升麻配甘草，清热解毒，散咽喉之邪毒；当归、鳖甲养阴，活血祛瘀。阴阳二毒皆可用之。雄黄解毒，蜀椒引火归原，以降上壅之热。《金匮要略心典》言："雄黄、蜀椒二物，恐阴邪不可劫，而阴气反受损也。"

本方加减可治疗猩红热、红斑狼疮、紫癜等属热毒血瘀者。血热较重，加水牛角（犀角）、生地黄、大青叶、金银花等；血瘀较重，加牡丹皮、赤芍、丹参；吐血者，加白茅根、生地黄等。同时可以治疗热毒引起的其他疾病，包括子宫肌瘤、急性白血病、慢性荨麻疹等。

【医案举例】

患者，猩红热，初起恶寒发热，头痛，咽痛，下颌淋巴结肿大，舌苔薄白，脉浮数。服银翘散 2 剂，恶寒已罢，仍发热咽痛。服普济消毒饮去升麻、柴胡 3 剂，另用冰硼散吹喉，咽痛减退，热仍不减，颌面出现红色斑疹，唯口唇四周苍白，舌绛无苔。为避免传染，急送传染病医院，经化验检查，白细胞计数增高、中性粒细胞增高，符合猩红热诊断。一面肌注青霉素，一面给予升麻鳖甲汤，升麻 3 克，鳖甲 10 克，当归 3 克，金银花 10 克，连翘 10 克，牛蒡子 10 克，生地黄 12 克，牡丹皮 10 克，赤芍 6 克，桔梗 3 克，甘草 3 克。服 3 剂，红疹遍布全身，压之暂退，继用原方，去升麻、当归、桔梗，加玄参、麦冬、大青叶，3 剂，皮疹消退，体温正常，病愈。（谭日强 . 金匮要略浅述 ［M］. 北京：人民卫生出版社，1981：62）

第四章
中风历节病脉证并治第五

一、中风

（一）脉症与鉴别

【原文1条】夫风之为病，当半身不遂；或但臂不遂者，此为痹。脉微而数，中风使然。

【提要与词解】本条论述了中风的脉症及与痹证的鉴别。

① 半身不遂：指患者左侧或右侧肢体不能随意运动。

② 痹：痹者，闭也。指风寒湿侵犯人体，使经络气血闭阻不通，出现关节肌肉疼痛，肢体活动不利的病症。

【原文解释】

凡属中风病，应当具有半身不遂的症状。有的病人只出现一侧手臂不能随意活动，这是属于风寒湿三气杂至形成的痹证，不属中风。若寸口见到微而数的脉象，则多属中风。因为脉微主正虚，脉数主邪盛，而中风则多由正虚邪实所引起的。

中风病当以半身不遂为主症，若只有一侧手臂不能随意运动者，则为痹证。脉微为气血不足，是正虚的反映，数为病邪有余，是邪实之象，说明中风是因气血不足，外邪诱发为病。"脉微而数，中风使然"阐明了"夫风之为病，当半身不遂"的机制。有注家认为，"此为痹"意在说明中风的主要病机为经脉痹阻。中风的主要症状是半身不遂，若病变较轻者，可出现一侧手臂不能随意运动，此由经脉闭阻，瘀塞不通，气血不能畅行，筋脉失却濡养所致。此说可供参考。

【分析速记】

中风 ｛ 病因病机：气血不足，外邪诱发，由经络入于脏腑
　　　 临床表现：半身不遂，口眼㖞斜，甚则神志不清，脉微而数

痹证 ｛ 病因病机：风寒湿杂至，留着于筋骨肌肉之间
　　　 临床表现：但臂不遂，关节肌肉疼痛，神志清楚，脉涩

（二）成因与辨证

【原文2条】寸口脉浮而紧，紧则为寒，浮则为虚，寒虚相搏，邪在皮肤；浮者血虚，络脉空虚；贼邪不泻，或左或右，邪气反缓，正气即急，正气引邪，㖞僻不遂。

邪在于络，肌肤不仁；邪在于经，即重不胜；邪入于腑，即不识人；邪入于脏，舌即难言，口吐涎。

【提要与词解】本条论述了中风病的病机及在络、在经、在腑、在脏的不同见症。

① 贼邪不泻：外邪侵入人体后留滞不出。贼邪，即虚邪贼风之意，统指外邪；泻，外出。

② 㖞僻（pì 辟）不遂：指口眼㖞斜，不能随意运动。

【原文解释】

寸口出现浮紧脉，其紧反映有寒邪，其浮则反映络脉中气血空虚。体内络脉气血空虚与外来的寒邪相合，则首先使寒邪停留于人体浅表。由于络脉气血空虚，正气不足以抗邪外出，则外邪深入于人体而不外出，有时侵袭人体左侧，有时侵袭人体右侧，病邪侵犯的一侧经脉，往往因受到邪气的损伤而变弛缓。相反，健康的一侧经脉呈紧张拘急状态。健侧牵引病侧，则可引起口眼㖞斜，肢体不能随意活动。假使右侧经脉受伤则口眼歪向左侧；反之，左侧经脉受伤，则口眼歪向右侧。

病邪侵犯络脉，肌肤失于营卫之气的濡养，则可出现肌肤麻木不仁，病邪侵入经脉，肢体失于气血的充养，则可引起肢体沉重无力不能随意活动。若病邪进一步深传到脏腑，影响心神则可出现神昏、舌謇难言、口吐涎等危重症状。

【分析速记】

自"寸口脉浮而紧"至"㖞僻不遂"止，为第一部分，着重从脉象推论中风的病机。寸口脉浮而紧，浮因正气虚，紧则表寒，揭示了"内虚邪中"是中风的病机。气虚血少，脉络不充而脉浮无力。邪正交争于肌表，正气亏虚，无力抗邪，以致外邪随虚处而停留。就面部而言，无病的一侧络脉气血运行正常，筋脉肌肉能发挥正常的功用，相对表现为紧张状态，有病的一侧则呈现弛缓状态。紧张的一侧牵引弛缓的一侧，故口眼㖞斜。此即"邪气反缓，正气即急，正气引邪，㖞僻不遂"之意。

从"邪在于络"至"口吐涎"止，为第二部分，主要论述中风在经、在络、在腑、在脏的不同见症。中风所致的经脉痹阻，有轻有重。病变较轻者，邪中于络，营卫不能畅行于肌表，故肌肤麻痹不仁；病变较重者，邪中于经脉，以致气血不能运行于肢体，故沉重；病邪深入于腑，浊气蒙蔽清窍，故昏不识人；心开窍于舌，诸脏经脉皆与舌相连，邪入于脏则心窍闭阻，故不能言语，口吐涎。

中风病的四种分型，在临床上并不是截然分开的，有时可同时并见。因为脏腑之间是互相联系，互相影响的。划分证型的目的在于帮助了解病位的深浅、病势的轻重，以便测知预后。后世将中风分为中经络和中脏腑两大类，实源于此。《金匮要略》首先提出中风的病名，对其病因病机持"内虚邪中"之说。

本条原文对中风在络、在经、入腑、入脏的分类，为辨别中风病的病位深浅、病情轻重提供了依据。

【原文3条】寸口脉迟而缓，迟则为寒，缓则为虚。营缓则为亡血，卫缓则为中风。邪气中经，则身痒而瘾疹。心气不足，邪气入中，则胸满而短气。

【提要与词解】本条论营卫气血不足，感受风寒可发为中风或瘾疹。
① 亡血：亡是亡失，血是营血。
② 瘾疹：即风疹块等一类疾患，因风湿郁于肌表所引起。又可解释为时发时止的皮疹。
③ 心气不足：指心肺之气血不足。
④ 入中：指风邪内入，伤及心肺。

【原文解释】
寸口脉迟而缓，迟脉主有寒，缓脉主正虚；若脉象是沉缓的，则主血液外溢，不能充盈脉道的亡血、失血证；若脉象浮缓的，则主肌表疏松，感受风邪的太阳中风之证。机体正气不足，邪气乘虚侵入经脉，营卫不和，则可引起身痒瘾疹等病证。若胸中阳气不足，则邪气乘虚深入，则可出现胸满、短气的症状。

【分析速记】
寸口脉迟提示有外寒，而脉缓反映正虚；沉而缓是营气不足，多致血虚，浮而缓是营气不足，易受风邪。正气不足，外邪入侵，病重者可发为中风，病轻者侵犯经脉，可出现身痒、瘾疹等病症；如果心肺气虚，外邪乘虚深入，则出现胸满、短气等症状。

（三）证治

1. 侯氏黑散证

【原文】侯氏黑散：治大风，四肢烦重，心中恶寒不足者。《外台》治风癫。

菊花四十分，白术十分，细辛三分，茯苓三分，牡蛎三分，桔梗八分，防风十分，人参三分，矾石三分，黄芩三分，当归三分，干姜三分，芎䓖三分，桂枝三分。

上十四味，杵为散，酒服方寸匕，日一服。初服二十日，温酒调服，禁一切鱼肉大蒜，常宜冷食，六十日止，即药积在腹中不下也，热食即下矣，冷食自能助药力。

【提要与词解】本方是论述中风夹寒的证治。

【原文解释】

侯氏黑散主治中风后遗症，证见四肢烦重，心胸中有怕冷和空虚的感觉。

由于患者气血亏损，虚阳上越，阳热炼液为痰，所以常见面红、眩晕、昏迷。又感大风寒邪，阻滞经脉阳气，故四肢烦重，半身不遂。阳气不足，风寒邪气内入，渐欲凌心，故心中恶寒。侯氏黑散功能清肝化痰，养血祛风。

【分析速记】

$\begin{cases} 四肢烦重——风邪困于脾 \\ 心中恶寒不足——风中阳虚，心血不足 \end{cases}$

治则：扶正祛风，祛痰清热。

方药：侯氏黑散。

【方解与临床应用】

菊花、细辛、防风解表祛风；当归、川芎、云茯苓、人参补气养血；白术、桔梗化痰燥湿；牡蛎、矾石固涩开结；桂枝、干姜、酒温散风寒；黄芩清热燥湿。

本方治疗脑缺血有较好疗效。研究表示，侯氏黑散有较强抑制脂质过氧化反应的作用，可减轻组织缺血造成的损伤。服后应注意饮食禁忌，禁一切鱼肉、大蒜。常宜冷食。

2. 风引汤证

【原文】 风引汤：除热瘫痫。

大黄、干姜、龙骨各四两，桂枝三两，甘草、牡蛎各二两，寒水石、滑石、赤石脂、白石脂、紫石英、石膏各六两。

上十二味，杵，粗筛，以韦囊盛之，取三指撮，井花水三升，煮三沸，温服一升。

【提要与词解】本方论述阳热内盛，风邪内动的证治。
① 瘫痫：瘫是半身不遂，痫指癫痫病。
② 韦囊：古代用皮革制成的药袋。

【原文解释】

风引汤主治神志异常伴有抽搐的癫痫中的热证。风热内侵，或盛怒不止，阳热亢甚，上逆于头，故面红、目赤。热盛炼液成痰，闭阻清窍，故惊风癫痫、神志昏迷。气血不行于四肢，故瘫痪不能运动。热伤阴血，不能滋养筋脉，故抽搐。凡是阳热炽盛上逆所引起的中风瘫痪、癫痫、小儿惊风等病，皆可用风引汤清热降火，镇惊息风。

【分析速记】

风阳化热 $\begin{cases} 瘫——风邪入络，经脉痹阻 \\ 痫——火热内盛，风邪内动 \end{cases}$

治则：清热化痰，重镇息风。

方药：风引汤。

【方解】

方中大黄、桂枝泄血分实热，引血下行，通行血脉，为除热瘫的主药；滑石、石膏、寒水石、紫石英、赤石脂、白石脂潜阳下行，清金伐木，利湿解热；龙骨、牡蛎镇惊安神，固敛肝肾；干姜、甘草温暖脾胃，和中益气，且制诸石之寒。

【临床应用】

风引汤清热降火，镇惊息风，以治面红、目赤、甚则神志昏迷、瘫痪等。还可用于治疗脑动脉硬化、短暂性脑缺血、乙型脑炎抽搐及乙型脑炎后遗症等脑部疾病。

【医案举例】

某女患麻疹，在落屑之期口渴思饮，呼茶不应。盛怒之下，遂成狂疾。初服龙胆泻肝汤三剂无效，乃以"实则泻其子"之法与三黄泻心汤加味：大黄、黄芩、黄连、当归各3克，甘草1.5克，一剂顿愈。愈后尚需续服三剂。不料两月后又复发狂，援前法泻心竟无一点效验，所有吐泻攻逐之法用遍，三个月病势依然如故。余翻求方书，在《医学从众录》中"痉厥癫狂痫篇"内得陈修园发挥喻嘉言风火土木相因为害的奥义，彼叙此等疾病用时方无效时，主张用风引汤和乌梅丸两方。余觉其议透彻，于是连服八剂，神志即清楚如常。后易以安神定志之酸枣仁、远志、茯神、龙骨、牡蛎、白术、菖蒲、朱砂、甘草等药巩固疗效，以善其后，至今10余年未复发。(张笑平主编. 金匮要略临床新解［M］. 合肥：安徽科学技术出版社，2001：373)

3. 防己地黄汤证

【原文】 防己地黄汤：治病如狂状，妄行，独语不休，无寒热，其脉浮。

防己（一分），桂枝（三分），防风（三分），甘草（二分）。

上四味，以酒一杯，渍之一宿，绞取汁，生地黄二斤，咬咀，蒸之如斗米饭久，以铜器盛其汁，更绞地黄汁，和分再服。

【提要与词解】 本方论述血虚火盛的证治。

① 妄行：指行为反常。

② 独语：独自一人胡言乱语。

【原文解释】

防己地黄汤用于治疗狂躁不宁，妄自行走，自言自语不休，没有恶寒发热，但脉象浮的病证。

心肝阴血亏损，不能滋潜风阳，可形成肝风上扰，心火炽盛之证。风热上扰，神志错乱，故病如狂状，脉来浮大。又因风升而气涌，气涌而逆，痰浊上聚于心，则精神错乱，独语不休。身无寒热，不见表证，脉浮，是阳气外盛之象。治用防己地黄汤，滋阴降火，养血息风，透表通络。

【分析速记】

基本病理：血虚受风化热，扰乱心神。

如狂状妄行——风邪化火，热邪伤心
独语不休——风火相炽，心神错乱
无寒热——病不在表
其脉虚——火盛血虚

治则：祛风清热。

方药：防己地黄汤。

【方解与临床应用】

方中生地黄汁用量最大，用以补阴血，益五脏，养血息风，滋阴降火；桂枝、防风、防己透表散热，通络去滞；甘草益阴泻火。

本汤证的辨证要点：神志错乱、狂躁不宁、妄自行走、自言自语不休、身无寒热、脉浮等。适用于轻证癫痫，突然眩晕，或轻度失神、或类似癫痫，及强度之神经兴奋、恐怖、惊悸等病症。

【医案举例】

陈某，女，41岁。诸关节酸痛一年余，屈伸不利，经常咽痛，舌苔薄，脉濡，血沉95毫米/小时，给予祛风胜湿清热的防己地黄汤加味：生地黄、木防己各5克，羌活、西河柳、蒲公英各30克，生甘草、桂枝、防风各9克。共治18天，关节酸痛消失，咽痛也除，复查血沉为5毫米/小时。（张笑平主编. 金匮要略临床新解［M］. 合肥：安徽科学技术出版社，2001：374）

4. 头风摩散证

【原文】

头风摩散方

大附子一枚（炮），盐等分。

上二味，为散。沐了，以方寸匕，已摩疾上，令药力行。

【提要与词解】本方论述头风的外治法。

【原文解释】

对于日久不愈、时发时止的头痛、头眩，可用头风摩散外治。

气血虚弱，脉络涩滞，风寒之邪袭于头面，经络引急，凝涩不通，故多见偏头痛，或兼口眼㖞斜等。治以头风摩散，先用温水沐洗患处，再用散药摩其患处。方中附子辛热力雄，既可散风寒之邪，又能温通血脉，以缓经络拘急；食盐咸寒，渗透络脉，引邪外出。

【分析速记】

病机：风寒外侵，经络痹阻。

治则：温经散寒，祛风止痛。

方药：头风摩散。

【方解与临床应用】

附子温经散寒；盐祛皮肤风邪。

本方可治沐头中风而出现恶风头痛，治偏头风，遇寒即痛者，属寒伏于脑。它的主要作用是用来改善局部血液循环和对末梢感受器的调节。使用时应注意几点：一是使用前必须热敷或热浴，目的是使毛孔张开，易于让药力渗透；二是要随病情加减，如治头皮疼痛，原方效果不显著，加入细辛后病除；三是药末一定要研细，否则反复搓摩会损伤局部皮肤。

【医案举例】

患者因中风后偏瘫2年余，右项颈侧头皮经常麻木，时有刺痛，曾服补气活血化痰通络类方无效，改以头风摩散。附子15克，青盐15克，共研极细末外用。3次后头皮麻木、疼痛一直未再发。又例左肩部、左肘外方各有约掌大一块肌肤顽麻不仁，遇冷加重，反复调方又治近1个月，顽麻依然如故，乃配合头风摩散：炮附子30克，青盐30克，芥子15克，热敷局部后以药反复搓摩，每次半小时，36次后顽麻消失。用药前必须热敷或热浴，使毛孔开张，利于药物渗透，药必研细。酌情加入细辛、芥子等。此方能改善局部血液循环，蠲除搏于肌肤的风寒之邪和郁火，药简效宏。[侯恒太.头风摩散治疗肌肤顽麻疼痛 [J].江西中医药，1988，(2)：2]

二、历节病

（一）病因病机

1. 肝肾不足，水湿内侵

【原文4条】 寸口脉沉而弱，沉即主骨，弱即主筋，沉即为肾，弱即为肝。汗出入水中，如水伤心，历节黄汗出，故曰历节。

【提要与词解】本条论述肝肾不足、水湿内侵是历节病的病机之一。

① 如水伤心：心主血脉，如水伤心，犹言水湿伤及血脉。

② 黄汗：这里指历节病的关节疼痛处汗出色黄，此与黄汗病的汗出色黄、遍及全身者不同。

【原文解释】

寸口脉沉而弱，沉脉主骨病，肾在体主骨，故沉脉属于肾亏；弱脉主筋病，肝主筋，因此弱脉属于肝虚。机体本身肝肾亏虚，复加劳动汗出时入冷水中洗澡，则水湿由汗孔、血脉伤及心气。同时汗为水遏，郁生湿热，流注筋骨关节，因而就可引起关节疼痛，屈伸不利的历节病，历节病往往在关节肿胀的部位溢出黄水。由于该病以患者周身疼痛，屈伸不利为特征，故名历节。

肝肾精血亏虚，不能充养筋骨，即易致外邪侵袭。此为发生历节病之内因，为病之本。历节病之外因为水湿内侵，为病之标。肝肾先虚，水湿内侵，郁为湿热，伤及血脉，浸淫筋骨，流入关节，影响气血运行，故周身历节疼痛，痛处肿大，溢出黄汗。黄汗乃湿热为患。黄汗病与历节病均可见之，但属两种不同的病症。

【分析速记】

本条的主要精神在于说明肝肾不足、筋骨虚弱是历节病发生的内在因素之一，故临床风寒湿痹久治不愈，有筋变骨缩之变化者，常用熟地黄、牛膝、川续断、桑寄生等药补益肝肾、强壮筋骨，代表方如独活寄生汤、三痹汤等。

2. 阴血不足，风邪外袭

【原文6条】少阴脉浮而弱，弱则血不足，浮则为风，风血相搏，即疼痛如掣。

【提要与词解】本条论述阴血不足、外受风邪是历节病的成因之一。

少阴脉：肾脉，切脉部位在足内踝后跟骨上动脉陷中的太溪穴。

【原文解释】

少阴脉浮而弱，弱脉主阴血不足，浮脉则有风邪，风邪乘阴血不足而侵袭筋脉关节，遂成历节，出现关节如同抽掣一样的疼痛。

少阴脉候心、肾。少阴脉弱为心肾阴血不足。脉浮提示外有风邪。由于阴血先虚，风邪乘虚而入，侵及血脉，正邪相互搏结，以致经脉痹阻，气血瘀滞，不通则痛，故关节掣痛，不能屈伸。

【分析速记】

病机：阴血不足，外受风邪。

治法：养血为主，兼以祛风。

本证未提出治法，但据其病机，当以养血为主，兼以祛风，此乃"治风先治血，血行风自灭"之意。因此，可于养血之中加祛风药进行治疗。

3. 气虚湿盛，汗出当风

【原文7条】盛人脉涩小，短气，自汗出，历节疼，不可屈伸，此皆饮酒汗出当风所致。

【提要与词解】本条论述气虚湿盛、酒后汗出当风是历节病的另一成因。

盛人：体虚肥胖之人。

【原文解释】

肥胖的人出现涩小的脉象，同时伴见短气自汗，关节疼痛屈伸不利，这都是由于嗜酒过度，复加汗出感受风邪所致。

外形肥胖的人出现涩小的脉象，表明为形盛气衰之体。其虽看似有余，实则内已不足。由于气虚不足，腠理不固，所以短气、自汗。卫虚汗出，腠理开泄，本易招致风邪，且肥胖者湿本偏盛，嗜酒则更助其湿，加之酒后汗出当风，风与湿内外相搏，留滞于筋骨关节之间，阻滞气血运行，遂致历节疼痛，不能屈伸。

【分析速记】

病因：饮酒汗出当风所致。

病机：中气虚弱，湿盛阳。

4. 过食酸咸，内伤肝肾

【原文9条】味酸则伤筋，筋伤则缓，名曰泄；咸则伤骨，骨伤则痿，名曰枯；枯泄相搏，名曰断泄。荣气不通，卫不独行，荣卫俱微，三焦无所御，四属断绝，身体羸瘦，独足肿大，黄汗出，胫冷。假令发热，便为历节也。

【提要与词解】本条论述偏嗜酸咸导致历节的病机及其与黄汗病的鉴别。

【原文解释】

酸入肝，肝主筋，饮食过酸则伤筋，筋伤则弛缓，称之为"泄"；咸入肾，肾主骨，饮食过咸则伤骨，骨伤则痿软无力，称之为"枯"。筋缓与骨痿相合，称为"断泄"。此时营气不通，卫气不行，营卫功能衰微，三焦功能失职，不能统驭全身，四肢失去气血等营养物质的供应，于是身体极度消瘦，唯独两足肿大。黄汗病两足胫发冷。假若出现发热，则属于历节病。

【分析速记】

原文可分作两部分理解。

第一部分自"味酸则伤筋"至"独足肿大"，阐述偏嗜酸咸损伤肝肾，导致历节的病机。总而言之，偏嗜酸咸终致肝肾俱伤，精血亏虚，筋骨失养而痿软不用，此即"枯泄相搏，名曰断泄"之意。肝肾既虚，久则精血衰少，营卫气血亦不足。营卫俱虚，不能濡养、温煦全身，肢体之皮、肉、脂、髓失于充养，所以身体日渐消瘦。三焦气化失司，决渎失职，以致湿浊不去，流注于下，故唯独两足肿大。

第二部分自"黄汗出，胫冷"至"便为历节也"，指出黄汗与历节的区别。历节病与黄汗病均可见黄汗出，但前者两胫发热，后者两胫发冷。此外，历节病多见关节肿痛处出黄汗，而黄汗病则为全身出黄汗，且无关节肿痛，皆可为辨。

五味归属于五脏，适当食用可补益对应脏腑，如果偏食、过食则易伤其对应的脏腑。

5. 胃有蕴热，复感风湿

【原文5条】跗阳脉浮而滑，滑则谷气实，浮则汗自出。

【提要与词解】本条论述胃有蕴热、复感风湿的历节病机。

【原文解释】

足背部跗阳脉浮而滑，滑脉说明胃之谷气实而有热，浮脉说明感受风邪，风性开泄，故汗自出。

【分析速记】

本条论述胃有蕴热，复感风湿的历节病机。跗阳脉候胃气，脉滑为谷气实，谷气实则胃热盛；脉浮为风，风性开泄，则腠理开。胃热盛而腠理开，故汗自出。假如汗出当风，或汗出入水中，内外相合为病，亦能成为历节病。治疗历节病在祛风散寒化湿的同时，还应注意补肝肾、益气血。

（二）汤证

1. 桂枝芍药知母汤证

【原文8条】诸肢节疼痛，身体魁羸，脚肿如脱，头眩短气，温温欲吐，桂枝芍药知母汤主之。

桂枝芍药知母汤方：

桂枝四两，芍药三两，甘草二两，麻黄二两，生姜五两，白术五两，知母四两，防风四两，附子二枚（炮）。

上九味，以水七升，煮取二升，温服七合，日三服。

【提要与词解】本条论述风湿历节的证治。

① 身体魁羸：形容关节肿大，身体瘦弱。

② 脚肿如脱：两脚肿胀，且麻木不仁，似与身体脱离。

③ 温温：作"蕴蕴"解，指心中郁郁不舒。

【原文解释】

病人全身各个关节部位疼痛，身体极度消瘦，独脚肿大，头眩，短气，时时想要呕吐的，应该用桂枝芍药知母汤治疗。

关节疼痛是因风湿流注于筋脉关节，气血通行不畅所致。本证发热是由风湿郁遏日久所致，所生邪热进而伤及阴液，故治以祛邪为首务，兼顾养阴，俾风湿去，则痹宣经通，热去阴复，诸证可愈。关节疼痛是因风湿流注于筋脉关节，气血通行不畅所致。身体逐渐消瘦，痛久不解，正气日衰，邪气日盛，湿无出路，渐次化热伤阴，流注下肢，则两脚肿胀且麻木不仁。风与湿邪上犯，清阳不升，则头眩；湿阻中焦，气机不利则短气，胃失和降则呕恶。治以桂枝芍药知母汤祛风除湿，温经散寒，佐以滋阴清热。

【分析速记】

病机：风湿外侵，日久化热。

治则：祛风除湿，行痹清热。

方药：桂枝芍药知母汤。

【方解与临床应用】

麻黄、桂枝祛风通阳；附子温经散寒止痛；白术、防风祛风除湿；知母、芍药清热养阴；生姜、甘草和胃调中。诸药相伍，表里兼顾，且有温散而不伤阴、养阴而不碍阳之妙。本方可用于感受风湿，化热伤阴之痹证。

本证辨证要点为身体消瘦，关节疼痛、肿大或变形。病程日久，本虚标实，桂枝芍药知母汤祛风散寒与益阴清热并用，因此，临床上应根据证候的复杂情况，或扶正祛邪同用，或寒温药物并投。

2. 乌头汤证

【原文 10 条】病历节，不可屈伸，疼痛，乌头汤主之。

乌头汤方：治脚气疼痛，不可屈伸。

麻黄、芍药、黄芪各三两，甘草三两（炙），川乌五枚（㕮咀，以蜜二升，煎取一升，即出乌头）。

上五味，㕮咀四味，以水三升，煮取一升，去滓，内蜜煎中，更煎之，服七合。不知，尽服之。

【提要与词解】本条论述寒湿历节病的证治。

【原文解释】

历节病，关节疼痛剧烈，难以屈伸的，用乌头汤治疗。

寒性收引凝滞，故寒湿之邪痹阻关节，可致气血运行阻滞而关节疼痛剧烈，屈伸活动不利。治当温经散寒，除湿宣痹，方用乌头汤。本条与上条同为历节病，但两者在病机、症状和治法上均不同。桂枝芍药知母汤治风湿历节，以关节肿痛、痛处游走、发热为主，故治疗重在祛风除湿，行痹清热；乌头汤治寒湿历节，以关节疼痛不可屈伸、遇冷加剧为主，故治疗专于温经祛寒，除湿止痛。

【分析速记】

不可屈伸
疼痛 ｝寒湿留于关节，经脉痹阻不通

病机：寒湿外侵，经脉痹阻。

治则：温经祛寒，除湿宣痹。

方药：乌头汤。

【方解与临床应用】

麻黄发汗宣痹；乌头驱寒解痛；芍药、甘草缓急舒筋；黄芪益气固卫（助麻黄、乌头温经止痛，又防麻黄过于发散）；白蜜甘缓和中且解乌头之毒。诸药相伍，使寒湿得去而阳气宣通，关节疼痛解除而屈伸自如。

本证的辨证要点为关节疼痛剧烈，遇冷加剧，关节不可屈伸。乌头汤用治寒湿历节，重用川乌，配以麻黄，温经散寒、化湿止痛是其要点。注意药物配伍和煎煮方法，以减轻药物毒副作用，是张仲景重要论治思想之一。该方配以芍药、甘草，并用蜜煎乌头，旨在发挥乌头治疗作用的同时防止其毒副作用。

【医案举例】

徐某，男，42岁，司机。1983年8月17日初诊：半月前因夜间行车受凉，次日晨起双膝关节疼痛，不可屈伸，行走艰难，每遇风冷则剧痛难忍，得温稍减，虽初入孟秋，已厚衣裹身，仍感下肢冷凉重着，舌质淡红，苔薄白，脉沉紧，证属寒痹，治宜温经散寒，祛风除湿止痛：川乌头、麻黄、甘草各6克，细辛3克，独活12克，黄芪15克，白芍10克，2剂。复诊：关节疼痛大减，自觉下肢轻温，能缓步行走，舌脉同前。守原方再服五剂痊愈，追访一年未复发。（张笑平主编．金匮要略临床新解［M］．合肥：安徽科学技术出版社，2001：381）

3. 矾石汤

【原文】 矾石汤：治脚气冲心。

矾石二两

上一味，以浆水一斗五升，煎三五沸，浸脚良。

【提要与词解】 本条论脚气冲心的外治法。

【原文解释】

矾石汤外洗可治脚气冲心的病证。

脚气病以腿脚肿胀痛重，或软弱无力、麻木不仁为特点，严重时可发展为脚气冲心，出现心悸、气急、胸中胀闷、呕吐等症。此病乃心阳不振、脾肾两虚所致。脾虚水湿不运，肾虚气化失常，以致湿浊内盛，并乘心阳之虚上冲于心，故见上述诸症。用矾石汤外洗，可燥湿降浊，清热解毒。

【分析速记】

病机：湿毒上攻心肺。

　　脚气——湿伤于下
　　冲心——邪毒上攻心肺

治则：导湿下行，收敛心气。

方药：矾石汤。

【临床应用】

矾石外洗可燥湿化浊，清热解毒，临床可外用治湿热脚气，常加苦参。

第五章

血痹虚劳病脉证并治第六

一、血痹病

（一）成因与轻证证治

【原文1条】问曰：血痹病从何得之？师曰：夫尊荣人，骨弱肌肤盛，重因疲劳汗出，卧不时动摇，加被微风，遂得之。但以脉自微涩，在寸口、关上小紧，宜针引阳气，令脉和，紧去则愈。

【提要与词解】论述血痹病的成因及轻证的治疗。

① 血痹：病名，因气血营卫不足，外邪入侵血分，导致阳气痹阻，血滞于肌表，运行不畅，而出现以肢体局部麻木不仁为主症的病证。

② 尊荣人：养尊处优之人。

【原文解释】

问："血痹病是怎样得来的？"师回答："凡养尊处优的人，为筋骨脆弱，肌肉丰满的体质，不耐劳苦，又因为容易疲劳出汗，在睡眠时也经常翻来覆去地摇动，因此正气不足，抵抗力差，稍微感受邪气，就会使气血运行不畅而得血痹病。病人阳气不足，就会出现微脉，邪气阻滞气血，气血运行不畅，就会出现涩脉，同时因为受了风寒，阳气又不足，所以在寸口和关上出现小而兼紧的脉象。如果仅仅出现脉象的不正常，这时可以用针灸的方法引动他的阳气，使他的脉恢复和平而不紧，病就好了。"

【分析速记】

病因 ┫ 内因：气血营卫不足，腠理不固
　　　 外因：复感外邪

脉象 ┫ 微——气血不足
　　　 涩——血行不畅
　　　 寸口、关上小紧——复感外邪

病机：由于阳虚风入，筋脉痹阻，血行不畅所致。

治疗：针引阳气——针刺法以引动阳气，阳气敷布，外邪疏解。

（二）血痹重证证治

【原文2条】血痹，阴阳俱微，寸口关上微，尺中小紧，外证身体不仁，如风痹状，黄芪桂枝五物汤主之。

黄芪桂枝五物汤方

黄芪三两　芍药三两　桂枝三两　生姜六两　大枣十二枚

上五味，以水六升，煮取二升，温服七合，日三服。（一方有人参）

【提要与词解】论述血痹重证的证治。

① 阴阳俱微：此指营卫气血皆不足。

② 不仁：肌肤麻木失去知觉。

③ 风痹：是以肌肉麻木和疼痛为主症的疾病。

【原文解释】

血痹病患者，阴阳营卫气血不足，寸口关上脉见微弱，尺中的脉见小而紧，病人自己也觉得具有身体麻木不仁，甚至有像风痹一样疼痛的症状，较上节病情重，所以须用黄芪桂枝五物汤，温阳行痹。取《黄帝内经》"阴阳形气俱不足，勿取以针，而调以甘药"之意。

【分析速记】

上条感邪较轻，脉只寸口、关上小紧，本条虚的程度较重，受邪亦较深。

症状：局部肌肉麻木，有酸痛。

治则：温阳行痹。

方药：黄芪桂枝五物汤（桂枝汤去甘草＋黄芪＋倍生姜）。

【方解与临床应用】

此方以桂枝汤去甘草加黄芪加大生姜的量而成，以黄芪为主药，扶气固表补中，佐以桂枝通阳，芍药入荣理血除痹，生姜、大枣调和营卫，加大生姜的量助桂枝温阳行痹。

临床上出现以肌肤麻木不仁、半身不遂、肢体疼痛、四肢不温、半身汗出、肌肉消瘦以及产后、经后身痛等为主要表现者均可加减运用。现代常用于治疗颈椎病、雷诺病、风湿性关节炎、皮炎、末梢神经炎、中风后遗症等属于营卫不和、血液运用不畅者。

【医案举例】

孙某，25岁。1958年1月11日诊。产后逾月，不慎受风，四肢关节疼痛，肩肘尤甚，手指麻凉欠温，项强头痛，腰背畏风，头昏乏力，面色少华，舌质偏淡、苔薄白腻，脉缓弱。证属产后血虚，筋脉失养，复感外邪所致。治宜益气养血，祛风通络。拟黄芪桂枝五物汤加减：黄芪、葛根、鸡血藤、威灵仙、蚕沙各 15 克，桂枝、白芍、秦艽、当归、羌活、生姜各 10 克，大枣 5 枚。3 剂。药后关节疼痛缓减，诸症好转，惟乳汁近来不足，继前方去蚕沙、羌活，加山海螺 30 克，地龙 12 克。再服 5 剂即愈。[金雪明，胡之瑕，胡金泳．胡仲翊运用桂枝汤及其类方治疗妇科病经验 [J]．新中医，2001，41 (10)：577-578]

二、虚劳病

(一) 脉象总纲

【原文 3 条】 夫男子平人，脉大为劳，极虚亦为劳。

【提要与词解】 本条论述虚劳病脉象。
平人：外形好像无病，其实是内脏气血已经虚损之人。

【原文解释】

凡男子在外形上无显著病态，而脉象大无力的就是虚劳病，脉极虚的也是虚劳病。

【分析速记】

条文之首"男子"二字，非指虚劳全是男子为病，而是重视房劳伤肾、肾虚精亏的病因病机。脉大是大而无力，为有余于外、不足于内的脉象。凡真阴不足，虚阳外浮者，脉多大或浮大或芤。极虚，是轻按则软，重按极无力，为精气内损的脉象。脉大与极虚虽形态不同，但都是虚劳病的脉象。

(二) 病机与辨证

1. 阴血亏虚

【原文 4 条】 男子面色薄者，主渴及亡血，卒喘悸，脉浮者，里虚也。

【提要与词解】 本条论述阴血亏虚的虚劳脉症。
① 面色薄：指面色淡白无华。
② 卒喘悸：患者稍微动作即突然气喘、心悸。卒，同"猝"。

【原文解释】

男子面色淡白无华，应当见口渴和失血，突然气喘心悸，脉现浮大不实，这是里虚的缘故。

【分析速记】

面色白而无华——血虚不能荣于面

心悸——血虚不能养心

口渴——阴血不足，津液亦不足

气喘——肾主纳气，肾虚不能纳气

里虚、脉浮而无力——阴血不足则阳气浮越于上

2. 气血不足

【原文5条】男子脉虚沉弦，无寒热，短气里急，小便不利，面色白，时目瞑，兼衄，少腹满，此为劳使之然。

【提要与词解】本条论述气血不足的虚劳脉症。

① 短气里急：指呼吸急促，腹中拘急。

② 目瞑：瞑与眩通用。目瞑即目眩，两眼昏花的意思。虚劳之人精神不足所致。

【原文解释】

男子的脉象虚软无力、沉而带弦，没有怕冷发热，而有呼吸短促，腹中拘急，小便不畅，面色苍白，时常有两眼昏花，兼有衄血，少腹胀满，这些症状都是虚劳病所引起的。

【分析速记】

脉沉弦无力，又无外感寒热——气血两虚

面白、时目瞑、衄——阴血不足，肝脾血虚

短气、里急、小便不利、少腹满——肾阳不足，不能纳气，不能温化水液

3. 虚劳脱气

【原文11条】脉沉小迟，名脱气，其人疾行则喘喝，手足逆寒，腹满，甚则溏泄，食不消化也。

【提要与词解】本条论述虚劳脱气属脾肾阳虚的脉症。

① 脱气：此指阳气虚衰的病机。

② 喘喝：即气喘。

【原文解释】

脉沉小而迟，称为脱气。这种病人走路快了就会呼吸喘促有声，手足发冷，腹部胀满，重的甚至大便稀薄，这是因为脾肾阳虚不能消化食物的缘故。

【分析速记】

脉沉小迟是脾肾阳虚的反映；肾虚不能纳气，则疾行气喘；阳虚不能温煦，则

手足逆冷；脾肾阳虚，腐熟和运化水谷功能减退，则腹满便溏，饮食不化。

4. 虚劳无子

【原文7条】男子脉浮弱而涩，为无子，精气清冷。

【提要与词解】本条论述虚劳无子的脉症。

【原文解释】

男子脉现浮弱而涩，是没有生育能力的脉象，这是因为精液清稀而冷的缘故。

【分析速记】

阳虚精亏，真阳不足，虚阳浮越，则脉浮弱而涩；阳虚不温，精亏不盈，故见精液稀薄而清冷；精气交亏，不能援子，故无子。

5. 虚劳盗汗

【原文9条】男子平人，脉虚弱细微者，喜盗汗也。

【提要与词解】本条论述虚劳盗汗的脉象。

【原文解释】

男子外形没有显著病态，而他的脉象是虚弱细微的，则容易出现盗汗。

【分析速记】

脉见虚弱细微，表明气血阴阳皆虚。阳虚不能外固，阴虚不能内守，故易发生盗汗。

6. 虚劳脉大

【原文10条】人年五六十，其病脉大者，痹侠背行，若肠鸣，马刀侠瘿者，皆为劳得之。

【提要与词解】本条论述虚劳病的三种证候。
① 痹侠背行：指脊柱两旁有麻木感。
② 马刀侠瘿：结核生于腋下名"马刀"，生于颈旁名"侠瘿"。两者统称为"瘰疬"。

【原文解释】

人的年龄到了五六十岁，病见脉象大，脊柱两旁肌肤有麻木感，如果肠鸣、或腋下、颈旁生瘰疬的，都是由于劳伤所引起的。

【分析速记】

人年五六十，其脉大，按之无力，为精气内衰，经脉失养，所以脊背有麻木感觉；若腹中肠鸣，则为脾气虚寒，运化失职所致；如患马刀侠瘿，则为阴虚内热与痰搏结所致。以上三种病证虽有虚寒、虚热、夹痰的不同，但皆为劳伤所致。

7. 虚劳脉革

【原文12条】脉弦而大，弦则为减，大则为芤，减则为寒，芤则为虚，虚寒相搏，此名为革。妇人则半产漏下，男子则亡血失精。

【提要与词解】本条论述虚劳精血亏损的革脉。

漏下：非月经期间下血，淋漓不断，亦称"经漏"。

【原文解释】

脉象弦而兼大，但脉弦而重按则减，脉大而中空如芤脉。重按则减的弦脉主寒，大而中空的脉主虚。寒与虚的脉相合，称为革脉。妇女得革脉就会小产或漏下，男子得革脉，则患失血或失精之类的病证。

【分析速记】

革脉包含弦大两脉，弦脉是按之不移，而革脉的弦，重按则减，大脉洪大有力，但革脉之大，是大而中空，类似芤象。所以说大则为芤。重按减弱的脉象主寒，大而中空的脉象主虚，两脉相合则为革脉。所以说虚寒相搏，此名为革。革脉为外强中空，如按鼓皮，主精血亏损，故妇人见革脉是漏下或半产，男子见革脉为亡血或失精之症。

8. 虚劳与季节

【原文6条】劳之为病，其脉浮大，手足烦，春夏剧，秋冬瘥，阴寒精自出，酸削不能行。

【提要与词解】本条论述阴虚虚劳的症状与季节的关系。

① 阴寒：前阴寒冷。

② 酸削：指两腿酸痛消瘦。

【原文解释】

患虚劳病的人，他的脉象浮大无力，手足烦热，春夏季节病情增剧，秋冬季节病情减轻，前阴寒冷，精液自出，腿酸软瘦削不能步行。

【分析速记】

脉浮大，手足烦热是阴虚阳浮于外，或阴虚生内热所致，证属阴虚阳亢。春夏木火炎盛，阳气外浮则阴愈虚，故病加重；秋冬金水相生，阳气内藏，故病减轻。阴损及阳，肾阳衰竭，不能温煦，故前阴寒冷而滑精。精失则肾更虚，肾虚则骨弱，故两腿酸痛消瘦，不能行动。

（三）证治

1. 虚劳失精

【原文 8 条】夫失精家，少腹弦急，阴头寒，目眩，一作目眶痛。发落，脉极虚芤迟，为清谷、亡血、失精。脉得诸芤动微紧，男子失精，女子梦交，桂枝加龙骨牡蛎汤主之。

桂枝加龙骨牡蛎汤方：

桂枝、芍药、生姜各三两，甘草二两，大枣十二枚，龙骨、牡蛎各三两。

上七味，以水七升，煮取三升，分温三服。

【提要与词解】本条论述虚劳失精梦交的证治。

① 失精家：指经常梦遗、滑精的人。

② 弦急：同里急，即拘急。

③ 阴头寒：指前阴发凉。

④ 清谷：即下利清谷，完谷不化。

⑤ 梦交：指夜梦性交。

【原文解释】

素有梦遗、滑精的病人，少腹部紧急而不柔软，阴茎头部寒冷，两眼昏花，头发脱落，脉象极虚而兼芤迟的，就会有下利清谷，或失血，或失精。凡是诊得芤动微紧的脉象，男子多患梦失精，女子多患梦交，用桂枝加龙骨牡蛎汤主治。

【分析速记】

久患失精的患者，阴精损耗难复，精血不能上荣头目，则目眩发落。遗精日久，阴损及阳，肾阳亏虚，不能温煦，故少腹弦急，外阴部寒冷。芤迟和芤动微紧属同类脉象，均为阴阳两虚所致，阳失去阴的涵养，浮而不敛；阴失去阳的固摄，走而不守。

治则：调和阴阳，潜阳固涩。

方药：桂枝加龙骨牡蛎汤（桂枝汤＋龙骨、牡蛎）。

【方解与临床应用】

桂枝加龙骨牡蛎汤是由桂枝汤加龙骨、牡蛎组成。桂枝汤，外证得之可调和营卫以固表，内证得之则交通阴阳而守中；加龙骨、牡蛎，则具有潜镇固涩之力。

临床上并不限于失精、梦交，对于自汗、盗汗、偏汗、遗尿、乳泣、不射精、早泄、阳痿、脱发、神经官能症、冠心病、小儿夜啼、妇女带下、月经周期性精神病等辨证属阴阳俱虚，不能阳固阴守者，皆有较好疗效。还有用本方加减治疗小儿肺炎后期，患儿体弱，肺部病灶长期不能吸收，临床表现为心阳不振，营虚卫弱，正虚邪恋，虚多实少之证，亦获得良好疗效。

2. 虚劳里急

【原文 13 条】虚劳里急，悸，衄，腹中痛，梦失精，四肢酸疼，手足烦热，咽干口燥，小建中汤主之。

小建中汤方：

桂枝三两（去皮），甘草三两（炙），大枣十二枚，芍药六两，生姜二两，胶饴一升。

上六味，以水七升，煮取三升，去滓，内胶饴，更上微火消解，温服一升，日三服。呕家不可用建中汤，以甜故也。

【提要与词解】本条论述阴阳两虚虚劳里急的证治。

里急：指腹中有拘急感，但按之不硬。

【原文解释】

虚劳病人有腹中拘急、心悸、鼻衄、腹中痛、梦遗、四肢酸痛、手足烦热、咽干口燥等症状的，用小建中汤主治。

【分析速记】

（1）本病由脾胃阳虚，日久致阴虚，导致阴阳两虚的虚劳病（偏于阳虚）

阳虚生寒→里急、腹中痛 →虚寒

阴虚生热→衄血、手足烦热、咽干口燥→虚热

心血不足→心悸 ⎫

肾虚阴不内守→梦遗失精 ⎬ 阴阳两虚，寒热错杂

气血虚衰不能荣养四肢→四肢酸痛 ⎭

（2）治疗：

① 常规治疗 ⎰ 阳虚→温阳之品补阳→补阳则伤阴

⎱ 阴虚→甘寒滋腻之品补阴→补阴则碍阳

② 正确治疗：甘温扶阳，补益气血，平调阴阳。

（3）方药：小建中汤。

【方解与临床应用】

小建中汤由桂枝汤倍用芍药加饴糖组成。虽以甘温补脾为主，但酸甘可以化阴，甘温可以助阳，故能调和阴阳。方中饴糖、甘草、大枣甘以建中缓急，桂枝、生姜辛以通阳调卫，芍药酸以和营止痛。小建中汤偏于甘温，故辨证当以阳虚为主。如阴虚内热明显，见舌红、脉数者，不宜使用。

小建中汤广泛用于多种寒性病证，如胃脘痛、腹泻、便秘等，特别对消化性溃疡、慢性胃炎、慢性肝炎、贫血、神经衰弱、心律失常、功能性发热等，均有较好疗效。

【医案举例】

患者，女性，18岁。腹泻与便秘交替出现4年，伴下腹部疼痛、排便不尽感、

便溏，每周腹泻四五日，每日3次或4次。形体消瘦、表情抑郁，舌诊无苔，脉沉弱。腹诊：腹力差，腹壁拘急，有轻度心下痞硬。先予桂枝加芍药汤治疗，4周后排便异常改善，每日1次普通便。但饭后仍有下腹痛，改予小建中汤，服药4周后腹痛消失。（黄仰模，林昌松.金匮要略临床发挥［M］.北京：科学出版社，2010：210）

【原文14条】 虚劳里急，诸不足，黄芪建中汤主之。于小建中汤内加黄芪一两半，余依上法。气短胸满者加生姜；腹满者去枣，加茯苓一两半，及疗肺虚损不足，补气加半夏三两。

【提要与词解】本条承上条论述脾气虚甚的证治。

【原文解释】
虚劳病见腹中拘急且气血阴阳都不足者，用黄芪建中汤主治。

【分析速记】
虚劳里急，气血阴阳俱虚，乃因劳伤内损而腹中拘急；诸不足是即上条小建中汤证发展成脾气虚弱者，故于小建中汤内加甘温之黄芪，健脾补虚，扶助阳气。

【方解与临床应用】
黄芪建中汤为小建中汤加补气之黄芪益气固表。
本方较小建中汤补虚作用更强。脾胃阴阳两虚偏于气虚者应用黄芪建中汤疗效颇佳。目前常用于溃疡病属虚寒型的患者，症见胃痛日久，痛处喜按，饥饿则痛，得食则减，喜热畏凉，舌苔薄白，脉虚而缓。如有肝胃不和之吐酸、嗳气、呕逆、胀满等，可酌加海螵蛸（乌贼骨）、煅瓦楞子、川楝子。又，本方尚可用于脾胃素虚、卫阳不固、易感外邪者。

3. 虚劳腰痛

【原文15条】 虚劳腰痛，少腹拘急，小便不利者，八味肾气丸主之。方见脚气中。

【提要与词解】
本条论述肾气虚的虚劳腰痛证治。

【原文解释】
虚劳病有腰痛、少腹拘急、小便不利的，用八味肾气丸主治。

【分析速记】
腰痛——腰为肾之外腑，肾阳虚则腰痛
少腹拘急，小便不利——肾气不足，膀胱气化不利
治法：益阴助阳。
方药：八味肾气丸。

【方解与临床应用】

方中以干地黄为主药,滋阴补肾,益髓填精;山茱萸补肝,敛精气;山药健脾,益肾精;茯苓健脾益肾;泽泻利湿泄浊,与茯苓相伍,渗湿利尿;牡丹皮降相火;炮附子、桂枝温补肾阳,鼓舞肾气,意不在补火,而在"微微生火,以生肾气"。本方原用桂枝,后改用肉桂,二者虽同属温阳之药,但同中有异。桂枝善于通阳,其性走而不守,故水饮停聚用之较妥;而肉桂善于纳气,引火归原,其性守而不走,故命门火衰、虚火上浮、肾不纳气、下焦虚寒、真阳亏损用之较宜。原方干地黄,近多用熟地黄。

八味肾气丸临床应用广泛。凡虚劳病肾气虚、肾阳虚、肾阴阳两虚和肾虚水湿内停者,皆可以本方化裁治之。如常用于阳痿早泄、遗精滑精、遗尿尿频、闭经、不孕、泄泻、耳聋耳鸣、眩晕、脱发、痰饮、咳喘、不寐、消渴、水肿等。西医中的多种疾病,如肾病综合征、慢性肾炎、性功能低下、精少不育、女子不孕、慢性前列腺炎、尿频、遗尿、高血压病、糖尿病、慢性支气管哮喘等,证属肾之阴阳俱虚而偏于肾阳不足者,也可用本方加减治疗。

【医案举例】

李某,男,21岁。2003年10月29日初诊。患者近来小便次数明显增多,尤以夜间为甚,每夜尿次达10次之多。现症见:面色白,精神疲惫,四肢不温,腰膝酸冷,小便频数而清长,舌淡胖,苔薄白,脉沉细。中医辨证:肾阳虚衰。治法:温补肾阳。处方:熟地黄30克,山药20克,山茱萸20克,牡丹皮10克,泽泻6克,茯苓6克,乌药10克,益智10克,桂枝5克。水煎,每日1剂,分2次服。1周后小便次数减半,续服1周,诸症明显好转。嘱继续服金匮肾气丸(浓缩型)半月,每日3次,每次10粒。(黄仰模,林昌松.金匮要略临床发挥[M].北京:科学出版社,2010:211)

4. 虚劳风气百疾

【原文16条】 虚劳诸不足,风气百疾,薯蓣丸主之。

薯蓣丸方:

薯蓣三十分,当归、桂枝、曲、干地黄、豆黄卷各十分,甘草二十八分,人参七分,芎䓖、芍药、白术、麦门冬、杏仁各六分,柴胡、桔梗、茯苓各五分,阿胶七分,干姜三分,白蔹二分,防风六分,大枣百枚(为膏)。

上二十一味,末之,炼蜜和丸,如弹子大,空腹酒服一丸,一百丸为剂。

【提要与词解】

本条论述虚劳风气百疾的证治。

风气:泛指病邪,因风为百病之长,风邪侵入人体,能引起多种疾病。

【原文解释】

虚劳病气血阴阳不足,又兼有各种风气病的,用薯蓣丸主治。

【分析速记】

（1）虚劳诸不足——本虚，指人体气血阴阳诸不足

风气百疾——标实，由于人体诸虚不足，抗病力减弱，易受外邪侵袭

（2）病机：阴阳两虚兼感风气的虚实夹杂。

（3）本条虚劳病兼感外邪时的病证特点{ 正虚邪实 / 气血虚，多脏受累 / 寒热错杂，变化多端

（4）治则：补正祛邪，寓祛邪于补正之中，使邪去正不伤。

（5）方药：薯蓣丸。

【方解与临床应用】

方中重用山药来补脾胃，疗虚损，为主药；辅以四君，合干姜、大枣益气温中，四物合麦冬、阿胶养血滋阴，以助山药补阴阳气血诸不足；桂枝、防风、柴胡疏散外邪，助山药以祛风；再以桔梗、杏仁、白蔹下气开郁，豆卷、神曲化湿调中。合而成方，扶正祛邪，补中寓散。凡虚劳夹有风邪，不可专补、专散者，此方可以效法。

本条首言"风气百疾"，症状无定，方后又注明"空腹酒服一丸，一百丸为剂"，说明薯蓣丸既可治疗虚劳夹风的头眩、头痛、瘾疹、体痛或麻木等症，又能益卫实表，防虚劳风气百疾的发生。因其能治能防，故临床应用范围较广。近代医家以此治疗肺痨，能明显增强体质，促进空洞愈合；又以本方治疗多种老年性疾病、胃溃疡病、脱肛等，亦有良效。

【医案举例】

黄某，男，54岁，农民。1989年6月23日初诊。患肺结核16年，断服抗结核西药，病时重时轻。2个月前咳嗽加剧，咳痰带血，白睛黄染，尿黄，厌食，住某县医院传染科治疗。诊断为"肺结核空洞出血""急性黄疸型肝炎"。经中西药结合治疗，血止，黄疸消退，纳食稍增。因家贫未能住院继续治疗，于7日前自动出院。刻下症见咳嗽声怯，痰白量多，纳谷不香，便溏溲浊，面唇不华，形销骨立，舌淡暗，边齿印，苔白，脉细涩如丝。予薯蓣丸加百部、黄芩、鳖甲、丹参，嘱常服，并停用抗结核西药。患者于1991年8月7日复诊。自诉服此方3个疗程，临床症状消失，安谷长肌，劳作如昔，今来要求复检。胸片示：空洞消失，原结核病灶钙化，血沉检查正常。嘱原方续服半年，以资巩固。（黄仰模，林昌松.金匮要略临床发挥 [M].北京：科学出版社，2010：212）

5. 虚劳不寐

【原文17条】虚劳虚烦不得眠，酸枣仁汤主之。

酸枣仁汤方：

酸枣仁二升，甘草一两，知母二两，茯苓二两，芎䓖二两。

上五味，以水八升，煮酸枣仁，得六升，内诸药，煮取三升，分温三服。

【提要与词解】

本条论述虚劳不寐的证治。

虚烦不得眠：因虚而致心中烦乱，虽卧而不得熟睡。

【原文解释】

虚劳病出现虚烦不能安眠的，用酸枣仁汤主治。

【分析速记】

肝阴不足，心血亏虚 $\begin{cases} 肝阴不足则生内热 \\ 心血不足则心神不安 \end{cases}$ → 虚烦失眠

治则：养阴清热，宁心安神。

方药：酸枣仁汤。

【方解与临床应用】

方中重用酸枣仁养肝阴，知母养阴清热，川芎理血疏肝，茯苓、甘草健脾宁心安神。

【临证运用】

酸枣仁汤对于阴虚内热引起的失眠、盗汗、惊悸、精神抑郁等病症有较好的疗效。临证可根据病情，随证加减用药。火旺者加黄连；阴虚甚者加百合、生地黄；烦躁多怒，睡眠不安，加牡蛎、杭芍、石决明；肝阴不足，大便燥结者，可与二至丸合用；素体痰盛，苔腻脉滑，本虚标实者，可与温胆汤合用；精神抑郁，喜悲伤者，可与甘麦大枣汤合用，并酌加首乌藤（夜交藤）、合欢皮。

【医案举例】

朱某，女，39岁。1993年6月30日初诊。主诉失眠10余日，日渐加重。患者初患高热半月，体温38.5～40℃，经住院治疗，体温于昨日降至正常，但近十几日彻底不寐，干呕，四肢倦怠，纳差，二便正常。脉细数无力，舌暗少苔。本病例为热病后期，热邪伤阴，阴血虚弱所致。治宜养血除烦，宁心安神。方用酸枣仁汤为主，兼以降逆和胃。处方：炒酸枣仁30克，川芎6克，知母10克，茯苓15克，合欢皮10克，首乌藤（夜交藤）30克，珍珠母30克，紫蔻10克，甘草6克。3剂，水煎服。二诊：干呕已愈，睡眠转佳，每晚可睡4～5小时，四肢乏力。处方：炒酸枣仁30克，川芎6克，知母10克，茯神15克，合欢皮10克，首乌藤（夜交藤）30克，珍珠母30克，柏子仁10克，紫蔻9克，甘草6克。3剂，水煎服，以巩固疗效。本方治用酸枣仁汤补养肝血，使肝血舍魂则夜寐自安，配以合欢皮、首乌藤（夜交藤）、珍珠母养心安神，紫蔻和胃降逆。全方标本同治，故获显效。（黄仰模，林昌松.金匮要略临床发挥［M］.北京：科学出版社，2010：206）

6. 虚劳干血

【原文18条】 五劳虚极羸瘦，腹满不能饮食，食伤、忧伤、饮伤、房事伤、饥伤、劳伤、经络营卫气伤，内有干血，肌肤甲错，两目黯黑。缓中补虚，大黄䗪虫丸主之。

大黄䗪虫丸方：

大黄十分（蒸），黄芩二两，甘草三两，桃仁一升，杏仁一升，芍药四两，干地黄十两，干漆一两，虻虫一升，水蛭百枚，蛴螬一升，䗪虫半升。

上十二味，末之，炼蜜和丸小豆大，酒饮服五丸，日三服。

【提要与词解】

本条论述虚劳干血的证治。

【原文解释】

由于五劳而致极虚，身体瘦弱，腹部胀满，不能饮食，这是由于饮食不节、忧思不解、暴饮无度、房事所伤、饥饿太久、劳累过度等所引起，使经络和营卫之气受伤，瘀血内留，肌肤粗糙干枯，两眼周围呈黯黑色，治法应当缓消体内瘀血，调补人体之虚，用大黄䗪虫丸主治。

【分析速记】

病因：五劳、七伤、六极。

突出症状：羸瘦、肌肤甲错、两目黯黑，后天化源不足。

症状分析：腹满不能食——脾胃运化失常或瘀血内停

　　　　　肌肤甲错，两目黯黑——由于虚劳日久不愈，经络气血的运行受到影响，从而产生瘀血，瘀血内停，妨碍新血的生成，肌肤失其营养。

病机：久劳致五脏虚损、气血营卫虚损、经络气血运行凝滞而产生瘀血。

治法：缓中补虚——取其攻补兼施，峻剂丸服，用峻药缓治，达到祛瘀不伤正，补血养虚的目的。

方药：大黄䗪虫丸。

【方解与临床应用】

方中大黄、土鳖虫（䗪虫）、桃仁、虻虫、水蛭、蛴螬、干漆活血搜络化瘀，地黄、芍药养血润燥，杏仁理气润肠，黄芩清解郁热，甘草、白蜜益气和中。诸药相合，为久病血瘀之缓剂。因其润以滋干，攻中寓补，峻剂丸服，意在缓攻，达到扶正不留瘀，祛瘀不伤正的作用，故谓之"缓中补虚"。本方实为扶正祛瘀之方。

本方目前常用于良性肿瘤、肝脾肿大、肝硬化、子宫肌瘤、结核性腹膜炎、食管静脉曲张、妇女瘀血经闭、腹部手术后之粘连疼痛、冠心病、高脂血症、脑血栓、脂肪肝、脉管炎等有瘀血征象者。因为本方具有很强的破血逐瘀功效，临床也有用其治疗血栓闭塞性脉管炎、静脉曲张综合征、下肢栓塞性深部静脉炎、四肢浅部静脉炎等周围血管疾病的。

【医案举例】

高某，男，14 岁。1998 年 1 月 20 日就诊。患者半岁时，其母发现患者四肢皮肤干燥粗糙，有黄褐色脱屑，形如鱼鳞，洗浴后减轻，旋即复发，患者舅父亦为此病，西医诊为"鱼鳞病"。刻诊见患者以四肢伸侧为主，有深褐色大片龟鳞状脱屑，局部皮肤干燥粗糙，舌紫暗而干燥，脉涩。治疗：禁用碱性肥皂洗浴，并禁食刺激性食物，大黄䗪虫丸 1 日 1 丸，继服 3 个月后停药。治疗后鳞甲脱落，皮肤变光滑，随访至今未复发。（肖子曾主编．现代名医用方心得［M］．太原：山西科学技术出版社，2013：193）

第六章
肺痿肺痈咳嗽上气病脉证并治第七

一、肺痿病

（一）成因、脉症与鉴别

【原文1条】问曰：热在上焦者，因咳为肺痿。肺痿之病，何从得之？师曰：或从汗出，或从呕吐，或从消渴，小便利数，或从便难，又被快药下利，重亡津液，故得之。曰：寸口脉数，其人咳，口中反有浊唾涎沫者何？师曰：为肺痿之病。若口中辟辟燥，咳即胸中隐隐痛，脉反滑数，此为肺痈，咳唾脓血。脉数虚者为肺痿，数实者为肺痈。

【提要与词解】本条论述肺痿的成因、肺痿和肺痈的主症及鉴别。
① 消渴：指口渴不已，饮水即消。包括消渴病与消渴症。
② 快药：指泻下峻猛之药。
③ 浊唾涎沫：浊唾指稠痰，涎沫指稀痰。
④ 辟辟：形容口中干燥状。

【原文解释】
问：热在上焦的病人，因为咳嗽逐渐成为肺痿。肺痿病是什么原因所致的呢？老师答：造成这种病的原因，或是过分地发汗，或是频频的呕吐；或是由于消渴而小便过多；或是由于大便闭结而屡用峻下剂。这几种情况都严重地耗伤了津液。由于津液耗伤，肺有燥热，于是咳嗽成为肺痿。问：病人寸口脉数，咳嗽。脉数是热，应该干咳无痰，而病人口中反有稠痰或稀痰，这是什么病呢？老师答：是肺痿病。如果口中特别干燥，咳嗽时胸中隐隐作痛，脉搏反滑数有力，这是肺痈病，病人当有咳吐脓血。在脉诊方面，脉数而虚的是肺痿，脉数而实的是肺痈。

【分析速记】
病因：上焦有热。
脉象：寸口脉数——上焦有热
病机：虚热灼肺，津气耗伤。

治疗：滋阴清热。

（二）证治

1. 麦门冬汤证

【原文 10 条】大逆上气，咽喉不利，止逆下气者，麦门冬汤主之。

麦门冬汤方：

麦门冬七升，半夏一升，人参二两，甘草二两，粳米三合，大枣十二枚。

上六味，以水一斗二升，煮取六升，温服一升，日三夜一服。

【提要与词解】本条论述虚热肺痿的证治。

【原文解释】

肺胃虚热之气大逆向上，咽喉干燥不适，用清养肺胃、止逆下气的麦门冬汤主治。

【分析速记】

症状：喘咳，咽喉干燥，痰黏难咳；舌红少苔，脉象虚数。

治则：清养肺胃，止逆下气。

方药：麦门冬汤。

【方解与临床应用】

方中重用麦冬，养阴润肺，清虚热。半夏下气化痰，性虽温，但与大量麦冬相伍则不燥。人参、甘草、粳米、大枣养胃益气，使胃得养而气能生津，津液充沛，则虚火自敛，咳逆亦平。

本方主治虚热肺痿。现代医学的慢性咽炎、慢性支气管炎、百日咳、肺结核、硅沉着病（矽肺）等表现为肺阴亏虚，虚火上炎者，均可用本方治疗。本方也可以养胃阴，慢性胃炎、胃及十二指肠溃疡，用之有良好的效果。

【医案举例】

马某，女，48 岁，郑州人。有 20 年慢性咽炎病史，服用中西药虽能缓解症状，可停药后咽痛复发，多次检查均未发现咽喉有器质性病变，近因咽痛加重前来诊治。一诊：咽肿痛，咽干，心烦急躁，咳痰量少，时有夹血，声音嘶哑，五心烦热，神疲乏力，舌红少苔，脉虚弱。辨为津气两虚证，治当益气养阴，利咽止痛。给予麦门冬汤与桔梗汤合方加味。处方：麦冬 16 克，半夏 24 克，红参 9 克，粳米 18 克，大枣 12 枚，桔梗 9 克，生甘草 18 克，桂枝 10 克，薄荷 12 克，玄参 24 克。6 剂，水煎服，每天 1 剂，每日 3 服。二诊：咽痛，咽干好转，咳痰夹血消除，复以前方 6 剂。三诊：声音嘶哑有改善，又以前方 6 剂。四诊：诸证悉除，又以前方继续治疗 20 余剂。随访 1 年，一切尚好。（王付．麦门冬汤合方临床应用札记 [J]，中医药通报，2012，06：21-23）

2. 甘草干姜汤证

【原文 5 条】肺痿吐涎沫而不咳者，其人不渴，必遗尿，小便数，所以然者，以上虚不能制下故也。此为肺中冷，必眩，多涎唾，甘草干姜汤以温之。若服汤已渴者，属消渴。

甘草干姜汤方：

甘草四两（炙）　干姜二两（炮）

上㕮咀，以水三升，煮取一升五合，去滓，分温再服。

【提要与词解】本条论述虚寒肺痿的证治。

上虚：此指肺虚。

【原文解释】

肺痿病人吐稀痰而不咳嗽，也不口渴，但一定会有遗尿、小便频数的症状。所以有这种现象，是由于上焦肺气虚弱，不能制约下焦膀胱的缘故。这是肺的虚寒证，病人一定头晕而频吐稀痰，此时可以用甘草干姜汤来温肺。假使病人服了汤剂以后出现口渴的，则属于消渴病。

【分析速记】

症状：遗尿、小便数，头眩，频吐涎沫，不咳，不渴。

治则：温肺复气。

方药：甘草干姜汤。

【方解与临床应用】

炙甘草甘温，补中益气；干姜辛温，温复脾肺之阳。两药辛甘合化，重在温中焦之阳以暖肺。因肺为气之主，脾胃为气血生化之源，中阳振，肺可温，寒可消，实乃培土生金之意。

本方除治疗虚寒肺痿外，还常用于眩晕、胸痛、咳喘、胃痛、腹痛、呕吐、吐酸、泄泻、痛经、遗尿、劳淋、过敏性鼻炎等属于虚寒者。

【医案举例】

吕某，女，67 岁。患慢性咽部疼痛十余年，时作时止。发作时仅以西瓜霜、胖大海等含片润之，略解燃眉，来诊时正值发作，自言痛势不甚，只是干痒难耐，数日不解，不能正常饮食睡眠。查：神疲气怯，面色淡黄，色淡无华，咽部未见明显红肿，舌淡苔润，脉沉缓，双寸无力。患者自言火大，不禁令笔者起疑。综观患者脉证，并未见明显火热之象，相反是证类虚寒，养阴清热之剂不可遽投。况且询问之下，患者亦曾用过清热泻火之剂，并未显效。其证果然是上焦虚寒所致，处方：甘草 30 克，干姜 15 克，桔梗 10 克。1 剂知，4 剂已。连进 10 剂，年余未发。药仅 3 味，而其效若斯。［李权英 . 甘草干姜汤治验举隅［J］. 长春中医药大学学报，2009，25（3）：359］

二、肺痈病

（一）病因病机、脉症与预后

【原文2条】问曰：病咳逆，脉之何以知此为肺痈？当有脓血，吐之则死，其脉何类？师曰：寸口脉微而数，微则为风，数则为热；微则汗出，数则恶寒。风中于卫，呼气不入；热过于荣，吸而不出。风伤皮毛，热伤血脉。风舍于肺，其人则咳，口干喘满，咽燥不渴，多唾浊沫，时时振寒。热之所过，血为之凝滞，蓄结痈脓，吐如米粥。始萌可救，脓成则死。

【提要与词解】本条指出肺痈的病因病机、脉症和预后。
① 脉，原作"肺"，据《脉经》《千金要方》改。
② 舍，原作"含"，据《脉经》《千金要方》改。
③ 多，原作"时"，据《医统正脉》本改。

【原文解释】

问：咳嗽气逆的病人，按他的脉搏，怎样知道他患的是肺痈？一定是有脓血，发展到吐脓血时就比较难治，他的脉象又是怎样的呢？老师答：肺痈病人的脉搏，寸口脉微而数，这里的脉微指浮而无力，表明有风邪；数脉则为有热。脉微则有自汗，脉数则兼有恶寒。风邪初入卫分时，邪还是可从呼气排出而不入于内；当热邪深入营分时，邪就随呼吸深入内部而不易排出了。风中于外，容易伤人皮毛；热邪郁于内，容易伤人血脉。风邪留于肺，病人就出现咳嗽口干，气喘胸闷，咽喉干燥而不渴，时常吐稠痰或稀痰，时时寒战。病情进一步发展，热邪深入内部，脏腑的血液凝滞，蓄结酿成痈脓，吐出的（臭）痰如米粥一样。肺痈初起，及时治疗，预后较好；若脓成以后，就比较难以治愈。

【分析速记】

病因：外感风邪热毒。

脉象：寸口脉浮数。

病机：热壅血瘀，血败肉腐。

（二）证治

1. 邪实壅滞

【原文11条】肺痈，喘不得卧，葶苈大枣泻肺汤主之。
葶苈大枣泻肺汤方：
葶苈（熬令黄色，捣丸如弹丸大）　大枣十二枚
上先以水三升，煮枣取二升，去枣，内葶苈，煮取一升，顿服。

【原文 15 条】 肺痈胸满胀，一身面目浮肿，鼻塞清涕出，不闻香臭酸辛，咳逆上气，喘鸣迫塞，葶苈大枣泻肺汤主之。

【提要与词解】以上两条论述肺痈邪实壅滞的证治。

【原文解释】

肺痈病，气喘不能平卧，用葶苈大枣泻肺汤主治。

肺痈病，胸部胀满，周身面目都浮肿，鼻塞流清涕，闻不出香、臭、酸、辛等气味，咳嗽气上逆，喘促痰鸣，胸部感到压迫，用葶苈大枣泻肺汤主治。

【分析速记】

症状：咳嗽上气，喘鸣迫塞，胸部胀满而不能平卧，一身面目浮肿；鼻塞，流清涕，嗅觉失灵不闻香臭酸辛。

治则：开泄肺气，逐痰去壅。

方药：葶苈大枣泻肺汤。

【方解与临床应用】

方中葶苈子味辛、苦，性寒，能开泻肺气，逐一切痰浊水湿之实邪。因恐其药猛而伤正气，故配以大枣甘温安中，并缓和药性。

葶苈大枣泻肺汤为临床常用方剂，多配合其他药物治疗渗出性胸膜炎、喘息性支气管炎、肺源性心脏病心力衰竭、风湿性心脏病心力衰竭等属实邪壅肺，气机阻滞，症见喘息不得卧者。

【医案举例】

裴某，男，52 岁，公务员。1987 年 4 月 20 日初诊：去冬患渗出性胸膜炎，经住院治疗三个月，诸症几除，但遗有左肋膈角胸膜增厚，时有左胁隐痛，近因劳累而使胁痛加甚，并添咳嗽痰稠、胸闷气喘等见症，经胸片复查左胸膜腔下方又有少量积液，舌尖红，苔白腻，中央微黄，脉弦滑兼数。乃停饮逆肺，化热熬津，痰热蕴肺。肃降失司，暂且治从泻肺逐痰，方用葶苈大枣泻肺汤加味：炒苦葶苈（包煎）6 克，杏仁、瓜蒌皮、天竺黄、百部、冬瓜子、汉防己各 10 克，大枣 6 枚，5剂，水煎取汁，早晚分服。4 月 25 日二诊：除大便溏薄外，诸症悉减，苔转薄，脉转弦缓，原方改苦葶苈为甜葶苈 6 克，并予每次以药汁送服参苓白术丸 10 克，连治月余，诸症悉除；后以原方去天竺黄、冬瓜子，加生黄芪、太子参、象贝、牡蛎、丹参，制蜜丸两料，迄至 9 月 6 日复查胸片示左胸膜腔积液消失，左肋膈角变锐。随访两年，未复发。（张笑平主编．金匮要略临床新解［M］．合肥：安徽科学技术出版社，2001：162）

2. 瘀热蕴肺

【原文】 附方：《千金》苇茎汤：治咳有微热、烦满、胸中甲错，是为肺痈。

苇茎二升，薏苡仁半升，桃仁五十枚，瓜瓣半升。

上四味，以水一斗，先煮苇茎得五升，去滓，内诸药，煮取二升，服一升，再服，当吐如脓。

【提要与词解】本方具有清肺化痰、活血排脓的作用。

胸中甲错：胸部皮肤粗糙如鳞甲交错之状。

【原文解释】

《千金》苇茎汤，治疗身有微热、烦满，胸部皮肤粗糙如鳞甲交错之状，是肺痈的症状。

【分析速记】

症状：咳有微热、烦满、胸中甲错。

治则：清肺化痰，活血排脓。

方药：苇茎汤。

【方解与临床应用】

方中苇茎清肺泄热；薏苡仁、瓜瓣下气排脓，善消内痈；桃仁活血祛瘀。本方为治疗肺痈的常用方剂，无论肺痈将成或已成，均可服用。肺痈将成，桃仁化瘀，使脓不成；若脓已成者，薏苡仁、瓜瓣溃脓以使脓散。

本方常用于肺脓疡、支气管炎、大叶性肺炎、渗出性胸膜炎、支气管扩张等属瘀热蕴肺者。

【医案举例】

某男，45岁，教师。患者恶寒发热，头痛身倦，喉痒咳嗽10余天，舌质红，苔薄白，脉浮数，按风热犯肺施治，投清热祛风，宣肺解表之剂。服药3剂，恶寒虽止，余症有增无减。胸部疼痛，咳吐腥臭脓痰，舌苔黄，脉滑数。X线胸透示肺脓疡。证属中医肺痈范畴，为热毒犯肺，瘀结而成，以《千金》苇茎汤加味：苇茎20克，冬瓜子20克，桃仁9克，贝母15克，黄芩10克，薏苡仁20克，鱼腥草15克。水煎服，日2次。服药3剂，发热、胸痛明显减轻，仍咳痰不爽，守上方加桔梗10克。前后进药20剂，诸症悉除。（王庆国总主编. 中医名著名篇临床导读方剂卷 [M]. 北京：中国医药科技出版社，2010：514）

3. 血腐脓溃

【原文12条】咳而胸满，振寒脉数，咽干不渴，时出浊唾腥臭，久久吐脓如米粥者，为肺痈，桔梗汤主之。

桔梗汤方：

桔梗一两，甘草二两。

上二味，以水三升，煮取一升，分温再服，则吐脓血也。

【提要与词解】本条指出肺痈脓溃的症状和治法。

《千金》"桔梗"作"三两"，《外台》引《集验》作"二两"，存疑待考。

【原文解释】

病人咳嗽而胸膈满闷，寒战发热，脉数，咽干燥而口不渴，时常吐出脓痰，气味腥臭，拖延日久，则吐出米粥状的脓血，这是肺痈已成脓腐溃，用桔梗汤主治。

【分析速记】

症状：咳嗽胸满，振寒脉数；口咽干燥而不甚渴，时出浊唾腥臭，久久吐脓如米粥。

治则：排脓解毒。

方药：桔梗汤。

【方解与临床应用】

桔梗功善宣肺祛痰排脓，生甘草清热解毒。方后说："分温再服，则吐脓血也"，是服药后促使脓血痰排出，为治疗有效的征兆。

桔梗汤为肺痈脓溃之主治方，临床上常与《千金》苇茎汤合用。如再加鱼腥草、败酱草、金银花、蒲公英等清热解毒排脓圣药，疗效更好。现代临床常用本方加味治疗急慢性咽喉炎、猩红热、肺脓疡、肺炎等痰多者。

三、咳嗽上气

（一）辨证与预后

【原文3条】 上气面浮肿，肩息，其脉浮大，不治；又加利尤甚。

【原文4条】 上气喘而躁者，属肺胀，欲作风水，发汗则愈。

【提要与词解】 以上两条论述上气的虚与实。前条言上气属正虚气脱的症状和预后，后条言上气属邪实气闭的症状和治法。

① 肩息：气喘而抬肩呼吸，是呼吸极度困难的表现。

② 风水：病名，水气病的一种，属水气偏表属肺者。

【原文解释】

气上逆而喘，呼吸抬肩，面部浮肿，脉象浮大则阳有上越之势，证情是严重的；如果再有腹泻，那么阴又下脱，病情尤为险恶。

病人气上逆喘息而兼有烦躁的，这是风邪与痰水之邪壅实所致，属肺胀范围，将会形成风水浮肿之证，用汗法可以治愈。

【分析速记】

病因 { 上条：肾气衰竭
下条：风邪外袭

脉象：脉浮大

病机 { 上条：肾气衰竭，不能摄纳
下条：肺失宣降，水饮内停

治疗：发汗宣肺，使外邪与水气从汗而解。

（二）证治

1. 寒饮郁肺

【原文6条】咳而上气，喉中水鸡声，射干麻黄汤主之。

射干麻黄汤方：

射干十三枚，麻黄四两，生姜四两，细辛、紫菀、款冬花各三两，五味子半升，大枣七枚，半夏（大者，洗）八枚。

上九味，以水一斗二升，先煮麻黄两沸，去上沫，内诸药，煮取三升，分温三服。

【提要与词解】本条论述寒饮郁肺的咳嗽上气证治。

水鸡声：形容喉间痰声不绝，有如蛙鸣。水鸡，即田鸡，俗称蛙。

【原文解释】

咳嗽气喘，喉咙里有咯咯的痰声像青蛙叫一样，用射干麻黄汤主治。

寒饮郁肺，肺气失宣，故咳嗽气喘；痰涎阻塞，气道不利，痰气相击，故喉中痰鸣，似水鸡叫声。治疗用射干麻黄汤散寒宣肺，降逆化痰。

【分析速记】

症状：咳嗽气喘，喉咙里有水鸡声。

治则：散寒宣肺，降逆化痰。

方药：射干麻黄汤。

【方解与临床应用】

射干麻黄汤散寒宣肺，降逆化痰。方中射干消痰散结；麻黄宣肺平喘；半夏、生姜、细辛温散寒饮；款冬花、紫菀温肺止咳；五味子收敛肺气，并制约麻、辛、姜、夏之过散；大枣安中扶正，调和诸药。诸药合用，散中有收，开中有合，共奏止咳化痰、平喘散寒之功，是治疗寒性哮喘的常用有效方剂。

本方对哮喘、喘息性支气管炎、支气管肺炎、肺气肿、肺心病、风心病、百日咳等，以咳喘、喉中痰鸣、咳痰色白为特征者均有疗效。

2. 痰浊壅肺

【原文7条】咳逆上气，时时吐唾浊，但坐不得眠，皂荚丸主之。

皂荚丸方：

皂荚八两（刮去皮，用酥炙）

上一味，末之，蜜丸梧子大，以枣膏和汤服三丸，日三夜一服。

【提要与词解】本条论述痰浊壅肺的咳喘证治。

① 吐浊唾：指吐出浊黏稠痰。

② 酥炙：将羊奶或牛奶、奶油涂于药物上，用火烘烤，以减缓其燥烈之性。

【原文解释】

咳嗽气喘，时时吐出稠痰，只能坐而不能平卧，用皂荚丸主治。

痰浊壅滞于肺，肺失清肃，故咳嗽气喘；黏稠痰液随咳嗽而吐出，故时时吐浊；卧则痰浊阻塞气道，呼吸更加困难，故但坐不得眠。因痰浊较盛，喘咳气急，用涤痰除浊之峻剂皂荚丸主治。

【分析速记】

症状：咳嗽气喘，咳吐稠痰，但坐不得眠。

治则：涤痰除浊。

方药：皂荚丸。

【方解与临床应用】

皂荚辛咸，宣壅导滞，利窍涤痰之力较强；皂荚经酥炙，做成蜜丸，是调其燥烈之性；用枣膏调服，日三夜一，是取其峻剂缓攻之意。

3. 饮热迫肺

【原文 13 条】咳而上气，此为肺胀，其人喘，目如脱状，脉浮大者，越婢加半夏汤主之。

越婢加半夏汤方：

麻黄六两　石膏半斤　生姜三两　大枣十五枚　甘草二两　半夏半升

上六味，以水六升，先煮麻黄，去上沫，内诸药，煮取三升，分温三服。

【提要与词解】本条论述饮热迫肺的肺胀证治。

目如脱状：形容两目胀突，如将脱出的样子，是呼吸困难患者常见的症状。

【原文解释】

咳嗽气逆，这是肺胀，病人气喘得很厉害，甚至两眼胀突，好像要脱出眼眶一样，脉象浮大，用越婢加半夏汤主治。

【分析速记】

症状：上气喘咳，甚则憋胀，胸满气促，两目胀突如脱，脉浮大有力。

治则：宣肺泄热，降气平喘。

方药：越婢加半夏汤。

【方解与临床应用】

麻黄宣肺平喘，石膏辛散水邪，清泄郁热，二者相配，发越水气，兼清里热；生姜、半夏散饮降逆；甘草、大枣安中补脾。

本方对支气管哮喘、支气管炎、肺气肿等病急性发作而见饮热迫肺证疗效明显。

【医案举例】

翟某，女，6岁。其母代诉：咳嗽已8个月，几经检查，诊断为支气管炎，曾几次静脉用药，可咳嗽未除，又改用中西药结合，也未能取得治疗效果。刻诊：受凉咳嗽加重，痰稀夹黄，面目浮肿，不欲饮食，唇干不渴，舌淡，苔薄白，脉浮。辨为寒饮郁肺夹热水气证，给予越婢加半夏汤：麻黄18克，石膏24克，生姜9克，大枣15枚，甘草6克，半夏12克。6剂，1日1剂，水煎2次分6服。二诊：诸证基本解除，又以前方3剂，共研为细粉，每次6克，每日分3服，以巩固治疗效果。随访2年，一切尚好。（肖子曾主编.现代名医用方心得[M].太原：山西科学技术出版社，2013：211）

4. 寒饮夹热

【原文8条】 咳而脉浮者，厚朴麻黄汤主之。

厚朴麻黄汤方：

厚朴五两，麻黄四两，石膏如鸡子大，杏仁半升，半夏半升，干姜二两，细辛二两，小麦一升，五味子半升。

上九味，以水一斗二升，先煮小麦熟，去滓，内诸药，煮取三升，温服一升，日三服。

【原文9条】 脉沉者，泽漆汤主之。

泽漆汤方：

半夏半升，紫参五两，泽漆三斤（以东流水五斗，煮取一斗五升），生姜五两，白前五两，甘草、黄芩、人参、桂枝各三两。

上九味，㕮咀，内泽漆汁中，煮取五升，温服五合，至夜尽。

【提要与词解】 以上两条论述寒饮夹热咳喘病邪偏表与偏里的不同证治。

【原文解释】

咳嗽而脉浮的，用厚朴麻黄汤主治。

咳嗽而脉沉的，用泽漆汤主治。

"浮"字，既指脉象，同时也是对病位病机的概括。脉浮一般主表证，而病邪在上，其脉亦浮，可知前条病机是邪盛于上而近于表。厚朴麻黄汤散饮除热，止咳平喘。

沉脉主里、主水，如咳而脉沉，说明水饮停于胸、肺。此证除咳嗽、脉沉症状外，还可有咳唾引胸胁痛，或水气外溢肌表出现浮肿，或小便不利等症。治疗用泽漆汤逐水消饮止咳。以上两条均属寒饮为主，兼夹郁热，均以咳嗽为主症，治疗都以祛邪止咳为主，但脉浮、脉沉所示病机不同，所用方药各异。

【分析速记】

症状：上条：咳嗽而脉浮
　　　下条：咳嗽而脉沉

治则：上条：散饮除热，止咳平喘
　　　下条：逐水消饮止咳

方药：厚朴麻黄汤、泽漆汤。

【方解与临床应用】

厚朴麻黄汤：方中厚朴、杏仁止咳降气以治标；麻黄、石膏发越水气，兼清里热；半夏、干姜、细辛温化寒饮；五味子收敛肺气；小麦养心护胃安中。

泽漆汤：方中泽漆泻水逐饮，为主药；紫参，《本经》言其利小便，通大便，故用之使水饮从二便出；桂枝、生姜、半夏、白前温阳化饮，止咳平喘；人参、甘草健脾益气，扶助正气；饮邪内结，阳气郁久可化热，故用黄芩苦寒以清泄肺热。

厚朴麻黄汤常用于急性支气管炎、支气管哮喘、上呼吸道感染等见本方证者。泽漆汤多用于肺气肿、肺心病、细菌性胸膜炎、结核性胸膜炎、胸腔积液及肺部癌肿等。

【医案举例】

患者，男，50岁。2012年1月20日诊。每年冬日必犯咳喘病，每病重时，用抗菌药物、止咳平喘药治疗不效，近日因伤风后咳喘加重，胸闷憋喘，已服中药杏苏饮、麻杏石甘汤、三拗汤等，服后见小效，停服则病如服药前。刻诊：脉浮、舌苔白腻、舌边齿痕明显。问诊：睡眠时鼻塞加重，鼻流涕多，口淡无味，咳痰不爽、痰白黏，全身不适，自外感后咳喘无发热、身痛等症状。药用：厚朴12克，半夏6克，炒杏仁6克，麻黄8克，炒干姜3克，细辛3克，北五味6克，石膏30克，小麦30克。服1剂舒适，咳喘明显减轻，续服3剂而愈。（王立志．厚朴麻黄汤的认识及其临床应用举隅［J］．中国医药指南，2012，31：272-273）

【原文14条】 肺胀，咳而上气，烦躁而喘，脉浮者，心下有水，小青龙加石膏汤主之。

小青龙加石膏汤方：

麻黄、芍药、桂枝、细辛、甘草、干姜各三两，五味子、半夏各半升，石膏二两。

上九味，以水一斗，先煮麻黄去上沫，内诸药，煮取三升。强人服一升，羸者减之，日三服，小儿服四合。

【提要与词解】本条论述外寒内饮而夹热的咳喘证治。

【原文解释】

肺胀，咳嗽气逆，烦躁喘促，脉象浮，是外有表邪而心下有水饮，用小青龙加石膏汤主治。

【分析速记】

症状：喘咳上气，胸胁胀满，烦躁，脉浮。

治则：解表化饮，清热除烦。

方药：小青龙加石膏汤。

【方解与临床应用】

方中麻黄、桂枝解表散寒；干姜、细辛、半夏温肺化饮；芍药、五味子收敛，以防宣散太过；甘草调和诸药；加石膏清热除烦。

【临床应用】

本方主要被后世医家广泛用于治疗有关肺系病证，惟痰多者多加芥子、橘红等。还常用于支气管哮喘、慢性支气管炎、肺气肿等病属寒饮素盛，因气候变化而诱发者。

【医案举例】

冯某，女，6岁。1961年3月14日会诊：腺病毒肺炎住院三周，发热咳嗽气喘。发憋，面目青。下利，肺部啰音较多。舌淡，苔灰黑，脉滑数。属内饮兼外感，治宜宣肺。处方：麻黄、桂枝、白芍、炙甘草各1.5克，干姜、细辛各0.9克，五味子（打）、杏仁各10枚，法半夏9克，生石膏6克，大枣2枚，以水300毫升，煎三次，温服。3月16日复诊：身微热，面红润，喉间有痰，胃口好些，大便次数已减少，舌淡、苔灰黑已减，脉滑微数。治以调和脾胃，理肺化痰。处方：法半夏、炒紫苏子各3克，橘红、紫菀各2.4克，前胡、炙甘草各1.5克，细辛0.9克，五味子（打）10枚，生姜2片，大枣2枚。3月17日三诊：热退，喘憋减，精神转佳，食欲好，脉缓，舌淡，苔减，继服前方而愈。（张笑平主编. 金匮要略临床新解［M］.合肥：安徽科学技术出版社，2001：184）

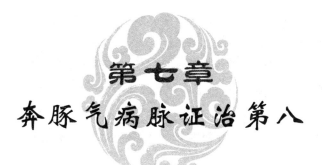

第七章
奔豚气病脉证治第八

一、成因与主症

【原文1条】师曰：病奔豚，有吐脓，有惊怖，有火邪，此四部病，皆从惊发得之。

师曰：奔豚病，从少腹起，上冲咽喉，发作欲死，复还止，皆从惊恐得之。

【提要与词解】本条论述奔豚气病的病因和主症。

奔豚：其气上冲状如豚之奔窜的病症，即奔豚气病。豚，小猪。

【原文解释】

老师说：疾病中有奔豚，有吐脓，有惊怖，有火邪，这四种病都是从惊恐等精神刺激而引起的。

老师说：奔豚病发作的时候，病人自觉气从少腹部向上冲到咽喉，此时病人极为痛苦，好像将要死去的样子，但是发作过后，冲气渐平，病亦渐减，终至平复和无病的时候一样。这种病是由于惊恐等精神刺激引起的。

【分析速记】

病因：惊恐忧思损伤肝肾，结甚之气冲逆而上。

症状：发作时先从少腹起，继而自觉有气从少腹上冲至心胸或咽喉。

病机：气机上逆。

治疗：降逆平冲。

二、证治

（一）肝郁化热

【原文2条】奔豚气上冲胸，腹痛，往来寒热，奔豚汤主之。

奔豚汤方：

甘草、芎蓣、当归各二两，半夏四两，黄芩二两，生葛五两，芍药二两，生姜四两，甘李根白皮一升。

上九味，以水二斗，煮取五升，温服一升，日三夜一服。

【提要与词解】本条论述肝郁化热奔豚的证治。

【原文解释】

奔豚发作时，气从少腹上冲到胸部，腹部疼痛，同时伴有寒热往来的症状，用奔豚汤主治。

【分析速记】

症状：气上冲胸，寒热往来。

治则：养血平肝，和胃降逆。

方药：奔豚汤。

【方解与临床应用】

方中甘李根白皮善治奔豚气（据《别录》记载："李根皮，大寒。主消渴，止心烦，逆奔气"），葛根、黄芩清火平肝，芍药、甘草缓急止痛，半夏、生姜和胃降逆，当归、川芎养血调肝。

【临床应用】

适用于肝郁化热之奔豚证。症见气从小腹上冲至心，手足逆冷，胸满气促，从脐左右起，郁冒者。常用于神经精神疾病、头痛、妇科病、胃肠炎等属肝郁气逆者。本方还可用于癔症、神经官能症、肝胆疾患等符合本方主症及病机者。

【医案举例】

一妇人前来云其媳患气痛，口苦咽干，寒热往来，余曰："可取方往。不必临诊。"意谓必小柴胡证也。其妇要求过诊，询之痛从少腹上冲胸及咽喉，顷之即止，已而复发如初，脉之弦数，舌苔白。谓曰："此证幸临视，否则方虽无碍，病必不服。此乃肝火上逆之奔豚，为生平所罕见，当用奔豚汤。"即疏方与之，一剂知，三剂已。（张笑平主编．金匮要略临床新解［M］．合肥：安徽科学技术出版社，2001：340）

（二）阳虚寒逆

【原文3条】发汗后，烧针令其汗，针处被寒，核起而赤者，必发奔豚，气从小腹上至心，灸其核上各一壮，与桂枝加桂汤主之。

桂枝加桂汤方：

桂枝五两 芍药三两 甘草二两（炙） 生姜三两 大枣十二枚

上五味，以水七升，微火煮取三升，去滓，温服一升。

【提要与词解】本条论述误汗后阳虚寒逆奔豚的证治。

【原文解释】

太阳表证，经过发汗以后，又用烧针再发其汗，烧针的部位肌肤外露，受了外邪而出现核状红色肿块，这必定要发奔豚，它的主要症状是气从少腹起上冲到心窝部。治疗应该在起红色核块上各灸一壮以温经散寒，另外再用桂枝加桂汤主治。

【分析速记】

症状：气上冲胸，针处受外邪而出现核状红色肿块。

治则：调和阴阳，平冲降逆。

方药：桂枝加桂汤。

【方解与临床应用】

方中用桂枝汤调和营卫，解表散寒，并加大桂枝用量以达到平冲降逆的目的。本方被后世医家扩用于治疗桂枝汤证见上冲者，并被现代报道广泛用于治疗感冒、眩晕、癔症、神经官能症、膈肌痉挛、过敏性结肠炎、心脏期前收缩等病。

【医案举例】

李某，男，12岁。脑外伤四个月来诊，头痛头晕，纳差无力，经常恶心呕吐，左瞳孔略大，对光反应弱，肢体痉挛，抽搐阵发性发作，记忆力明显减退；舌淡，苔白薄；脉沉无力。神经内外科检查未发现明显病变。方用桂枝加桂汤、礞石滚痰丸治之：桂枝18克，白芍、生姜各9克，马尾连、茯苓、赤芍各15克，牡丹皮12克，瓜蒌30克。上方连服10剂，自觉症状明显好转；又服30剂，症状基本消失。续服健身宁巩固疗效，治疗四个月开始上学；随访四年半，患儿发育、智力均正常。（张笑平主编 . 金匮要略临床新解［M］. 合肥：安徽科学技术出版社，2001：341）

（三）阳虚饮动

【原文 4 条】发汗后，脐下悸者，欲作奔豚，茯苓桂枝甘草大枣汤主之。

茯苓桂枝甘草大枣汤方：

茯苓半斤，甘草二两（炙） 大枣十五枚，桂枝四两。

上四味，以甘澜水一斗，先煮茯苓，减二升，内诸药，煮取三升，去滓，温服一升，日三服。甘澜水法：取水二斗，置大盆内，以杓扬之，水上有珠子五六千颗相逐，取用之。

【提要与词解】本条论述误汗后阳虚饮动欲作奔豚的证治。

【原文解释】

发汗以后，病人感觉到脐下部跳动的，这是奔豚将要发作的征兆，用茯苓桂枝甘草大枣汤主治。

【分析速记】

症状：脐下筑筑动悸，有发生奔豚的趋势。

治则：通阳降逆，培土制水。

方药：茯苓桂枝甘草大枣汤。

【方解与临床应用】

茯苓桂枝甘草大枣汤通阳降逆，培土制水。方中以茯苓、桂枝为主，通阳化水，以防逆气；甘草、大枣培土制水，以防逆气上冲。

本方曾被后世医家移用于治疗腹内动悸、游囊（相当于胃扩张）等证，所治"脐下悸者，欲作奔豚"证候，可见于现代医学所说的神经官能症、癔症、更年期综合征等。并被报道扩用于治疗窦性心动过速、慢性胃炎、高胃酸症、肠狭窄等病。

【医案举例】

邓某，女，48岁，1992年2月11日诊。诉2年前夜间静卧时，时觉两小腿肚发胀，继而心烦不能忍，须用力伸其双腿，或出屋外纳凉后缓解。近1年来，症见气从踹上冲心下，发作欲死，经用针（缝衣针）刺其小腿肚部，觉气从刺处泄出后，发作才停止。如此二三日一发，或七八日一发，苦不堪言。诊舌淡，苔白，脉细弱。此肝火内郁，肝胃气逆。治宜养血平肝，和胃降逆。拟《金匮要略》奔豚汤：甘草、川芎、当归、白芍、黄芩各12克，桂枝、葛根各20克，半夏15克（李根白皮因缺故未用）。药仅2剂，发作停止，后于4月1日复发1次来诊，仍处以前方2剂，半月未发；4月14日又复发1次，嘱病者连服4剂后，一直未作。（肖子曾主编.现代名医临证丛书：现代名医用方心得［M］.太原：山西科学技术出版社，2013：181）

第八章
胸痹心痛短气病脉证并治第九

一、病因病机

【原文1条】师曰：夫脉当取太过不及，阳微阴弦，即胸痹而痛，所以然者，责其极虚也。今阳虚知在上焦，所以胸痹、心痛者，以其阴弦故也。

【提要与词解】以脉象论述胸痹心痛的病因和基本病机。

① 太过不及：太过，脉象盛于正常，主邪气盛；不及，脉象弱于正常，主正气虚。

② 阳微阴弦：阳微，寸口属阳，主心胸，说明上焦阳虚，心胸阳气不足；阴弦，尺脉为阴，主下焦，说明下焦阴邪盛，水饮痰浊停留。

【原文解释】

老师说："诊脉应依据脉的太过与不及，太过主邪气盛，不及主正气虚，倘若寸口脉微、尺脉弦即主胸痹心痛，之所以如此是因上焦阳气不足。现在已知上焦阳虚，之所以产生胸痹心痛还因尺中脉弦，即下焦阴邪盛，水饮痰浊停留。"

【分析速记】

病因：阳微阴弦——上焦阳气不振，下焦阴邪内盛，以致阴寒邪气乘虚上乘胸阳之位，凝聚于心胸，痞塞阳气升降之道路，产生胸痹。

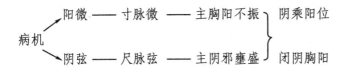

【原文2条】平人无寒热，短气不足以吸者，实也。

【提要与词解】邪实所致胸痹短气的病机。

平人：外形无病或自觉无病者，并非指正常健康者。

【原文解释】

看起来健康的人，没有恶寒发热，而突然出现呼吸短促不能相续者，多因体内素有实邪致病。

【分析速记】

病机：阴邪阻滞胸中。

未发作——从缓治本，扶阳气之虚；发作时——从急治标，祛阴邪之盛。

二、胸痹证治

(一) 痰浊痹阻

【原文3条】 胸痹之病，喘息咳唾，胸背痛，短气，寸口脉沉而迟，关上小紧数，瓜蒌薤白白酒汤主之。

瓜蒌薤白白酒汤方：

瓜蒌实一枚（捣） 薤白半斤 白酒七升

上三味，同煮，取二升，分温再服。

【提要与词解】 论述胸痹病的主症、主方。

关上小紧数：指关脉稍弦，为第1条"阴弦"的互辞。

【原文解释】

胸痹病，出现呼吸迫促，咳嗽吐痰，胸背疼痛，气不相接续，寸口脉沉且迟，关脉小紧数者，瓜蒌薤白白酒汤主治。

【分析速记】

证候 {
　喘息咳唾：痰饮上乘，肺气失降
　胸背痛：阳虚邪痹，气机不通
　短气：阳气失布，气不顺接
　寸口脉沉而迟：上焦阳虚，胸阳不振
　关上小紧数：即弦，阴寒上乘阳位
}

病机：胸阳痹阻，痰留气逆。

治法：通阳散结，豁痰下气。

方药：瓜蒌薤白白酒汤。

【方解与临床应用】

本方中瓜蒌实，苦寒滑润，豁痰宽胸；薤白，辛温通阳，豁痰下气；白酒，辛散，开痹行阳，上行以助药力。三药合用共奏通阳散结，豁痰下气之功。

本方不仅治疗心、肺疾病有良效，而且可辨证治疗胸胁等疾患。本方主治冠心病心绞痛、动脉粥样硬化、病毒性心肌炎、心律失常、支气管哮喘、肋间神经痛、胃神经痛、胸部软组织损伤、陈旧性胸内伤、非化脓性肋软骨炎等属痰浊痹阻，胸阳不宣者，以喘息咳唾、胸背痛、短气为辨证的关键。

【医案举例】

病者但言胸背痛，脉之，沉而涩，尺至关上紧，虽无喘息咳吐，其为胸痹则确然无疑。问其业，则为缝工；问其病因，则为寒夜伛偻制裘，裘成稍觉闷，久乃作痛。予即书瓜蒌薤白白酒汤授之。方用瓜蒌五钱，薤白三钱，高粱酒一小杯。两剂而痛止。（曹颖甫.金匮发微［M］.北京：学苑出版社，2008：74-75）

（二）痰浊壅盛

【原文4条】胸痹，不得卧，心痛彻背者，瓜蒌薤白半夏汤主之。

瓜蒌薤白半夏汤方：

瓜蒌实一枚（捣）　薤白三两　半夏半升　白酒一斗

上四味，同煮，取四升，温服一升，日三服。

【提要与词解】论述胸痹痰浊壅盛证的证治。

【原文解释】

胸痹病，患者不能平卧，心胸部位疼痛牵引到背部的，用瓜蒌薤白半夏汤主治。

【分析速记】

证候 {
胸痹：必备上条（3条）之证
不得卧：痰涎壅肺，肺气上逆
心痛彻背：心阳痹阻，脉络不通
}

病机：痰饮壅盛，胸阳痹阻。

治法：通阳散结，祛痰开结，逐饮降逆。

方药：瓜蒌薤白半夏汤。

【方解与临床应用】

本方在瓜蒌薤白白酒汤的基础上加半夏祛痰开结，逐饮降逆。

冠心病心绞痛、风湿性心脏病、室性心动过速、慢性阻塞性肺疾病、慢性胃炎、胃肠神经官能症、消化系统疾患、气管炎、胸部软组织损伤、肋间神经痛、非化脓性肋软骨炎、乳房胀痛（乳腺增生）、慢性胆囊炎、心包炎、小儿病毒性心肌炎、胸膜炎、噎膈病等，凡符合本方病机者，症见喘息不能平卧，胸中痞闷疼痛，或痛引肩背，咳嗽痰多，舌质淡，舌苔白腻，脉弦滑者用之皆效。

【医案举例】

赵某，男，59岁。夙患冠心病，近因过劳及精神紧张，心绞痛频繁发作，痛甚彻背，气憋胸闷，全身衰弱，气力不支。脉左短促，右沉细，舌尖紫，苔薄腻。

心电图 ST 段 $V_3 \sim V_5$ 导联下降，T 波倒置。处以瓜蒌薤白半夏汤加减，瓜蒌 20 克、薤白 20 克、半夏 15 克、郁金 10 克、茯苓 20 克、人参 15 克、桂枝 15 克、黄芪 40 克、五味 10 克，7 剂，后复诊，三天来绞痛未复发，仍不敢活动，但全身状态好转，气力增加，脉稍有力。心电图 ST 段 $V_3 \sim V_5$ 导联低平已稍上抬，T 波倒置已浅。继用前方 12 剂，诸症若失，心电图 ST 段 $V_3 \sim V_5$ 导联已恢复正常，T 波略低平。守前方增损，以巩固疗效。（于年福，张佩清．著名老中医张琪治疗冠心病的经验［J］．黑龙江中医药，1987，06：1-3）

（三）虚实异治

【原文 5 条】胸痹心中痞，留气结在胸，胸满，胁下逆抢心，枳实薤白桂枝汤主之；人参汤亦主之。

枳实薤白桂枝汤方：

枳实四枚　厚朴四两　薤白半斤　桂枝一两　瓜蒌一枚（捣）

上五味，以水五升，先煮枳实、厚朴，取二升，去滓，内诸药，煮数沸，分温三服。

人参汤方：

人参　甘草　干姜　白术各三两

上四味，以水八升，煮取三升，温服一升，日三服。

【提要与词解】论述胸痹虚实异治。

① 心中痞：指胸中及胃脘有痞塞不通之感。

② 胁下逆抢心：指胁下气逆，上冲心胸。

【原文解释】

胸痹病，胸中及胃脘部感到痞塞不通，为饮气留结于胸中，胸部满闷，胁下有一股气上冲心胸，用枳实薤白桂枝汤主治；人参汤也可主治。

【分析速记】

证候 ⎰ 心中痞：胸中及胃脘有痞塞不通之感
⎨ 留气结在胸：饮气留结在胸中
⎱ 胸满：胸部满闷不适

胁下逆抢心：阳虚饮动，胁下气逆上冲心胸。

病机：胸阳痹阻，水饮痰浊由胸及胃。

　　　实：痰阻气滞，结于胸中。

　　　虚：心脾阳虚，阴寒相乘。

治法：

　　　实：通阳散结，泻满降逆。

　　　虚：温中助阳，以培其本。

方药：

实：枳实薤白桂枝汤（表8-1）。

虚：人参汤。

表8-1 胸痹虚实异治汤证对比

鉴别点	枳实薤白桂枝汤	人参汤
病机	痰阻气滞,结于胸中急证、实证	素体阳虚,中阳不足虚寒证而势缓
症状	腹满、便不畅,苔厚腻,脉偏弦有力	四肢不温,倦怠少气,舌淡,脉偏沉迟
治法	通阳散结,泄满降逆	温中助阳,以培其本
方药	枳实薤白桂枝汤	人参汤

【方解与临床应用】

枳实薤白桂枝汤即瓜蒌薤白白酒汤去白酒加枳实、厚朴、桂枝,具通阳散结、泻满降逆之功,即"去邪之实,即以安正",其中瓜蒌、薤白通阳散结,豁痰下气;桂枝通阳降逆;枳实泻胸中气滞;厚朴泻胁下气滞;既宣上焦之阳,又能导中焦之滞,且能化下焦之阴,令三焦气机通畅,气行结散阳通,胸痹诸证自愈。

若心脾阳虚,阴寒较盛,需温中助阳,以培其本,即"养阳之虚,即以逐阴",用人参汤主治,其中人参、白术、甘草补益中气;干姜温中助阳。使中阳复位,脾胃气足,升降自如,痞满自消,阴霾得散,胸痹即愈。

人参汤是治疗脾胃虚寒、心阳虚衰的主方之一。临床以心脾阳虚证候为主者,都可用本方为主治之。

【医案举例】

人参汤医案:张某,男,40岁。1975年患脑血栓轻度半身不遂,1979年在当地县医院针灸过程中,忽然出现剧烈胸痛气短,后送西安某医院诊断为"心肌梗死",住院4个月病情好转出院。出院后每日清晨天将明时,仍出现心绞痛,端坐呼吸必须含化一片硝酸甘油片。1979年12月邀余诊治,其脉沉涩无力,有时结止,形寒肢冷,每早从胃脘痛起,引至左胸胁,平日气短神怯,乃中阳不运,气虚血瘀而致。拟《金匮》人参汤加味:红丽参10克,土白术10克,川红花10克,甘草5克,干姜10克,桃仁10克,丹参10克,降香10克,延胡索10克,川楝子10克,枳实10克。2剂药后,黎明时心绞痛即未出现,又以此方加减服药两个多月,近半年来很少出现心绞痛。(蒋健,朱抗美主编.金匮要略方药临床应用与研究 [M].上海:上海科学技术出版社,2012:141)

（四）饮阻气滞

【原文6条】 胸痹,胸中气塞,短气,茯苓杏仁甘草汤主之;橘枳姜汤亦主之。

茯苓杏仁甘草汤方：

茯苓三两　杏仁五十个　甘草一两

上三味，以水一斗，煮取五升，温服一升，日三。不差，更服。

橘枳姜汤方：

橘皮一斤　枳实三两　生姜半斤

上三味，以水五升，煮取二升，分温再服。《肘后》《千金》云："治胸痹，胸中愊愊如满，噎塞，习习如痒，喉中涩，唾燥沫。"

【提要与词解】论述饮阻气滞胸痹轻证证治。

【原文解释】

胸痹病，感觉胸闷气塞，呼吸气短的，用茯苓杏仁甘草汤主治；也可用橘枳姜汤主治。

【分析速记】

证候：胸痹伴气塞、短气，此证胸痛甚轻，或者不痛，以气塞或短气较显著。

病机：饮阻气滞。

治法：宣肺化饮；

　　　行气化饮，和胃降逆。

方药：茯苓杏仁甘草汤；

　　　橘枳姜汤。

【方解与临床应用】

茯苓杏仁甘草汤以茯苓化痰除饮，杏仁宣肺利水利气，甘草和中，此方服后，小便当多，乃水饮下行，邪有出路，短气即愈。

橘枳姜汤以橘皮理气和胃，宣通气机，枳实下气消痰，生姜化饮和胃降逆，三药合用，使中上二焦气机宣行，则痹通塞解。

多用于由于饮邪阻滞于心、肺、胃引起的以气塞、短气为主要症状的相关疾病。

【医案举例】

橘子枳姜汤医案：何某，男，34岁。主诉：咳嗽已五年，经中西医久治未愈。西医拟诊为支气管炎，屡用青霉素等药；中医认为"久嗽"，常用半夏露、麦金杏仁糖浆等，皆不效。细询咳虽久而并不剧，痰亦不多；其主要症状为入夜胸中似有气上冲至咽喉，呼呼作声，短气，胃脘胸胁及背部均隐隐作痛，畏寒，纳减，脉迟而细，苔薄白。颇似《金匮》胸痹、胸中气塞、短气证，乃以橘枳生姜汤加味治之，处方：橘皮四钱、麸枳实三钱、生姜五钱、姜半夏四钱、茯苓四钱。二诊：服药三剂后，诸症消退，胁背部痛亦止，惟胃脘尚有隐痛，再拟原方出入。处方：橘皮四钱、麸枳实三钱、生姜四钱、桂枝二钱、陈薤白三钱、全瓜蒌四钱。三诊：五年宿疾基本痊愈，痛亦缓解，再拟上方去薤、蒌、桂，加半夏、茯苓、甘草，以善

其后。（姚国鑫，蒋钝儒．橘枳生姜汤治疗胸痹的体会［J］．中医杂志，1964，06：22）

（五）寒湿痹阻

【原文7条】胸痹缓急者，薏苡附子散主之。

薏苡附子散方：

薏苡仁十五两　大附子十枚（炮）

上二味，杵为散，服方寸匕，日三服。

【提要与词解】胸痹急重症的治法。

【原文解释】

胸痹病发作，情势急迫时，用薏苡附子散主治。

【分析速记】

证候：胸痛剧烈，除有喘息咳唾，胸背痛或心痛彻背症外，并可伴有筋脉拘挛，舌淡苔白滑，脉沉伏，或涩，或微细而迟，或紧细而急等。

病机：寒湿搏结，胸阳痹阻。

治法：宣痹除湿，祛寒止痛。

方药：薏苡附子散。

【方解与临床应用】

薏苡附子散为救急止痛而设，故重用炮附子十枚，辛温大热，温经回阳，散寒通痹，俾阳气伸则痛止，寒邪散则痛减；用薏苡仁十五两，除湿宣痹，缓解经脉拘急。二药合用共奏宣痹除湿，祛寒止痛之功。

本方还可以治疗冠心病心绞痛、心律不齐、心肌缺血、心肌梗死、肋软骨炎、肋间神经痛、慢性胆囊炎、急慢性胃炎等病症见胸部疼痛，拘急不舒，时缓时剧，喜温喜按，口不渴，舌苔白，脉沉紧者。

三、心痛证治

1. 寒饮上逆

【原文8条】心中痞，诸逆，心悬痛，桂枝生姜枳实汤主之。

桂枝生姜枳实汤方：

桂枝　生姜各三两　枳实五枚

上三味，以水六升，煮取三升，分温三服。

【提要与词解】论述寒痰饮上逆心痛的证治。

心悬痛：心窝部向上牵引疼痛。

【原文解释】

心中痞满，停留心下水饮或寒邪向上冲逆，以致心窝部向上牵引疼痛，用桂枝生姜枳实汤主治。

【分析速记】

证候 {
心中痞：痰饮寒邪停于心下
诸逆：停留心下水饮或寒邪向上冲逆
心悬痛：诸逆牵引心窝部作痛
}

病机：上焦阳虚，寒饮气逆。

治法：温化水饮，下气降逆。

方药：桂枝生姜枳实汤。

【方解与临床应用】

桂枝生姜枳实汤，桂枝，宣复心阳，温通血脉而平饮气之上逆，重在下逆；生姜，温胃化饮，降逆通滞；枳实，消痞除满，开结下气。三药合用，痞结开，诸逆平，心痛自止。

治疗冠心病心绞痛、高血脂、心律不齐、慢性胃肠炎等引起以心中痞满以致心窝部向上牵引疼痛，或胃脘痞闷，气逆上攻作痛，呕恶嗳气，胃寒喜热者，或胃神经痛属寒饮上逆所致者。

【医案举例】

吴某，男，45岁。近年来，自觉胸中郁闷，常欲太息，胃中嘈杂，时有涎唾。最近胸前压痛感，心悬如摆，短气不足以息，闻声则惊，稍动则悸，心烦失眠，精神困倦，食纳尚可，口干不欲饮，小便频而短，体质肥胖，素贪甘脂。舌胖苔白，脉弦而数。此属脾失健运，痰饮上凌，以致心阳被遏，肺气郁滞而病胸痹。治宜驱除痰饮为主兼运脾胃，主用桂枝生姜枳实汤加味：嫩桂枝5克、淡生姜5克、炒枳实6克、法半夏9克、鲜竹茹10克、云茯苓10克、广橘皮6克、全瓜蒌9克、薤白头6克、炙甘草5克，服5剂后数脉转缓，苔呈薄腻，胸满略舒，心痛已止，但惊悸仍影响睡眠。仍宗上方去生姜、竹茹，加白术9克、九节菖蒲3克，服至20余剂，诸证若失。（李聪甫．试论胸痹与脾胃辨证的关系［J］．中医杂志，1983，01：13-15）

2. 阴寒痼结

【原文9条】 心痛彻背，背痛彻心，乌头赤石脂丸主之。

乌头赤石脂丸方：

蜀椒一两—法二分 乌头一分（炮） 附子半两（炮）—法一分 干姜一两—法一分 赤石脂一两—法二分

上五味，末文，蜜丸如梧子大，先食服一丸，日三服。不知，稍加服。

【提要与词解】论述心阴寒痼结痛证治。

【分析速记】

症状：心痛彻背，背痛彻心——阴寒之气逼满阳位

以方测证——四肢厥冷，脉象沉紧

病机：阴寒痼结，寒气攻心。

治法：祛寒温阳，峻逐阴邪。

方药：乌头赤石脂丸。

【方解与临床应用】

乌头赤石脂丸以乌头、附子、蜀椒、干姜，大辛大热，峻逐阴寒止痛；赤石脂，温涩调中，收敛阳气，制辛散太过之性；蜜，缓药力之猛，且制乌、附毒性。全方共奏祛寒温阳，峻逐阴邪之功。

本方可以治疗冠心病心绞痛、心肌梗死、风湿性心脏病、心律不齐以及心力衰竭、休克、心肌梗死先兆以及沉寒痼冷性脘腹、急性胃炎或慢性胃炎急性发作、胃溃疡、慢性荨麻疹、坐骨神经痛等病证而见剧烈心胸后背相互牵引疼痛，或胃脘疼痛，痛无休止，兼见四肢厥冷，冷汗出，气促面白唇青，舌质淡，苔白滑，脉沉伏而紧或微细欲绝者。

第九章
腹满寒疝宿食病脉证治第十

一、腹满

（一）辨证与治则

1. 虚寒性腹满

【原文1条】趺阳脉微弦，法当腹满，不满者必便难，两胠疼痛，此虚寒从下上也，当以温药服之。

【原文3条】腹满时减，复如故，此为寒，当与温药。

【提要与词解】虚寒性腹满证候特点和治则。
① 趺阳脉：为胃脉，在足背上五寸骨间动脉处，即足阳明胃经的冲阳穴。
② 胠：胸胁两旁当臂之处。

【原文解释】
趺阳脉为脾胃之脉，而见微弦之象，应当出现腹部胀满的症状，无此症状者必大便困难，胸胁两旁当臂之处疼痛，这是由于虚寒从下犯上的缘故，应当用温药治疗。

病人腹部胀满，时有减轻，之后又依然如前，此因寒邪引起，当用温药治疗。

【分析速记】
证候：（虚寒性）腹满时减，复如故。
病机：

趺阳脉微弦—中阳不足，阴寒内盛 ⎰ 脾阳不运，中气痞塞——腹满 ⎱ 治疗：温药
　　　　　　　　　　　　　　　　⎨ 肝寒循经上逆——拘痛 ⎬ 温补、温下
　　　　　　　　　　　　　　　　⎩ 阴寒凝聚，气机不利——便难 ⎰

↓
微——脾胃阳虚
弦——属肝，主寒主痛

2. 实热性腹满

【原文2条】病者腹满，按之不痛为虚，痛者为实，可下之；舌黄未下者，下之黄自去。

【提要与词解】实热性腹满证候特点和治法。

【原文解释】

患者腹部胀满，以手按之无压痛的为虚证，有压痛者为实证，实证可用下法，若患者舌苔黄，没有服过下药，可用下药导其实邪下行，实邪去苔自消。

【分析速记】

证候：

{ 实证→多由宿食停滞于胃，或燥屎积于肠→按之痛
  虚证→多为脾脏虚寒，气滞不运所致→按之不痛

实证治疗：下之（"舌黄未下者，下之黄自去"——辨证施治的关键。）

3. 表里俱寒证

【原文5条】寸口脉弦，即胁下拘急而痛，其人啬啬恶寒也。

【原文6条】夫中寒家，喜欠，其人清涕出，发热色和者，喜嚏。

【原文7条】中寒，其人下利，以里虚也，欲嚏不能，此人肚中寒。一云痛。

【提要与词解】以上三条论述腹满表里俱寒证。
啬啬：形容恶寒如瑟缩之状。

【原文解释】

5条：寸口见弦脉，一般有两胁拘急疼痛，并且有瑟缩颤抖，非常怕冷的症状。

6条：素体虚寒，中阳不足之人，常常打呵欠，如果出现鼻流清涕，发热，面色如常人，这是由于新受外感的原因，很容易打喷嚏。

7条：体质虚寒之人，感受寒邪以后，大便泄泻。是由于里阳太虚的缘故，想打喷嚏而打不出来，因寒在腹中。

【分析速记】

5条：寸口脉弦，啬啬恶寒——寸口脉主表，弦脉主寒，寒在表而啬啬恶
胁下拘急而痛——弦脉属肝，胁下为肝部，肝起夹寒邪为病
6条：喜欠——邪正相行，阴阳相引
清涕出，发热色和——新感外邪
喜嚏——里阳不虚，正气驱邪外出
7条：下利——里阳虚，脾胃为寒所犯
欲嚏不能——下利伤阳气，正气不能驱邪外出

4. 寒实证

【原文 20 条】其脉数而紧乃弦，状如弓弦，按之不移。脉数弦者，当下其寒；脉紧大而迟者，必心下坚；脉大而紧者，阳中有阴，可下之。

【提要与词解】论述寒实可下的脉症和治法。

【原文解释】

患者脉象数紧并见，即是弦脉，其脉状如弓弦般僵直，重按沉取也不变动。如果脉数弦，当用温下法以去其寒；如果脉紧兼迟，必然病人有心下坚实的感觉；如果脉大兼紧，这就是外见阳脉而内有寒实的病变，可用温下法治疗。

【分析速记】

脉数而紧乃弦——紧、弦脉主寒主痛，数指来势急迫

脉数弦——主阴寒之邪内结于胃肠

当下其寒——寒当温，邪盛于里则可下，宜温下

脉紧大而迟，必心下坚——大而有力的迟脉；寒实之邪凝结肠胃，故心下痞硬，脉来迟紧

脉大而紧者，阳中有阴，可下之——因阳为阴遏寒实之证，脉大而有力，可以温下去其寒实

5. 邪盛正衰危重证

【原文 4 条】病者痿黄，躁而不渴，胸中寒实，而利不止者死。

【提要与词解】论述腹满寒实内结、里阳衰竭的症状与预后。

【原文解释】

患者肤色枯黄，黯淡无泽，烦躁，口中不渴，这是寒实之邪结于胸中，如再出现下利不止，就是危重之证。

【分析速记】

痿黄——脾气衰败，肌肤不养

躁而不渴——阴盛阳微

胸中寒实——寒实结于中，里阳衰竭

利不止者死——中阳败绝，脏气下脱，病情更为凶险

(二) 证治

1. 里实兼表寒

【原文 9 条】病腹满，发热十日，脉浮而数，饮食如故，厚朴七物汤主之。

厚朴七物汤方：

厚朴半斤　甘草三两　大黄三两　大枣十枚　枳实五枚　桂枝二两　生姜五两

上七味，以水一斗，煮取四升，温服八合，日三服。呕者加半夏五合；下利去大黄；寒多者加生姜至半斤。

【提要与词解】论述腹满里实兼太阳表证的证治。

【原文解释】

病人腹部胀满，发热已十余日，脉象浮且数，饮食如常，用厚朴七物汤主治。

【分析速记】

证候 {
发热十日，脉浮（数）：表邪未解
病腹满，脉数：表邪入里与积滞相搏成实
食如故：病变在肠不在胃，胃气未大伤
} 太阳表邪未解而兼见里实（太阳阳明同病）

以方测证：兼大便秘结、腹胀痛、口干苦、苔黄厚等。

病机：里实兼太阳表证。

治法：行气除满，解表祛邪（表里双解法）。

方药：厚朴七物汤。

【方解与临床应用】

厚朴七物汤即桂枝汤去芍药合厚朴三物汤而成。方中桂枝、甘草、生姜、大枣调和营卫以解未尽之表邪；厚朴行气除满，用量重，大黄通便祛积，再以枳实与厚朴以行气除满。全方共奏行气除满，解表祛邪之功。

厚朴七物汤常用于治疗寒湿内结与寒热错杂性腹满，同时还用于治疗胃肠型感冒、急性肠炎、痢疾初起、肠梗阻等疾病，症见发热、微恶寒、脘腹胀满或痛、拒按、大便秘结、舌边尖红、苔薄黄、脉浮数等辨证为里实兼太阳表证者。

【医案举例】

赵某，男，51岁。1985年9月23日9时突然腹部绞痛难忍，无呕吐，略有畏寒，先后排稀软便2次，在原单位注射654-2（10毫克）无效。既往无腹痛史及手术史。24日晨4时来我院外科急诊。当时检查急性病容，心、肺阴性，腹部平坦，未见胃肠蠕动波。上腹部有明显压痛，未见移动性浊音。腹透结果：腹中下部有两个气液面，大者直径超过3厘米，结肠区及降结肠有胀气，膈下无游离气体。X线诊断：小肠远端单纯性肠梗阻。病人不同意手术。当时白细胞计数10.2×10^9/升，中性粒细胞81%，单核细胞3%，淋巴细胞15%，嗜酸粒细胞1%。心电图正常。外科给予胃肠减压，石蜡油100毫升胃管注入以及输液、庆大霉素治疗，症状未见好转。9月25日中医会诊（下午2时）：病人23日后未排便，体检腹部压痛明显，肠鸣音不明显，舌红，两脉浮数。证属表证未罢，又有里实。表里同治，厚朴七物汤主之：厚朴9克，甘草9克，桂枝9克，大黄9克，大枣5枚，枳实15克，生姜9克。1剂，分两次口服。是日下午5时服头煎，晚10时服第二煎。当日晚10点半排水样便3次，第一次排便后腹痛便止。26 日 X 线腹透：原来的两个液体面消失，结肠区及降结肠胀气亦消失。病愈出院。4 天后随访，完全康复。（刘俊士．急症用经方举隅［J］．上海中医药杂志，1988，09：13-14）

2. 里实兼少阳

【原文 12 条】按之心下满痛者，此为实也，当下之，宜大柴胡汤。

大柴胡汤方

柴胡半斤　黄芩三两　芍药三两　半夏半升（洗）　枳实四枚（炙）　大黄　二两
大枣十二枚　生姜五两

上八味，以水一斗二升，煮取六升，去滓，再煎，温服一升，日三服。

【提要与词解】论述腹满里实兼少阳证的证治。

【原文解释】

用手按压病人心下胃脘两胁部，患者感到胀满而疼痛，此属于实证，应用下法，用大柴胡汤主治。

【分析速记】

证候：按之心下满痛——部位特点：痛的范围满于胸腹而旁及两胁→疼痛拒按

兼有 { 阳明证——大便秘结，苔黄厚燥
少阳证——往来寒热，胸胁苦满，郁郁微烦

病机：少阳阳明同病。

治法：和解少阳，攻消阳明。

方药：大柴胡汤。

【方解与临床应用】

大柴胡汤是由小柴胡汤去人参、炙甘草，增生姜之量，再加芍药、大黄、枳实而成。方中柴胡、黄芩、芍药、半夏、生姜，和解少阳；大黄、枳实，攻逐热结；大枣，调和安中。全方共奏和解少阳，攻消阳明之功。

大柴胡汤广泛用于内、外、妇、儿、眼、皮肤等科疾病，尤以消化系统疾患为多，如胆囊炎、胆石症、急性胰腺炎、病毒性肝炎、麻痹性肠梗阻、脂肪肝、胆汁反流性胃炎等，其证多见发热或往来寒热，汗出而热不解；心下痞闷硬满疼痛，兼及两胁，或胁下硬痛，或腹痛偏于一侧；郁郁心烦，呕吐较剧；大便秘结不下，或下利臭秽，色黄赤而不爽；伴见口苦，舌赤苔黄腻或兼微燥，脉沉弦有力等，辨证为少阳阳明同病者。

3. 里实胀重于积

【原文 11 条】痛而闭者，厚朴三物汤主之。

厚朴三物汤方：

厚朴八两　大黄四两　枳实五枚

上三味，以水一斗二升，先煮二味，取五升，内大黄，煮取三升，温服一升，以利为度。

【提要与词解】论述腹满里实胀重于积的证治。

闭：大便闭塞不通。

【原文解释】

患者腹部胀满疼痛，大便闭结不通，用厚朴三物汤主治。

【分析速记】

证候：

$\begin{cases} 痛——腹部胀满而痛 \\ 闭——大便秘结不通 \end{cases}$

病机：实热内积，气滞不行（胀满＞积滞）。

治法：行气泄满，通便泄热。

方药：厚朴三物汤。

【方解与临床应用】

本方重用厚朴、枳实，行气止痛以除胀满，大黄，通大便，泄热除滞。诸药合用共奏行气泄满、通便泄热之功。

厚朴三物汤常用于治疗肠梗阻、肠麻痹、胃扭转、十二指肠壅积症、急性肠炎等证见腹部胀满疼痛，以胀痛为特点，拒按、恶心呕吐、大便秘结、舌红苔黄、脉弦有力等，辨证为实热内积、气滞不行者。

4. 实热积滞

【原文 13 条】腹满不减，减不足言，当须下之，宜大承气汤。

大承气汤方：见前"痉病"中。

【提要与词解】论述腹满里实积胀俱重的证治。

【原文解释】

患者腹部胀满甚剧，持续不减，即使稍有减轻，也微不足道，这是里实证，应用攻下之法治疗，用大承气汤主治。

【分析速记】

证候：腹满不减——实热与燥屎内结，里有实邪。

病机：阳明腑实与气滞同重，"痞满燥实"同见。

治法：攻下里实，荡涤胃肠。

方药：大承气汤。

腹满里实四汤证比较见表 9-1。

表 9-1　腹满里实四汤证比较

鉴别点	厚朴七物汤证	大柴胡汤证	厚朴三物汤证	大承气汤证
脉症	腹满,发热,饮食如故,脉浮数	心下满痛,心烦喜呕,往来寒热,脉弦有力	腹部痞满胀痛,便秘	腹满不减,痞满燥实俱全
病位	满痛在脐腹,病位在肠兼表	满痛在心下,病位在胃胆	满痛在中脘,病位在胃	满痛在脐周,病位在胃肠
病机	表证未罢,邪热入里,壅滞于肠	病邪在里,并及少阳,阳明少阳合病	实热内积胃腑,气机壅滞,胀重于积	燥屎内结胃肠,积胀俱重
治则	双解表里	和解攻里	行气除满	荡涤肠胃
用药特点	以桂枝汤解表,厚朴三物汤攻里	以小柴胡汤和解少阳,大黄、黄芩、枳实攻逐阳明热结	君厚朴行气除满,臣大黄、枳实通腑泄热	重用大黄、厚朴攻逐积滞,佐芒硝、枳实软坚除痞

【医案举例】

郑某,女,23 岁。1973 年 3 月 9 日初诊,昨日中午过食油荤。入夜上腹剧烈疼痛,拒按,并向腰部放射,恶心呕吐,口干便秘,今起发热 38℃,白细胞 17.1×10^9/升,中性 82%,血淀粉酶 1600 单位,脉小弦,苔薄黄腻。湿热积滞互阻中焦延及胰腺,不通则痛。急拟清热解毒通腑法,方以大承气汤加减。生大黄 9 克(后下)、玄明粉 9 克(冲)、枳实 12 克、生山楂 15 克(红藤 30 克、败酱草 30 克,两味煎汤代水煎上药),服 1 剂腹痛减,2 剂腹痛除,热退,化验检查正常。(张伯臾.张伯臾医案[M].上海:上海科学技术出版社,1979:51-52)

5. 寒饮逆满

【原文10条】 腹中寒气,雷鸣切痛,胸胁逆满,呕吐,附子粳米汤主之。

附子粳米汤方:

附子一枚(炮)　半夏半斤　甘草一两　大枣十枚　粳米半升

上五味,以水八升,煮米熟,汤成,去滓,温服一升,日三服。

【提要与词解】 论述脾胃虚寒,水湿内停的腹满证治。

雷鸣切痛:形容肠鸣重,如同雷鸣,腹剧痛如刀切。

【原文解释】

患者腹内寒气、水湿内停,产生肠鸣,如同雷鸣,腹剧痛如刀切,并且逆气上攻,还可引起胸胁胀满,呕吐,用附子粳米汤主治。

【分析速记】

证候{ 腹中寒气:脾胃阳虚,阴寒之气内停
雷鸣切痛:寒饮相逐于胃肠
胸胁逆满,呕吐:寒饮上逆

病机：脾胃阳虚，水湿内停，寒饮上逆。

治法：温中散寒，化饮降逆。

方药：附子粳米汤。

【方解与临床应用】

附子，温中散寒止痛；半夏，温中化湿，降逆止呕；粳米、甘草、大枣，补益脾胃，以缓急止痛。全方共奏温中散寒，化饮降逆之功。

附子粳米汤可用于治疗消化系统疾病（包括胃痉挛、肠疝痛、幽门狭窄、消化性溃疡、胆石症、胰腺炎、腹膜炎等），证见腹满冷痛、痛势较甚、喜热喜按、雷鸣切痛、胸胁逆满、呕吐痰涎或不消化食物、四肢厥冷、小便清长、脉细而迟、舌苔白滑等辨证为脾胃阳虚，水湿内停，寒饮上逆者。

【医案举例】

王某，女，45岁。1981年10月27日诊，两天前凌晨五时，突然脐腹鸣响疼痛，痛势剧烈，全身畏寒特甚，须紧束其裤带，加以重被，疼痛畏寒稍减，持续一小时许，天明则疼痛畏寒全无，白天一如常人。病者初不介意，但于翌日凌晨五时疼痛又作，症状和疼痛时间同前，白天亦无不适。诊其脉沉细无力，视其舌苔，舌质淡，苔薄白，饮食二便正常，据此脉证诊断为《金匮要略》之"寒疝"腹痛，证属肠胃虚寒，阳气势微，阴寒内盛。即书以附子粳米汤全方加细辛。药用：制附片30克（先煎2小时），法半夏15克，大枣20克，炙甘草10克，细辛5克，粳米50克。当天服药三次，凌晨腹鸣疼痛，畏寒大减。次日仍进原方1剂，日三服，患者诸症全瘥，两年后随访未见复发。（吴远定．附子粳米汤治验［J］．四川中医，1987，10：5-6）

6. 寒饮腹痛

【原文16条】寒气厥逆，赤丸主之。

赤丸方：

茯苓四两　半夏四两（洗）—方用桂　乌头二两（炮）　细辛一两《千金》作人参

上四味，末之，内真朱为色，炼蜜丸，如麻子大，先食酒饮下三丸，日再夜一服，不知，稍增之，以知为度。

【提要与词解】论述寒饮并发厥逆的腹痛证治。

【原文解释】

寒气过盛，阴阳之气不相顺接，出现四肢厥冷等症状，用赤丸主治。

【分析速记】

以方测证：腹满痛，肢厥，呕吐，心下悸，舌淡红，多齿痕，苔白滑，脉沉细而迟。

病机：寒气厥逆，即阳虚寒盛，寒饮上逆。

治法：散寒止痛，化饮降逆。

方药：赤丸。

【方解与临床应用】

赤丸，以乌头、细辛，起沉寒痼冷，止痛救逆；茯苓、半夏，化饮降逆止呕；朱砂，重镇降逆；乌头、半夏取其相反相成的作用，蜜，调和乌头、半夏反药之性。全方共奏散寒止痛，化饮降逆之功。

赤丸常用于治疗寒疝、腹痛（如胃或肠痉挛、肠梗阻、胃肠炎等）、胸痹、哮喘、痛经、阴缩等，证见腹痛剧烈、少腹拘急、手足厥冷、恶心呕吐、心悸头眩、舌淡苔白滑、脉沉滑或沉弦等，辨证为寒气厥逆者。

7. 脾虚寒盛

【原文14条】 心胸中大寒痛，呕不能饮食，腹中寒，上冲皮起，出见有头足，上下痛而不可触近，大建中汤主之。

大建中汤方：

蜀椒二合（炒，去汗）　干姜四两　人参二两

上三味，以水四升，煮取二升，去滓，内胶饴一升，微火煎取一升半，分温再服，如一炊顷，可饮粥二升，后更服，当一日食糜，温覆之。

【提要与词解】 脾胃虚寒性腹满痛的证治。

上冲皮起，出见有头足：指腹部出现块状凸起，状似有头有足之物。

【原文解释】

患者心胸部寒邪极盛，发生剧烈疼痛，呕吐不能进饮食，腹中寒气攻冲，将腹壁冲起，出现状似有头有足之物，在腹壁内往来鼓动，上下移动疼痛，不能用手触近，用大建中汤主治。

【分析速记】

证候 { 心胸中大寒痛——脾胃阳虚，阴寒内盛（病机）
　　　　　　　—→ 疼痛范围广而痛势剧烈，较10条阳虚更重
　　　兼呕吐、手足厥冷
　　　上冲皮起，出见有头足上下痛而不可角近——腹中寒气上下攻冲

病机：脾胃阳虚，阴寒内盛。

治法：温补中阳，散寒止痛。

方药：大建中汤。

【方解与临床应用】

大建中汤，方中胶饴，缓中补虚；人参，补中气，健运中焦；蜀椒、干姜，温中散寒止痛。

大建中汤常用于治疗虚寒性吐利、疝瘕以及慢性胃炎、胃痉挛、消化性溃疡、内脏下垂、多发性大动脉炎等病证。也可用于蛔虫症，以及由蛔虫引起的肠梗阻、胃

炎、溃疡病、胃痉挛等疾病，证见心胸中大寒痛、上冲皮起、出现有头足、上下痛不可触近、呕吐剧烈、不能饮食、手足逆冷、舌淡苔白滑、脉沉伏而迟等，辨证为脾胃阳虚，阴寒内盛者。

【医案举例】

陈某，女，37岁，素体虚寒，常喜热饮。一日食后，不慎受凉。大腹急痛如刀割，痛觉放射至肩胛部，痛楚甚剧，时而前俯后仰，或弯腰按腹；时而辗转反侧，伴有恶心，呕吐苦汁，并吐出蛔虫一条。触诊右上腹近心窝处剧痛拒按，四肢发冷。察其舌淡，苔薄白，脉象沉弦。诊断为蛔厥，即胆道蛔虫症。治拟温中散寒，安蛔止痛，予大建中汤：川椒3克、干姜6克、党参9克、红糖1匙，先煎前三味，去滓，纳红糖，微火调烊，趁热小口顿服。服后随即痛止，安然入寐，熟睡一夜，次日下床，一如常态。嘱其慎生冷，至今十七年，追访未再发。（王锦槐.大建中汤临床应用举隅［J］.浙江中医杂志，1981，5：10）

8. 寒实积滞

【原文 15 条】 胁下偏痛，发热，其脉紧弦，此寒也，以温药下之，宜大黄附子汤。

大黄附子汤方：

大黄三两　附子三枚（炮）　细辛二两

上三味，以水五升，煮取二升，分温三服；若强人，煮二升半，分温三服。服后如人行四五里，进一服。

【提要与词解】 寒实内结腹满痛的证治。

【原文解释】

病人胁下偏于一侧疼痛，发热，脉象紧而弦，是寒邪凝聚腹中，宜温下法，用大黄附子汤主治。

【分析速记】

证候 ┤胁下偏痛：阴寒挟实邪偏于一处，郁而不伸，所以痛偏于一侧
发热：阳为寒郁
便难，脉紧弦：肝经阴寒内结，肝经寒气着于一侧

病机：寒实内结。

治法：温阳散寒，攻下寒结。

方药：大黄附子汤。

【方解与临床应用】

方中附子，祛脏腑之沉寒；细辛，散寒止痛，二药合用，温经散寒止痛；大黄与附子、细辛之辛热同用，制其寒凉之性而存其走泄通便作用，以泻内结之寒实。

用于治疗寒疝胸腹绞痛、脐痛拘挛急迫等证，如消化系统疾病肠梗阻、胆囊炎、

胆石症、消化道溃疡、慢性溃疡性结肠炎等，证见脘腹及两胁疼痛、拒按、大便不通、发热、恶寒肢冷、舌苔白黏腻，脉紧弦等，辨证为寒实内结者。

【医案举例】

钟某，腹痛有年，理中四逆辈皆已服之，间或可止，但痛发不常，或一月数发，或两月一发，每痛多为饮食寒冷所诱。常以胡椒末用姜汤冲服，病得暂解，诊之脉沉而弦紧，舌白润无苔，按其腹有微痛，痛时常及腰胁，大便间日一次，少而不畅，小便如常。处方：大黄 12 克、乌药、附子各 9 克、细辛 4.5 克，服二剂即愈。（赵守真.治验回忆录［M］.北京：人民卫生出版社，1962：50）

二、寒疝

（一）证治

1. 阴寒痼结

【原文17条】 腹痛，脉弦而紧，弦则卫气不行，即恶寒，紧则不欲食，邪正相搏，即为寒疝。绕脐痛，若发则白汗出，手足厥冷，其脉沉弦者，大乌头煎主之。

乌头煎方：

乌头（大者）五枚（熬，去皮，不㕮咀）

上以水三升，煮取一升，去滓，内蜜二升，煎令水气尽，取二升，强人服七合，弱人服五合。不差，明日更服，不可一日再服。

【提要与词解】 论述阴寒痼结的寒疝证治。

白汗：因剧痛而出的冷汗。

【原文解释】

患者腹痛，脉象弦而紧，弦是阳虚，卫气不能运行于外，所以恶寒，脉弦而紧是寒凝，胃阳被困，所以不欲食，寒邪与正气相搏，发为寒疝病。其主要症状为脐周疼痛，如果剧烈发作则伴有出冷汗，手足冰凉，脉象变为沉弦，用大乌头煎主治。

【分析速记】

脉弦而紧——皆为阴脉，主寒盛 ┤ 弦则卫气不行——恶寒
　　　　　　　　　　　　　　 └ 紧则不欲食——脾胃虚寒

腹痛，绕脐痛——阳虚寒盛，寒气内结于腹部（里寒证）

白汗出，手足厥冷——疼痛加重，气机闭塞，阴阳之气不能顺接，因而四肢逆冷，大汗淋漓

沉弦脉——由弦紧转沉弦→里阳与阴寒搏击进一步深入

病机：阳虚寒盛，寒气内结于腹部。

治法：祛寒破结，缓急止痛。

方药：大乌头煎。

【方解与临床应用】

大乌头煎独用乌头，温经通脉，缓急止痛；蜂蜜，缓急补虚、延长药效，制乌头毒性。全方共奏祛寒破结，缓急止痛之功。

大乌头煎可用于治疗消化系统疾病所致的腹痛（如胃肠神经官能症、胃肠痉挛、消化道肿瘤等），证见腹部胀满，绕脐疼痛，发作有时，痛有休止，恶寒，不能饮食，剧时出冷汗，手足厥冷，甚或唇青面白、脉紧或沉紧等，辨证为阳虚寒盛，寒气内结于腹部者。

【医案举例】

沈某，年50余岁，1973年6月间，有多年宿恙，为阵发性腹痛，因旧病复发，自外地来城住我院。1959年曾在我院做阑尾手术，后并无异常，此次诊为"胃肠神经官能症"。自述，每发皆与寒冷、疲劳有关。其症，腹痛频作，痛无定位，惟多在绕脐周围一带，喜温可按，痛甚以至汗大出。查舌质淡，苔薄腻而滑，脉沉弦。诊系寒气内结，阳气不通，寒则凝泣，热则流通。寒者热之，是为正治。曾投理中汤，药力尚轻，若不胜病，非大乌头煎不可。故先小其量以消息之，乌头用4.5克，以药房蜜煎不便，盖蜜煎者缓其毒也，权以黑豆、甘草以代之。二剂后，腹痛未作，汗亦未出，知药症相符，乌头加至9克。四剂后复诊，腹痛已止，只腹部微有不适而已。第见腻苔已化，舌转嫩红，弦脉缓和，知沉寒痼冷得乌头大热之品，焕然冰释矣。病者月余痊愈出院。（魏龙骧．续医话四则［J］．新医药学杂志，1978，12：14-16）

2. 血虚寒疝

【原文18条】 寒疝腹中痛，及胁痛里急者，当归生姜羊肉汤主之。

当归生姜羊肉汤方：

当归三两　生姜五两　羊肉一斤

上三味，以水八升，煮取三升，温服七合，日三服。若寒多者，加生姜成一斤；痛多而呕者，加橘皮二两、白术一两。加生姜者，亦加水五升，煮取三升二合，服之。

【提要与词解】 论述血虚寒疝证治。

【原文解释】

寒疝患者，如果腹中疼痛，且牵引两胁作痛，并伴筋脉拘急，用当归生姜羊肉汤主治。

【分析速记】

证候：

腹中痛——腹中寒甚

胁痛里急——肝脉失去气血的温煦与濡养

病机：血虚内寒。

治法：养血补虚，温阳散寒。

方药：当归生姜羊肉汤。

【方解与临床应用】

当归生姜羊肉汤，以当归，养血通脉；生姜，温阳散寒；羊肉，补虚生血。全方共奏养血补虚、温阳散寒之功。

当归生姜羊肉汤常用作食疗强身，尤其是产后及失血后的调养（如血虚内寒性产褥热、产后恶露不尽炎等）、十二指肠球部溃疡以及久泻等，证见腹及两胁作痛、拘急，痛势较缓，以及产后腹中拘急、绵绵作痛、喜温喜按、舌淡、苔润、脉虚缓或沉细等，辨证为血虚内寒者。

3. 寒疝兼表

【原文19条】 寒疝腹中痛，逆冷，手足不仁，若身疼痛，灸刺诸药不能治，抵当乌头桂枝汤主之。

乌头桂枝汤方：

乌头

上一味，以蜜二斤，煎减半，去滓。以桂枝汤五合解之，得一升后，初服二合；不知，即服三合，又不知，复加至五合。其知者，如醉状，得吐者，为中病。

桂枝汤方：

桂枝三两（去皮）　芍药三两　甘草二两（炙）　生姜三两　大枣十二枚

上五味，剉，以水七升，微火煮取三升，去滓。

【提要与词解】 论述寒疝兼表证的证治。

【原文解释】

寒疝病，患者腹中疼痛，手足冰冷，麻木不仁，甚至全身疼痛，如果用艾灸、针刺以及其他方药都无效时，用抵挡乌头桂枝汤主治。

【分析速记】

证候

腹痛——寒气内结

手足逆冷——阳气大衰，不能达于四肢

手足麻木不仁——气血失于温养

身体疼痛——寒邪痹阻肌表，营卫不和

病机：表里皆寒证，里寒为主因，外寒为诱因。

治法：双解表里寒邪。

方药：乌头桂枝汤。

【方解与临床应用】

乌头桂枝汤，乌头用蜜，取大乌头煎之意，辛甘缓急，祛痼结之沉寒，缓中止痛，合用桂枝汤调和营卫，散肌表之寒邪，两方合用，表里同治。

乌头桂枝汤常用于治疗骨关节疾病（包括痛风、坐骨神经痛、风湿性关节炎及类风湿关节炎等），证见腹中疼痛、手足逆冷、冷甚则手足麻痹不仁、身体疼痛或恶寒、头痛、舌淡、苔白润、脉沉细等，辨证属表里俱寒者。

（二）误治变证

【原文8条】 夫瘦人绕脐痛，必有风冷，谷气不行，而反下之，其气必冲，不冲者，心下则痞也。

【提要与词解】论述寒疝误下的变证。

【原文解释】

身体瘦弱的患者，脐周围疼痛，感受风冷寒邪，因而饮食不能消化，谷气停滞，大便不通，如果误用下法，势必引起腹中气逆上冲，假如气不上冲，结于心下则为痞满之证。

【分析速记】

瘦人——脾胃素虚，形气不足，难御外邪
风冷，谷气不行，绕脐痛——感受风寒，脾胃失司，传导无力，绕脐痛，喜按
而反下之，其气必冲——医误作燥实证用寒下，势必攻伐脾胃，导致气逆上冲
心下则痞——风冷之邪乘虚内结心下

第十章
五脏风寒积聚病脉证治第十一

一、五脏风寒

(一) 五脏中风

【原文1条】肺中风者，口燥而喘，身运而重，冒而肿胀。

【提要与词解】论述肺中风的症状。
身运：指身体运转动摇。

【原文解释】

肺受了风邪侵袭的患者，口中干燥而气喘，指身体运转动摇而又感到沉重，头昏冒而且身体肿胀。

【分析速记】

口燥而喘——肺受邪，气不布津则口燥，肺气上逆则喘
身运而重，冒而肿胀——肺之治节失职，肃降之令不行，肺失通调，水液
       不输膀胱

【原文4条】肝中风者，头目瞤，两胁痛，行常伛，令人嗜甘。

【原文解释】

肝脏受了风邪的患者，头部颤动，眼皮跳动，行走时经常弯腰驼背，喜欢吃甜的饮食。

【提要与词解】论述肝中风的症状。
行常伛（yǔ，予）：行走时经常曲背垂肩。伛，驼背之意。

【分析速记】

头目瞤，两胁痛，行常伛——肝受邪，风胜则动；肝主筋，其脉布胁肋，
        风胜则筋脉拘急
令人嗜甘——肝苦急，食甘以缓之

【原文8条】心中风者，翕翕发热，不能起，心中饥，食即呕吐。

【提要与词解】论述心中风的症状。

【原文解释】

心脏受了风邪的患者，周身微微发热，不能起立行动，胃里饥饿不适，稍有进食即呕吐出来。

【分析速记】

翕翕发热：风为阳邪，心受邪，阳热盛。
不能起：壮火食气，气被热耗。
食即呕吐：热盛知饥，心胃相连，然胃气被扰。

【原文13条】脾中风者，翕翕发热，形如醉人，腹中烦重，皮目瞤瞤而短气。

【提要与词解】论述脾中风的症状。

【原文解释】

脾脏受了风邪侵袭的患者，周身微微发热，犹如醉酒一样，腹部感觉沉重满闷，眼胞皮肉不自主地跳动而短气。

【分析速记】

证候：

翕翕发热，形如醉人——风为阳邪，脾主四肢肌肉，脾受邪，阳热偏盛
腹中烦重，皮目瞤瞤而短气——风胜则动，脾困湿滞气阻

(二) 五脏中寒

【原文2条】肺中寒，吐浊涕。

【提要与词解】论述肺中寒的症状。

【原文解释】

肺受寒邪侵袭，口中吐出稠浊如涕的黏液。

【分析速记】

吐浊涕——寒为阴邪，胸阻不布，津液则凝为浊涕而咳吐不出。

【原文5条】肝中寒者，两臂不举，舌本燥，喜太息，胸中痛，不得转侧，食则吐而汗出也。《脉经》《千金》云："时盗汗，咳，食已吐其汁。"

【提要与词解】肝中寒的症状。

【原文解释】

肝受寒邪侵袭的患者，两手臂不能上举，舌体干燥，常叹长气，胸中疼痛，身体不能转动，进食后就呕吐而且出汗。

【分析速记】

两臂不举，舌本燥——寒主收引，筋脉拘急而两臂不举；肝寒火弱，
　　　　　　　　　津难上蒸而润
喜太息，胸中痛——肝郁气结；肝脉上贯胸膈，肝受寒袭，胸阳不宣
食则吐——肝寒犯胃

【原文9条】 心中寒者，其人苦病心如啖蒜状，剧者心痛彻背，背痛彻心，譬如蛊注。其脉浮者，自吐乃愈。

【提要与词解】 心中寒的症状及预后。

蛊注：病名。指发作时胸闷腹痛，犹如虫咬之状。

【分析速记】

证候：

心如啖蒜状——寒邪外束，阳气闭结不通。（心中似痛非痛，似热肺热）
其脉浮者，自吐乃愈——脉浮者，邪有上越外出之机。

二、五脏病证治举例

（一）肝着

【原文7条】 肝著，其人常欲蹈其胸上，先未苦时，但欲饮热，旋覆花汤主之。

旋覆花汤方：

旋覆花三两　葱十四茎　新绛少许

上三味，以水三升，煮取一升，顿服之。

【提要与词解】 论述肝着的证治。

① 肝著（zhuó，着）：指肝经气血瘀滞，着而不行所致之病症。著，同"着"，本义为附着、依附，此处引申为留滞之意。

② 蹈其胸上："蹈"原为足踏之意，此处可理解为推揉、按压甚则捶打胸部。

【原文解释】

肝着病，患者常要按揉其胸部，开始病情轻时，只要饮热汤，重者用旋覆花汤主治。

【分析速记】

气分与血分症状、病机、治法比较见表10-1。

表 10-1　气分与血分症状、病机、治法比较

	气分 —————	————→ 血分
症状	胸胁痞闷胀满	胸胁胀满刺痛,甚出现痞块
病机	肝失疏泄,气机郁滞	气滞血瘀,经脉痹阻
治法	蹈其胸上——有助使气机通畅 但欲热饮——振奋阳气,通畅气机	蹈其胸上——有助使气机通畅 旋覆花汤——行气活血,通阳散结

【方解与临床应用】

旋覆花汤,旋覆花,理气舒郁,宽胸开结,善通肝络而行气;葱茎,芳香宣浊开痹,温通阳气散结,亦有通络之功;新绛(茜草),活血化瘀。全方共奏行气活血,通阳散结之功。

本方可用于胸胁疼痛、肋间神经痛、肋软骨炎、胸腹壁血栓性静脉炎、慢性胃炎、慢性肝胆疾患、肝炎、肝硬化、肝癌、肝囊肿、冠心病、肺心病、梅核气、急慢性咽炎、月经不调、产后瘀血漏下、瘀血性咳嗽等有较好疗效。

(二)脾约

【原文 15 条】趺阳脉浮而涩,浮则胃气强,涩则小便数,浮涩相搏,大便则坚,其脾为约,麻子仁丸主之。

麻子仁丸方

麻子仁二升　芍药半斤　枳实一斤　大黄一斤　厚朴一尺　杏仁一升

上六味,末之,炼蜜和丸梧子大,饮服十丸,日三,以知为度。

【提要与词解】论述脾约的病机和证治。

【原文解释】

患者趺阳脉浮且涩,浮脉表示胃气强盛,涩脉说明因小便频数而津液缺乏,浮脉和涩脉同时并见,患者往往会有便秘,因脾为胃热制约,不能为胃行其津液,是为脾约病证,用麻子仁丸主治。

【分析速记】

趺阳脉:候脾胃 { 浮——胃热气盛
涩——脾之津液不足

大便坚——脾不能为胃行其津液,津液约制不能布行而肠道失润

小便数——津液不行常道,偏渗膀胱

病机:胃强热结,脾弱阴亏。

治法:润肠通便。

方药:麻子仁丸。

【方解与临床应用】

麻子仁丸,方中火麻仁、杏仁、芍药,润燥滑肠;大黄、枳实、厚朴,泄热通

便；蜜，甘缓润肠。全方共奏润肠通便之功。

麻子仁丸多用于习惯性便秘、老年性便秘、腹部及肛门手术后便秘、糖尿病伴有排便困难、尿频等。

【医案举例】

邓某，女，45岁，患口腔溃疡两年余，曾服中西药不效，自用黄连一味泡水代茶饮，日数次，初感心里清凉，后愈饮则口舌溃烂愈甚，又加大黄连之量，数日后出现肢胀，大便不通，于1982年6月上旬就诊，证见口舌生疮，口干喜饮，腹胀不敢食，大便七日未行，小便频数，脉弦稍数，舌质红，薄黄苔，此脾约症也。投麻子仁丸（煎剂）：火麻仁20克、白芍10克、枳实10克、生大黄（生军）10克、厚朴10克、杏仁10克，二付。二诊：大便通，解出燥屎数枚，腹胀全消，小便正常，舌溃烂亦有好转，脉细，舌红、薄白苔。拟生脉散加味收功，药尽症除。（周锦友．脾约症治验一例［J］．湖南中医学院学报，1983，02：41）

（三）肾着

【原文16条】 肾著之病，其人身体重，腰中冷，如坐水中，形如水状，反不渴，小便自利，饮食如故，病属下焦，身劳汗出，衣一作表里冷湿，久久得之，腰以下冷痛，腹重如带五千钱，甘姜苓术汤主之。

甘草干姜茯苓白术汤方：

甘草　白术各二两　干姜　茯苓各四两

上四味，以水五升，煮取三升，分温三服，腰中即温。

【提要与词解】 论述肾着的成因和证治。

【原文解释】

肾着病，患者身体沉重，腰部冷，好像坐在水中一样，外形好像水气病，但口反不渴，小便通利，饮食正常，属于下焦病。由于身体劳动而出汗，衣服里面又冷又湿，时间久了就会得这种病。腰以下感到寒冷而疼痛，腹部沉重，好像带着五千个铜钱似的，用甘姜苓术汤主治。

【分析速记】

证候：
- 身重、腰冷、重、痛——外腑病，肾脏无病
- 反不渴，小便自利——外腑有病而与肾无关
- 饮食如故——内脏无病，不在肾

病机：寒湿弊着于腰，阳气痹阻不利。

治法：散寒除湿。

方药：甘姜苓术汤。

【方解与临床应用】

甘姜苓术汤，方中茯苓，渗湿而暖腰膝，专导水湿下走；重用干姜、茯苓，温

通阳气、散寒除湿；白术，健脾燥湿而利腰脐之气；炙甘草，益其脾气，脾气健运则湿邪易除。全方共奏散寒除湿之功。

本方用于胃炎呕吐腹泻、冠心病以及胃肠功能紊乱、老年人小便失禁、阳痿、晕、男女遗尿、脱肛、闭塞性静脉炎、鼻衄、妊娠下肢水肿、半身汗出、妇女腰冷带下、流涎、风湿性关节炎、腰肌劳损、坐骨神经痛、椎管狭窄、舌痛、慢性盆腔炎、慢性附件炎、输卵管不通等属寒湿的病证。

（四）心伤

【原文 10 条】心伤者，其人劳倦，即头面赤而下重，心中痛而自烦，发热，当脐跳，其脉弦，此为心藏伤所致也。

【提要与词解】论述心伤的脉症。

【原文解释】

心脏受损伤的患者，在劳动疲倦后，就会出现头面发红而且下身沉重的感觉，心中疼痛而且自觉心烦不安，发热，正当脐部有跳动感，脉象弦，这都是因为心脏受伤所引起的。

【分析速记】

心伤——心之气血损伤。

劳倦，头面赤而下重——劳作伤气耗血，阳气上浮。

心中痛而自烦，发热——心虚失养，热动于中。

脐跳——心气虚于上而肾气动于下。

脉弦——气血两伤，不能濡养经脉。

（五）癫狂

【原文 12 条】邪哭使魂魄不安者，血气少也；血气少者属于心，心气虚者，其人则畏，合目欲眠，梦远行，而精神离散，魂魄妄行。阴气衰者为癫，阳气衰者为狂。

【提要与词解】血气虚少出现的精神异常的病症。

邪哭：指精神失常，无故悲伤哭泣，有如邪鬼作祟。

【原文解释】

因邪气作祟致哭，使患者心神不安的，是血虚气少的缘故；血虚气少是属于心的疾病。心气虚的人，时常感到恐惧，闭眼想睡，梦见自己走得很远，精神离决，魂魄散乱妄行。阴气衰弱的就成为癫病，阳气衰弱的就成为狂病。

【分析速记】

魂魄不安——肝藏血，肺主气，血气之主宰归于心，肝藏魂，肺藏魄，心之血

气虚少，肝肺失养

畏——心虚则神怯

合目欲眠——神气不足

梦远行——神不守舍

精神离散，魂魄妄行——心神不敛，精气涣散

三、三焦病证举例

（一）三焦竭部

【原文 18 条】问曰：三焦竭部，上焦竭善噫，何谓也？师曰：上焦受中焦气未和，不能消谷，故能噫耳。下焦竭，即遗溺失便，其气不和，不能自禁制，不须治，久则愈。

【提要与词解】论述三焦各部脏腑生理功能衰退的相互影响或直接发生的病变。

① 三焦竭部：三焦各部所属脏腑的功能衰退。

② 噫：嗳气。

【原文解释】

问："三焦各部功能暂时衰退，上焦功能衰退时，经常嗳气，这是为什么呢？"老师说："上焦禀受中焦之气，如果脾胃功能衰退，不能够消化食物，陈腐的水谷之气上逆，所以使人嗳气；下焦衰退，就会遗尿或大便失禁，这是由于下焦气不和，不能约制的缘故，可以不须治疗，久之正气复而病会自愈。"

【分析速记】

证候 { 中焦功能衰退（脾胃）——浊气逆冲——上焦嗳气（病机：实在中焦不和）
下焦功能衰退（肾、膀胱、大肠、小肠等）——功能失调——或遗尿或大便失禁

治疗——脏腑功能失调 { 短暂：待脏腑气机和畅，无药而愈。
日久：审其阴阳，观其脉证，随证施治。

（二）热在三焦与大小肠寒热

【原文 19 条】师曰：热在上焦者，因咳为肺痿；热在中焦者，则为坚；热在下焦者，则尿血，亦令淋秘不通。大肠有寒者，多鹜溏；有热者，便肠垢。小肠有寒者，其人下重便血，有热者，必痔。

【提要与词解】热在三焦和大小肠有寒有热的证候。

① 坚：指大便坚硬。

② 淋秘：淋指小便淋漓涩痛；秘指小便闭塞不通。

③ 鹜溏：鹜即鸭，鹜溏，指水粪杂下，状如鸭粪。

④ 肠垢：指大便黏滞垢腻。

【原文解释】

老师说：热邪停留在上焦的，因咳嗽而为肺痿病；热邪停留在中焦的，导致大便坚硬；热邪停留在下焦的，可导致尿血，亦可导致小便淋漓涩痛、闭塞不通。大肠有寒的人，多水粪杂下如鸭粪；大肠有热的人，则解出带黏液垢腻的粪便；小肠有寒的，其人肛门重坠而便血；小肠有热的，必生痔。

【分析速记】

肺痿——热邪在上焦，肺被热灼，气逆而咳，咳久肺之气阴耗伤

坚——热在中焦，灼脾胃之津液，大肠失于濡养

尿血——热在下焦，伤及肾与膀胱之络脉

鹜溏——寒则水粪混杂

肠垢——热则大便黏滞垢腻

下重便血——小肠寒则阳虚气陷不能摄血

必痔——热则热邪下注

四、积、聚、谷气

【原文 20 条】 问曰：病有积、有聚、有谷气，何谓也？师曰：积者，脏病也，终不移；聚者，腑病也，发作有时，辗转痛移，为可治；谷气者，胁下痛，按之则愈，复发为谷气。诸积大法，脉来细而附骨者，乃积也。寸口，积在胸中；微出寸口，积在喉中；关上，积在脐旁。上关上，积在心下；微下关，积在少腹；尺中，积在气冲。脉出左，积在左；脉出右，积在右；脉两出，积在中央。各以其部处之。

【提要与词解】积、聚、谷气三者的区别和积病的主要脉象。

① 谷气：水谷之气停积留滞之病。

② 诸积：范指由气、血、食、痰、虫等积滞引起的多种疾病。

【原文解释】

问：病有积、有聚、有谷气，这是什么意思？老师答道：积，是五脏之病，始终不移动；聚，是六腑之病，发作有一定的时候，疼痛辗转移动，是可以治好的；谷气病，胁下痛，按之则痛消失，后又复发为谷气。各种积病诊断的基本方法，脉象沉细，重按至骨的，这是积病；寸口脉沉细，积在胸中；沉细脉微出寸口之上，是积在喉中；关部沉细的，积在脐的旁边；脉沉细而出于关脉上部，积在心下；脉沉细而出于关脉下部的，是积在少腹；尺部脉沉细的，是积在气冲；沉细脉出于左手，积在身体左边；沉细脉出于右手，积在身体右边；沉细脉在两手同时出现，积

在中央部位。根据积的所在部位而进行处理诊治。

【分析速记】

积病、聚病、谷气证候特点比较见表 10-2。

表 10-2　积病、聚病、谷气证候特点比较

类别	病位	证候特点	治疗
积病	脏	结块有形,固定不移,痛有定处,多属血分	病情较重,病程长,难治疗
聚病	腑	聚散无常,聚时结块,散时无形,走窜移动,痛无定处,时做时止,多属气分	病情较轻,病程短,易治疗
谷气	脾胃	谷气壅滞胃肠,肝失疏泄,气结胁下而痛,按后有所减	宜消食理气

五、五脏死脉

【原文 3 条】 肺死藏,浮之虚,按之弱如葱叶,下无根者,死。

【提要与词解】 论述肺死脏的脉象。

【原文解释】

"肺死脏"的脉象,轻按感到无力,重按感到非常软弱,像葱叶那样中空而没有根的,是死证。

【分析速记】

浮之虚,按之弱如葱叶,下无根——肺气已绝。

【原文 6 条】 肝死藏,浮之弱,按之如索不来,或曲如蛇行者,死。

【提要与词解】 论述肝死脏的脉象。

【原文解释】

肝死脏的脉象,浮取软弱无力,重按好像绳索悬空,应手即去,不能复来,或者脉象曲折,似蛇蠕行之状的,是死证。

【分析速记】

浮之弱,按之如索不来,或曲如蛇行者——肝气已绝。

【原文 11 条】 心死藏,浮之实如麻豆,按之益躁疾者,死。

【提要与词解】 论述心死脏的脉象。

【原文解释】

心死脏的脉象,轻按坚实有力,好像麻豆一样,重按更觉脉跳躁动疾速的,是死证。

【分析速记】

浮之实如麻豆,按之益躁疾——心血枯竭,心气涣散。

【原文14条】脾死藏，浮之大坚，按之如覆杯洁洁，状如摇者，死。臣億等详五脏各有中风中寒，今脾只载中风，肾中风、中寒俱不载者，以古文简乱极多，去古既远，无文可以补缀也。

【提要与词解】论述脾死脏的脉象。

洁洁：形容里面空无所有的样子。

【原文解释】

脾死脏的脉象，轻按大而坚，重按好像摸着将要倒翻的杯子，中空无物，形状动摇不定的，是死证。

【分析速记】

浮之大坚，按之如覆杯洁洁，状如摇——脾气衰败。

【原文17条】肾死藏，浮之坚，按之乱如转丸，益下入尺中者，死。

【提要与词解】论述肾死脏的脉象。

转丸：形容脉象躁动如弹丸之乱转。

【原文解释】

肾死脏的脉象，轻按则坚，重按则脉象好像弹丸转动一样其脉溢满涌入尺中的，是死证。

【分析速记】

浮之坚，按之乱如转丸——肾脏真气不固而外脱。

第十一章
痰饮咳嗽病脉证并治第十二

一、成因、脉症与分类

（一）成因与脉症

【原文 12 条】夫病人饮水多，必暴喘满；凡食少饮多，水停心下，甚者则悸，微者短气。

脉双弦者，寒也，皆大下后善虚；脉偏弦者，饮也。

【提要与词解】论述广义痰饮病的成因与脉证。

① 脉双弦：左右两手脉象皆弦。

② 脉偏弦：左手或右手脉象见弦。

【原文解释】

患者饮水过多，必定突然气喘胸满；凡是吃东西少而饮水多的，则水饮停在心下，病情重的，则心下悸动，病情轻的，则呼吸短促。

两手脉象都弦，便是虚寒证，都是大下后容易里虚的缘故。如果一手脉弦，就是饮病。

【分析速记】

病因：一时性停饮：短时间内暴饮水，造成脾来不及运化→饮邪停留→暴喘满→随着饮消也必喘止。

脾失健运为内因，饮水过多为诱因。

证候 { 食少饮多，水停心下：脾阳不足，饮邪内停

心悸：水停心下饮邪盛

短气：饮邪微 }

脉象：饮邪偏注→脉见偏弦

此外，肺失通调，肾失气化皆可引起痰饮病。

（二）四饮与主症

【原文1条】问曰：夫饮有四，何谓也？师曰：有痰饮，有悬饮，有溢饮，有支饮。

【原文2条】问曰：四饮何以为异？师曰：其人素盛今瘦，水走肠间，沥沥有声，谓之痰饮；饮后水流在胁下，咳唾引痛，谓之悬饮；饮水流行，归于四肢，当汗出而不汗出，身体疼重，谓之溢饮；咳逆倚息，短气不得卧，其形如肿，谓之支饮。

【提要与词解】痰饮病的分类及四饮的主症。

① 素盛今瘦：指痰饮病人在未病之前，身体很丰满；病之后消瘦。

② 沥沥有声：指水饮在肠间流动时发出的声音。

③ 咳逆倚息：谓咳嗽气逆，不能平卧，须倚床休息。

【原文解释】

1条：问：饮病有四种，分别是什么？老师答道有痰饮，有悬饮，有溢饮，有支饮。

2条：问：四饮以什么作为区别？老师答道：若患者身体向来肥胖，现在消瘦，水饮流走肠间，发出沥沥的声音，称为痰饮；饮水以后，水流在胁下，咳唾痰涎时牵引胁下疼痛，称为悬饮；饮后水液流行，渗入四肢，应当汗出却不汗出，身体感到疼痛和沉重者，称为溢饮；咳嗽气逆而倚床呼吸，气息短促不能平卧，患者外形水肿，称为支饮。

【分析速记】

《素问·经脉别论》"饮入于胃，游溢精气，上输于脾，脾气散精，上归于肺，通调水道，下输膀胱，水精四布，五经并行"即人一身水液的正常流行情况，全依赖于人体阳气的正常（脾、肺、肾）。

四饮的分类及主症 {

痰饮 —病机→ 水饮停留于肠胃部（"水走肠间"）
　　　 —主症→ 肠间沥沥有声

悬饮 —病机→ 水饮潴留于胁下（"饮后水流在胁下"）
　　　 —主症→ 咳唾引痛

溢饮 —病机→ 水饮流行四肢肌表（"饮水流行，归于四肢"）
　　　 —主症→ 身体疼痛，当汗出而不汗出

支饮 —病机→ 水饮停留于胸膈，阻碍肺气的宣降
　　　 —主症→ 咳逆倚息，短气不得卧，其形如肿

}

四饮鉴别见表11-1。

表 11-1　四饮鉴别

证名	病位	病机	主症
痰饮(狭义)	肠胃	脾胃运化功能失调,水停胃肠	其人素盛今瘦,水走肠间,沥沥有声
悬饮	胁下	水流胁下,肝肺气机受阻	咳唾引痛
溢饮	四肢、肌表	饮溢四肢,肺气失宣,脾失健运	当汗出而不汗出,身体疼重
支饮	胸膈	饮停胸膈,肺失宣降	咳逆倚息,短气不得卧,其形如肿

【原文 13 条】肺饮不弦,但苦喘短气。

【原文 14 条】支饮亦喘而不能卧,加短气,其脉平也。

【提要与词解】以上两条论述支饮轻证的脉症。

【原文解释】

13 条:肺中有水饮停留,脉象不弦,只感到气喘而呼吸短促。

14 条:支饮亦有气喘而不能平卧,伴有呼吸短促的症状,他的脉象是平和的。

【分析速记】

13 条:肺饮——水饮犯肺,属支饮之一;

　　　　苦喘短气——饮邪犯肺,宣降失职,气逆于上。

14 条:喘而不能卧,短气——饮邪停聚胸膈,肺失宣降,饮阻气逆;

　　　　脉平——病尚轻浅,在脉象上反映还不太明显。

(三) 五脏水饮

【原文 3 条】水在心,心下坚筑,短气,恶水不欲饮。

【原文 4 条】水在肺,吐涎沫,欲饮水。

【原文 5 条】水在脾,少气身重。

【原文 6 条】水在肝,胁下支满,嚏而痛。

【原文 7 条】水在肾,心下悸。

【提要与词解】以上五条论述水饮波及五脏的证候。

心下坚筑:指心下部位满闷痞坚,动悸不宁。

【原文解释】

3 条:水饮波及心,心下坚满,动悸不宁,呼吸短促,不想喝水。

4 条:水饮波及肺,吐涎沫,想喝水。

5 条：水饮波及脾，气短，身体沉重。

6 条：水饮波及肝，胁下支撑胀满，打喷嚏时牵引胁肋疼痛。

7 条：水饮波及肾，脐下跳动。

【分析速记】

3 条：

心下坚筑——饮停心下，上凌于心，内搏阳气，则心下痞坚，动悸不宁

短气——心阳被水饮所遏，宗气滞而不畅

恶水不欲饮——水饮既伤心阳，亦困胃阳，心胃相通，故恶水不欲饮

4 条：

吐涎沫——肺主气，布津液，水饮射肺，肺气与水饮相激，水随气泛

欲饮水——肺失清肃之令，气不化津，而且多吐涎沫耗损津液

5 条：

少气——脾与胃为表里，受谷化精，输于五脏、百骸，则气盛体健，饮注于脾，健运失职

身重——脾主四肢、肌肉，脾为湿困，中阳不运，水湿阻滞，停于肢体

6 条：

胁下支满——肝位于胁，其脉布胁肋，水客于肝，则肝络不和，阴阳升降之道受阻

嚏而痛——嚏本出于肺，而肝脉上注于肺，肝络受邪，饮阻气滞，所以嚏时胁下相引而痛

7 条：

肾下悸——肾居下焦，水饮犯肾，肾阳虚，不能化水为气，脐下蓄水冲逆

（四）留饮与伏饮

【原文 8 条】 夫心下有留饮，其人背寒冷如手大。

【原文 9 条】 留饮者，胁下痛引缺盆，咳嗽则辄已。一作转甚。

【原文 10 条】 胸中有留饮，其人短气而渴，四肢历节痛。脉沉者，有留饮。

【提要与词解】 留饮在心下、胁下、胸中的脉症。

咳嗽则辄已：辄已作转甚、加剧解，即咳嗽时疼痛更加剧烈。

【原文解释】

8 条：心下有水饮停留，患者背部寒冷，其范围如手掌大。

9 条：留饮患者，胁下疼痛牵引缺盆，咳嗽时则疼痛更厉害。

10 条：胸中有饮邪停留，患者呼吸短促而口渴，四肢关节疼痛，脉象沉，是有留饮的脉象。

【分析速记】

留饮：指水饮留而不去，凡饮邪留积之处，即阳气被阻遏不能展布之处。

证候 { 饮留心下，其俞穴在背，饮留阳气不达，不能转输于背部→背部寒冷
饮留胸中，则肺气不利，气不布津→短气而渴
留饮入于四肢，痹着关节，阳气不通→四肢历节痛

《水气病篇》："脉得诸沉，当责有水"

水饮久留，阳气闭郁，脉自当沉，故沉脉是诊断留饮的一个重要依据。

【原文 11 条】膈上病痰，满喘咳吐，发则寒热，背痛腰疼，目泣自出，其人振振身瞤剧，必有伏饮。

【提要与词解】膈上有伏饮，发作前后的表现。

① 目泣：眼睛流泪。

② 振振身瞤：形容身体震颤动摇不由自主。

③ 伏饮：指潜伏于体内，根深蒂固，难于攻除，伺机而发的一种饮病。

【原文解释】

膈上有痰饮，胸满，气喘，咳嗽，吐痰涎，发作时则恶寒发热，背痛腰疼，眼泪自行流出，患者身体颤抖，且摇动得厉害，必然是有痰饮潜伏于内。

【分析速记】

伏饮发作
前后病情 { 平素（未发作）饮伏于胸膈→满喘咳吐→胸满、气喘、咳嗽、吐涎沫
急性发作，外感诱发→外感证→恶寒发热，背痛腰痛
饮证加重→满喘咳吐加重，喘咳剧烈致目泣自出，振振身瞤剧

伏饮致病特点：平时症轻微，不易根除，每当气候转变，尤其是外寒造成新感引动伏饮，内外合邪，急性发作，诸症加剧（哮喘）。

二、治疗原则

【原文 15 条】病痰饮者，当以温药和之。

【提要与词解】论述痰饮病的治则。

【原文解释】

痰饮病患者，应该用温性的药物来调和治疗。

【分析速记】

（1）这里痰饮指广义的痰饮

（2）"温药" { ①饮邪之成是由脾肾阳气不足，饮邪既成又易伤阳气→故治病求本，当用温药温复阳气
②饮邪为阴邪，得阳则化，得温则行→化饮药必用温性药
③温药具有振奋阳气，健运中州，开发腠理，通行水道的作用→故能达到助阳化饮的目的

（3）"和之"——即是温之不可太过，不可过用辛温刚燥，也不可专事温补，只宜以温运温化为主。

（4）"温药和之"是治痰饮总的原则，是治本的主要方法，偏重于本虚。治标方面，有行、消、开、导四方面，行其气，消其痰，开其阳，导饮邪从大、小便而出。

三、四饮证治

（一）痰饮

1. 饮停心下

【原文 16 条】心下有痰饮，胸胁支满，目眩，苓桂术甘汤主之。

茯苓桂枝白术甘草汤方：
茯苓四两　桂枝　白术各三两　甘草二两
上四味，以水六升，煮取三升，分温三服，小便则利。

【提要与词解】论述饮停心下的证治。
胸胁支满：指胸胁有支撑胀满感。

【原文解释】
心下有饮邪停留，胸胁支撑胀满，头昏目眩，用苓桂术甘汤主治。

【分析速记】
证候：
$\left\{\begin{array}{l}\text{胸胁支满：心下即胃脘，胃中有停饮，气机升降受阻}\\\text{目眩：饮阻于中，清气不升，浊阴反而上冒}\end{array}\right.$
病机：饮停心下，胃失和降。
治法：温阳蠲饮，健脾利水。
方药：苓桂术甘汤。

【方解与临床应用】
苓桂术甘汤，其中茯苓，利肺通调水道，淡渗利水，化饮降浊；桂枝，辛温通阳，振奋阳气以消水饮；茯苓、桂枝合用以温阳化饮；白术，燥湿运脾；炙甘草，和中益气。全方共奏温阳蠲饮，健脾利水之功。

苓桂术甘汤被临床医家广泛地运用于治疗多种疾病。凡是具备饮停心下，胃失和降的病机，以头目眩晕、呕吐清水涎沫，或心悸、短气、胸闷，或咳嗽气喘、咳吐清稀涎沫、胸胁支满，或脘腹逆满、呕恶，或背寒冷如手大等为主症者，无论其舌质淡红，还是舌质淡嫩，或舌质淡胖，或舌边有齿痕，苔白润，或苔白腻，或苔淡黄腻，甚至呈现水滑苔，脉象沉弦、或沉滑、或沉紧、或细滑、或濡等诸多病症，均可以苓桂术甘汤为主方进行治疗。

【医案举例】

李某，女，35岁。1981年7月12日就诊。因天气炎热，过食瓜果冷饮，发作头目眩晕，胸闷不畅，泛泛作恶，舌苔白腻，脉象濡滑。证属脾阳不振，痰饮内停，上蒙清阳，给予温阳化饮。处方：茯苓15克，桂枝、炒白术、法半夏各10克，炙甘草6克。二剂，药后眩晕消失，诸证悉平。（任达然.苓桂术甘汤的临床运用［J］.江苏中医杂志，1984，04：37-38）

2. 微饮短气

【原文 17 条】夫短气，有微饮，当从小便去之，苓桂术甘汤主之；肾气丸亦主之。方见脚气中。

【提要与词解】论述微饮在脾、在肾的不同证治。

【原文解释】

呼吸短促，有轻微的水饮停留，应当从小便去其饮，用苓桂术甘汤主治；肾气丸亦可主治。

【分析速记】

微饮：是水饮之轻微者，水饮内阻，阳气不化，其本在脾、肾。

证候：

水饮停留，妨碍气机升降→短气 }
阳气不化→小便不利 } →"当从小便去之"

微饮分脏论治见表11-2。

表 11-2　微饮分脏论治

病位	脾	肾
证候	心下逆满，起即头眩	畏寒足冷，小腹拘急不仁
病机	中阳不运，水停为饮者	下焦阳虚，不能化水，水泛心下
治法	健脾利水	温肾化水
方药	苓桂术甘汤	肾气丸

【医案举例】

颜某某，女，40岁。经常眩晕，反复发作。近觉胸胁逆满，眩晕尤甚，神疲短气，形寒怕冷，恶心欲吐，有时天旋地转，房屋有坠倒之势，张目则甚，闭目则止，诊得脉沉细，舌质淡胖有齿痕，苔白，头面微浮，小便不利。病系脾胃阳虚，不能行水，饮停心下，以致胸胁支满，短气目眩。法当健脾渗湿，温阳蠲饮。方拟：茯苓15克、桂枝10克、白术10克、甘草5克、磁石20克，三剂。二诊：服药后，胸胁苦闷基本消失，但心悸眩晕，头面微浮，尿少肢冷，脉仍沉。拟温阳利水法。附片10克、白术15克、茯苓10克、白芍18克、生姜3片、磁石20克，五剂。三诊：药服完后，眩晕完全消失，诸症亦逐渐就愈。（湖南中医药研究所.
湖南省老中医医案选［M］.长沙：湖南科学技术出版社，1981：181）

3. 下焦饮逆

【原文31条】假令瘦人脐下有悸，吐涎沫而癫眩，此水也，五苓散主之。

五苓散方：

泽泻一两一分　猪苓三分（去皮）　茯苓三分　白术三分　桂二分（去皮）

上五味，为末，白饮服方寸匕，日三服，多饮暖水，汗出愈。

【提要与词解】论述下焦饮逆的证治。

【原文解释】

假如瘦人脐下有悸动气上冲之感，吐涎沫，而又感到眩晕，这是水饮之证，用
五苓散主治。

【分析速记】

证候：

{ 脐下悸——饮邪内动

{ 吐涎沫而头目眩晕——水饮逆而上行

病机：饮停下焦，气化不利，水饮逆动。

治法：通阳化饮，利小便。

方药：五苓散。

【方解与临床应用】五苓散，猪苓、茯苓、泽泻，利水，渗湿化饮；白术，健
脾化饮，培土制水；桂枝，通阳化饮。全方共奏通阳化饮、利小便之功。

临证时只要具有小便不利，甚至小便不通，或伴水肿，或兼头晕目眩、呕吐清
涎，或泄泻，或见身体某一局部积液，或伴口渴但水入即吐，舌淡红、苔白腻或白
滑等主症，属于饮停下焦，气化不利，水饮逆动病机者，都可用五苓散主治。

【医案举例】

张某某，女，37岁，工人。反复发作性眩晕、恶心、呕吐四年，再发伴加剧4
天。经五官科检查，诊断为内耳眩晕病。舌质淡、苔白，脉濡。处方：泽泻20克、
猪苓12克、茯苓12克、白术10克、桂枝10克，每日一剂，煎汤200毫升，分三
次服。服药三天后眩晕、耳鸣、恶心、呕吐明显减轻，服药一周后症状完全消失。
（董圣群.五苓散治疗内耳眩晕病［J］.浙江中医学院学报，1989，01：24）

4. 饮逆致呕

【原文41条】先渴后呕，为水停心下，此属饮家，小半夏茯苓汤主之。方
见上。

【提要与词解】论述水饮上逆致呕的证治。

【原文解释】

先口渴饮水而后呕吐，是水饮停于心下，这是素有水饮的患者，用小半夏加茯苓汤主治。

【分析速记】

证候：

先渴——停饮之体，因脾不散津，津不上承

后呕——渴而饮水过多，水停心下成为新饮，水饮不能下行反而上逆

病机：水饮上逆。

治法：降逆止呕，引水下行。

方药：小半夏加茯苓汤。

【方解与临床应用】

小半夏加茯苓汤，方中半夏、生姜逐饮降逆；茯苓，健脾利水，全方共奏降逆止呕、引水下行之功。

临床常将本方用于治疗以呕吐、心下痞满、心悸、眩晕等为主症，伴舌淡苔白腻或白滑、脉弦等征象，病机属于水饮上逆的多种疾病引起的呕吐。

【医案举例】

刘某，女，42岁，1982年1月10日初诊。头眩心悸，咽部不适，不时呕吐清水与食物，每天少则三五次，多达十余次，已历半载，近半月加剧，以致精神恍惚，疲惫不堪。某医院诊为"胃肠神经官能症"。刻诊：头眩心悸，咽中不适，恶心，心下痞，因惧吐，不敢进食，有时只服葡萄糖水，服后两小时许又吐出。全身软弱无力，舌淡、苔白腻，脉虚弱。证属脾胃虚弱，痰饮内阻。治宜健脾温胃，散饮止呕。方用小半夏加茯苓汤化裁：半夏10克、生姜10克、茯苓12克、灶心土250克，煎汤代水，上药一剂。翌日，来人告曰：服药后上午未吐。即给原方二剂，已能进食，两天中只吐了一次，且量不多。又以上方加党参12克，三剂。服后已不吐，能食，随访半年未发。[武秀金.小半夏加茯苓汤治疗呕吐三则［J］.中医杂志，1982，23（12）：16]

5. 留饮欲去

【原文18条】病者脉伏，其人欲自利，利反快，虽利，心下续坚满，此为留饮欲去故也，甘遂半夏汤主之。

甘遂半夏汤方：

甘遂（大者）三枚　半夏十二枚（以水一升，煮取半升，去滓）　芍药五枚
甘草（如指大）一枚（炙）—本做无

上四味，以水二升，煮取半升，去滓，以蜜半升，和药汁煎取八合，顿服之。

【提要与词解】 水饮结实在胃肠的治疗与转归。

① 脉伏：指脉重按着骨始得，细而有力。

② 自利：不用攻下药而大便自行下利。

③ 续坚满：心下仍然有坚满之症存在。

【原文解释】

患者脉象为伏，将要下利，下利后反而感到爽快舒服，虽然下利，但心下仍继续坚硬胀满，这是留饮将去而未去的缘故，用甘遂半夏汤主治。

【分析速记】

证候：

心下续坚满 {正气强能驱邪外出→欲自利，利反快→留饮欲去故也
（饮留心下）{正不胜邪→欲自利，虽利，心下续坚满（旧饮虽去，新饮复停）

病机：胃肠留饮，正气驱邪，水饮下行欲去。

治法：逐饮散结，因势利导。

方药：甘遂半夏汤。

【方解与临床应用】

甘遂半夏汤，方中半夏，降逆逐饮散结；甘遂，攻逐水邪；甘草，与甘遂相反相成，俾激发留饮得以尽去；芍药、白蜜，扶正安中，缓和毒性，全方共奏逐饮散结之功。

本方适宜于饮邪久留，邪实体实的急顽重症，常以久泻，但泻后反轻松，胸脘腹部痞塞坚满或兼疼痛拒按，或身体局部有积水（液），小便不利，苔白滑或白腻，脉沉弦有力或沉滑为使用依据。

6. 肠间饮聚成实

【原文 29 条】 腹满，口舌干燥，此肠间有水气，己椒苈黄丸主之。

防己椒目葶苈大黄丸方：

防己　椒目　葶苈（熬）　大黄各一两

上四味，末之，蜜丸如梧子大，先食饮服一丸，日三服，稍增，口中有津液。渴者，加芒硝半两。

【提要与词解】 论述肠间饮聚成实的证治。

【原文解释】

腹部胀满，口舌干燥，这是肠间有水气，用己椒苈黄丸主治。

【分析速记】

{腹满——水走肠间，饮邪内结
{口干舌燥（喜热饮润口但不欲喝）——水气不化，津不上承
{以方测证：大便秘结，小便不利

病机：饮邪结实肠间。

治法：前后分消饮邪。

方药：己椒苈黄丸。

【方解与临床应用】

己椒苈黄丸，方中防己、椒目，辛宣苦泄，导水从小便而出；葶苈子、大黄，宣上通下，导水从大便而出。

适宜于饮邪内结，腑气不通之实证。如治疗辨证属饮邪结实肠间，邪实而正未衰的肝硬化腹水、肺心病心衰、胸腔积液、心包积液等，表现为腹中肠鸣如雷、睡眠障碍、大便溏或大便秘结、疑病心理等特点的胃肠神经官能症；治疗以大便次数增加、且为黏液样或稀沫样大便、脐周不适、阵发性腹痛、肠鸣显著且沥沥有声等狭义痰饮特征为主症的慢性泄泻等。

【医案举例】

马某某，男，55岁，1981年元月诊治。患肺源性心脏病十余年，长年咳嗽、心悸。1980年入冬后心悸加重，周身浮肿，喘息难卧，因Ⅲ级心衰而住院。症见：面色青黑，周身浮肿，腹满而喘，心悸，不能平卧，唇口发绀，痰涎壅盛，四肢厥冷，二便不利，舌质紫，苔薄黄，脉细促，脉率110次/分，血压86/50毫米汞柱。此属久病正虚，腑气不通，大虚之中有盛候。治宜肃肺降浊，兼以益气温阳。方用：防己、炮附片各15克，椒目、葶苈子、大黄各5克，干姜、红参各10克，茯苓30克，嘱其浓煎频服。3剂后，便出脓样黏秽粪，小便通利，下肢转温，心悸喘促减轻，服10剂后肿消，能下床活动，继服24剂，症状基本消失，能作轻体力劳动，追访一年未复发。（唐祖宣．己椒苈黄丸的临床运用［J］．湖北中医杂志，1984，02：18-19）

（二）悬饮

【原文21条】 脉沉而弦者，悬饮内痛。

【原文22条】 病悬饮者，十枣汤主之。

十枣汤方：

芫花（熬） 甘遂 大戟各等分

上三味，捣筛，以水一升五合，先煮肥大枣十枚，取八合，去滓，内药末。强人服一钱匕，羸人服半钱，平旦温服之；不下者，明日更加半钱，得快下后，糜粥自养。

【提要与词解】 悬饮的脉症与治疗。

① 内痛：胸胁部牵引疼痛。

② 羸人：指身体瘦弱的人。

③ 平旦：指日出之时，即早晨。

【原文解释】

21 条：脉象沉而弦，是悬饮引起的胸胁疼痛的脉象。

22 条：患悬饮病的，用十枣汤主治。

【分析速记】

21 条：脉沉而弦——脉沉为病在里，弦脉主饮癖积聚，主痛；

　　　　内痛——饮阻气滞，水饮相搏，胸胁牵引作痛。

22 条：论述十枣汤可治悬饮

治法：破结逐水。

方药：十枣汤。

【方解与临床应用】

十枣汤，方中甘遂，苦寒峻泻，长于泻经隧之水；芫花，苦温，善于破顽癖之结；大戟，味苦、辛，性温，善于逐脏腑之水；肥大枣，补中气，调诸药。全方共奏破结逐水之功。

十枣汤为攻逐水饮的峻剂，最适宜于水饮积结胸胁或胁腹，邪实正未虚之证。临床常见胸胁或胸背掣痛不得息，心下痞硬，剧烈地咳嗽或顽固性咳嗽，或咳喘，短气，咳唾时牵引胸胁作痛，或水肿，或腹胀喘满，苔白甚至水滑，脉沉弦（或弦滑）有力等脉证。

【医案举例】

宋某，女，40 岁，农民。病痰饮咳嗽日久，饮邪泛溢入皮，周身肿胀，腹大如鼓，气促喘急，不能平卧，二十天来，病情加重，非常痛苦，经治无效，令余往诊，查脉沉弦而细，至数尚齐，尚有生机，脉证合参，乃属悬饮。《金匮要略》云"脉沉而弦者，悬饮内痛"。此为中阳不振，水不运化，结聚胸膈所致。法当峻攻其水，选用《金匮要略》十枣汤治之：甘遂 6 克、大戟 6 克、芫花 6 克（醋炒）、大枣十枚，前三味药共为细末，分作两包，先服一包大枣煎汤送下。一包服后约三小时，患者家属告之："患者肠鸣。"余云："肠鸣无妨，必要腹泻，待泻到八次后，煮稀粥温服可止。"果泻八次，饮粥即止。第二日往诊，病去大半，亦能安卧，腹胀稍减，后用理脾涤饮（黄芪、贡术、干姜、白豆蔻、砂仁、半夏）调理治之而愈。（朱有德. 老中医医案选［J］. 陕西医学杂志，1976，01：53-54）

（三）溢饮

【原文 23 条】 病溢饮者，当发其汗，大青龙汤主之；小青龙汤亦主之。

大青龙汤方：

麻黄六两（去节）　桂枝二两（去皮）　甘草二两（炙）　杏仁四十个（去皮尖）生姜三两　大枣十二枚　石膏如鸡子大（碎）

上七味，以水九升，先煮麻黄，减二升，去上沫，内诸药，煮取三升，去滓，温服一升，取微似汗。汗多者，温粉粉之。

小青龙汤方：

麻黄三两（去节） 芍药三两 五味子半升 干姜三两 甘草三两（炙） 细辛三两 桂枝三两（去皮） 半夏半升（汤洗）

上八味，以水一斗，先煮麻黄减二升，去上沫，内诸药，煮取三升，去滓，温服一升。

【提要与词解】溢饮的证治。

【原文解释】

患溢饮者，应当发汗，用大青龙汤主治；小青龙汤也可主治。

【分析速记】

邪盛于表而兼有郁热者（表寒里热）→发热恶寒，脉浮紧，身疼痛不汗出，喘，烦躁→发汗兼清泄郁热→大青龙汤

表寒里饮俱盛→恶寒发热，胸痞，干呕，咳喘，咳吐清稀泡沫痰→

发汗兼温化里饮→小青龙汤

大、小青龙汤证比较见表11-3。

表11-3 大、小青龙汤证比较

方名	大青龙汤证	小青龙汤证
证候	发热无汗而喘,烦躁而渴,苔薄黄,脉浮紧	恶寒发热,咳嗽气喘,肢体浮肿,苔白滑,脉弦紧
特点	外寒内热,表证重	外寒内饮,表证轻
病机	寒邪外束,水饮内郁化热	表寒里饮,肺气失宣
治法	解表散寒,清热除烦	解表发汗,温肺化饮
方义	麻黄、桂枝、杏仁、甘草、生姜、大枣发汗散饮;石膏清热除烦	麻黄、桂枝、芍药、甘草和营解表;半夏、五味子、细辛、干姜温肺化饮,降逆止呕

小青龙汤的临床应用非常广泛，但以治疗呼吸系统疾病和变态反应性疾病尤为多见。如急慢性支气管炎、慢性支气管炎急性发作、各种肺炎、支气管哮喘等。

大青龙汤为发汗峻剂，适用于风寒郁滞肌腠、里有郁热引起的许多病证。临床常用于治疗发热性感染性疾病，如上呼吸道感染、慢性支气管炎、慢性支气管炎合并肺部感染等。

（四）支饮

1. 支饮重证

【原文 24 条】膈间支饮，其人喘满，心下痞坚，面色黧黑，其脉沉紧，得之数十日，医吐下之不愈，木防己汤主之。虚者即愈；实者三日复发，复与不愈者，宜木防己汤去石膏加茯苓芒硝汤主之。

木防己汤方：

木防己三两 石膏十二枚（如鸡子大） 桂枝二两 人参四两

上四味，以水六升，煮取二升，分温再服。

木防己去石膏加茯苓芒硝汤方：

木防己　桂枝各二两　人参　茯苓各四两　芒硝三合

上五味，以水六升，煮取二升，去滓，内芒硝，再微煎，分温再服，微利则愈。

【提要与词解】支饮虚实夹杂的证治。

① 黧黑：指黑而晦暗。

② 虚者：这里指痞结虚饮。

③ 实者：指坚结成实。

【原文解释】

膈间有支饮，病人气喘胀满，心下坚硬，面色黑而晦暗，脉象沉紧，得病数十天，用吐、下的方法而不愈，用木防己汤主治。心下虚软的，就即时而愈，心下坚硬的，三天后膈间支饮复发，如再给木防己汤而不愈的，应用木防己汤去石膏加茯苓芒硝汤主治。

【分析速记】

证候 {
　喘满——饮邪上迫于肺
　心下痞坚——饮邪下干于胃
　面色黧黑——饮邪内结，脾胃生化无权，不能外流于面，属虚
　医吐下不愈→虚实夹杂
　脉沉紧——寒饮内流
}

病机：支饮虚实夹杂。

治法：攻补兼施（通阳利水化饮，散结补虚）。

方药：木防己汤。

【方解与临床应用】

木防己汤，方中防己，行水；桂枝，通阳利水；人参，扶正补虚；石膏，降饮止逆，清郁热。全方共奏通阳利水化饮，散结补虚之功。服药后，心下痞满坚变为虚饮，水去气行，结聚已散，但仍痞坚结实，因石膏辛凉不利于寒饮的消散，木防己汤去石膏辛凉伐阳，加茯苓、芒硝，导水下行、软坚散结。

木防己汤与木防己去石膏加茯苓芒硝汤皆属寒热并行，补利兼施的方剂，最适宜于病程较长，实中有虚，寒饮夹热，病情复杂，常见喘息咳嗽，甚者不能平卧、胸闷、心下痞坚、心悸、面色黧黑、舌淡苔白腻或白厚、黄腻、脉沉紧等证候的慢性充血性心力衰竭，诸如扩张型心肌病、冠心病、高血压性心脏病、肺心病、风湿性心脏病、尿毒症等合并的心衰。

【医案举例】

俞某，男，56岁，农民，于1978年2月2日诊治。患者慢性咳嗽史已10年，

遇冷天更甚，面色黧黑，精神疲乏，咳嗽气逆近日加剧，痰呈泡沫样，头昏且晕，畏寒，纳差，脘胀，时觉呕恶，呕吐痰涎，眼胞微肿，唇疮，舌质红苔白腻；脉象浮大而软。检查：慢性病容，桶形胸，两肺呼吸音低，粗糙，两下肺闻及湿啰音，心无异常发现。肺透肺纹理增深，横膈下降，双肺透光度增强。诊断：气管炎，肺气肿，此属痰饮。治以木防己汤加味，以桂枝、制半夏、白芍、百部、石膏各10克，党参30克，防己15克，干姜、五味子各5克。服5剂后，呕吐已止，脘胀已除，前方继服7剂，病情显著缓解。(沈敏南.木防己汤的临床应用和体会［J］.成都中医学院学报，1979，03：71-74)

2. 支饮冒眩

【原文 25 条】心下有支饮，其人苦冒眩，泽泻汤主之。

泽泻汤方：
泽泻五两　白术二两
上二味，以水二升，煮取一升，分温再服。

【提要与词解】寒饮上逆的眩晕证治
冒眩：冒，如有物冒蔽之意；眩，视物旋转。冒眩，即头眩目晕。

【原文解释】
心下有支饮，患者苦于头眩目晕，用泽泻汤主治。

【分析速记】
证候：冒眩——寒饮上逆→头目昏眩，呕吐恶心，如坐车船
病机：脾胃虚弱，湿浊中阻，清阳不升。
治法：健脾化饮，降逆止眩。
方药：泽泻汤。

【方解与临床应用】
泽泻汤，方中泽泻，甘寒而咸，渗湿除饮；白术，味苦、甘，性温，健脾燥湿。全方共奏健脾化饮，降逆止眩之功。
泽泻汤是治疗脾胃虚弱，湿浊中阻，清阳不升所致眩晕病的常用方剂，其辨证要点为：突然发作的头晕目眩，如坐舟车，甚者卧床不起，常伴恶心呕吐，且多呕吐涎沫，头重如物所蒙，舌淡胖，或边有齿痕，苔白滑或白腻，脉多见弦滑或濡滑。泽泻汤所治的眩晕证常由梅尼埃病引起，也可见于前庭神经元炎、高血压病、脑椎-基底动脉供血不足眩晕等。

【医案举例】
朱某，男，50岁，1967年，因病退休在家，患病已两载，百般治疗无效。其所患之病，为头目冒眩，终日昏昏沉沉，如在云雾之中。且两眼懒睁，两手发颤，不能握笔写字，颇以为苦。切其脉弦而软，视其舌肥大异常，苔呈白滑，而根部略

腻。辨证：此证为泽泻汤的冒眩证。因心下有支饮，则心阳被遏，不能上煦于头，故见头冒目眩；正虚有饮，阳不充于筋脉，则两手发颤；阳气被遏，饮邪上冒，所以精神不振，懒于睁眼。至于舌大脉弦，无非是支饮之象。治法：渗利饮邪，兼崇脾气。方药：泽泻24克，白术12克。（刘渡舟．谈谈《金匮》的泽泻汤证［J］．中医杂志，1980，09：17-18）

3. 支饮腹满

【原文 26 条】 支饮胸满者，厚朴大黄汤主之。

厚朴大黄汤方：

厚朴一尺　大黄六两　枳实四枚

上三味，以水五升，煮取二升，分温再服。

【提要与词解】 支饮兼腹满的证治。

【原文解释】

支饮胸腹满闷不适者，用厚朴大黄汤主治。

【分析速记】

证候：

支饮症状：咳逆倚息，短气不得卧→痼疾

腹满：（新病）一定有大便秘结、坚硬、腹痛　} 先治新病，后治痼疾

病机：饮热郁肺，腑气不通。

治法：理气逐饮，荡涤实邪。

方药：厚朴大黄汤。

【方解与临床应用】

厚朴大黄汤，方中厚朴，理气除满；大黄、枳实，泄热通腑。全方共奏理气逐饮，荡涤实邪之功。本方虽重在治胃家实，但肺与大肠相表里，可以兼治肺。

临床多用厚朴大黄汤治疗饮热郁肺，腑气不通之证，如急性支气管炎、慢性支气管炎并感染、胸膜炎、心包炎等。其证除见咳喘、短气不得卧、咳痰清稀量多、胸中憋满外，必然具备腹胀，大便秘结，其舌苔或白或黄腻，脉常弦滑有力或弦数有力。该方也可治疗宿食与实热互结引起的胃痛、腹痛。

【医案举例】

赵某，男，58岁。1985年10月12日初诊。自诉：素患喘证，喜饮酒，昨与朋友暴饮后突发气喘、咳嗽、胸闷胀满、不能平卧、呼吸短促、口渴喜饮、大便干结、小便短赤。自服氨茶碱无效而就诊。细查：舌苔黄，脉沉而有力。此属湿热灼伤肺络。治宜通瘀泄饮，降气平喘。拟方：厚朴12克、大黄10克、枳实8克、葶苈子12克、大枣10丸。服1剂而喘平，再服2剂而病瘥。（陈厚智．经方治疗急症举隅［J］．湖南中医杂志，1990，01：25-26）

4. 支饮不得息

【原文 27 条】 支饮不得息，葶苈大枣泻肺汤主之。方见肺痈中。

【提要与词解】饮热壅肺的证治。

【原文解释】
患支饮者喘促不能平卧，用葶苈大枣泻肺汤主治。

【分析速记】
证候：支饮不得息——支饮阻肺，气机不利
病机：饮邪壅肺化热，肺气不利。
治法：泻肺逐饮。
方药：葶苈大枣泻肺汤。

根据本条原文所述主症"支饮不得息"，当代医家常用该方治疗饮邪壅肺化热，肺气不利，证见咳喘气急、呼吸困难、胸闷、咳痰稀白量多的病证，尤以呼吸系统、心血管系统疾病为多见。

【医案举例】
张某，女，61 岁。患咳嗽病多年，每年秋冬发作，虽经治疗但逐年加重。一九六三年诊断为肺心病。接诊时慢性病容，神气衰微，萎靡不振，呼吸困难，不能平卧，面色紫黑，全身浮肿，身微热，汗出，小便不利，大便燥，心悸，食欲缺乏，咳大量黄黏痰。脉弦细而疾。舌质红干无苔。病情重危。（西医诊断：慢性肺源性心脏病、Ⅵ级心衰）。按中医辨证实属肺气壅塞、痰浊内阻，心血瘀滞，虚实错杂，肺心为病。治宜破肺脏之郁结，以逐其邪。故投葶苈大枣泻肺汤（葶苈子 10 克、大枣 12 枚），经服两剂疗效显著，咳嗽、喘、心跳、气短好转大半，经服四剂后能平卧，全身水肿消除三分之二，病情暂告缓解。（吴立诚．"葶苈大枣泻肺汤"的临床运用［J］．辽宁医学杂志，1976，02：31-32）

5. 饮病呕吐

【原文 28 条】 呕家本渴，渴者为欲解，今反不渴，心下有支饮故也，小半夏汤主之。《千金》云：小半夏加茯苓汤。

小半夏汤方：
半夏一升　生姜半斤
上二味，以水七升，煮取一升半，分温再服。

【提要与词解】支饮在胃呕吐的预后和证治。

【原文解释】
经常呕吐的人，本应口渴，口渴是疾病将除的表现，如今反而不渴，是心下有支饮的缘故，用小半夏汤主治。

【分析速记】

证候：

呕后口渴——饮随呕去，胃阳来复，饮病欲解之征

反不渴——支饮未尽除，饮邪内阻，津不上承

病机：水饮停留于心下膈间和胃脘。

治法：和胃散饮，降逆止呕。

方药：小半夏汤。

【方解与临床应用】

小半夏汤，方中半夏，辛燥，降逆涤饮；生姜，辛散，温中降逆，全方共奏和胃散饮，降逆止呕之功。

小半夏汤为止呕之祖方、主方，现代医家常用本方治疗许多原因引起的呕吐，如梅尼埃病、急慢性胃炎、肝炎、胰腺炎、胆囊炎、尿毒症、不完全性幽门梗阻、功能性胃潴留以及由于胃手术后所致的功能性排空障碍等诸多疾病过程中出现的呕吐，以及妊娠呕吐、神经性呕吐、外科术后呕吐、呃逆等。

【医案举例】

王某，女，53 岁，退休工人，1963 年 5 月 10 日初诊。眩晕 3 天，呕吐频繁，呕吐物俱是清水涎沫，量多盈盆，合目卧床，稍转动便感觉天旋地转。自诉每年要发数次，每次发作长达月余，痛苦不堪，西医诊断为"内耳眩晕症"。形体肥胖，苔薄白而腻，脉沉软滑。此水饮停胃，浊邪僭上，清空不清。法当和胃化饮，饮化浊降则诸症自除。处方：制半夏 12 克、生姜 10 克，二剂。5 月 13 日复诊：眩晕、呕吐均止。原方加茯苓 12 克，继服两剂，并予丸方（二陈汤加白术，姜汁泛丸）常服，以求巩固，追访二年未发作。（陈嘉栋，姚立丹，陈苏．眩晕十则［J］．中医杂志，1980，07：16-19）

【原文 30 条】 卒呕吐，心下痞，膈间有水，眩悸者，小半夏加茯苓汤主之。

小半夏加茯苓汤方：

半夏一升　生姜半斤　茯苓三两一法四两

上三味，以水七升，煮取一升五合，分温再服。

【提要与词解】 支饮在胃呕吐兼眩悸的证治。

【原文解释】

突然呕吐，心下痞满，为膈间有水饮，有头晕目眩和心下悸的，用小半夏加茯苓汤主治。

【分析速记】

证候：

膈间有水——病位膈间，病因水饮为患

卒呕吐——隔间水饮因偶触寒邪，胃气上逆

心下痞——水饮内停，饮阻气滞

眩——水饮上泛，清阳不升

悸——水气凌心

病机：宿饮停留于心下膈间和胃脘。

治法：和胃止呕，引水下行。

方药：小半夏加茯苓汤。

【方解与临床应用】

小半夏加茯苓汤，方中半夏、生姜，温中和胃，降逆止呕；茯苓，淡渗利水，导水下行，全方共奏和胃止呕，引水下行之功。

本方用于治疗以呕吐、心下痞满、心悸、眩晕等为主症，伴舌淡苔白腻或白滑、脉弦等征象，病机属于水饮内停心下的多种疾病引起的眩晕，诸如高血压病、梅尼埃病、颈椎病等。

【医案举例】

孙某，男，44岁。1981年12月10日初诊。因感冒、发冷发热、呕吐，在家自服中药无效，反头晕耳鸣，呕吐不止。于12月8日入院。拟诊：①上感；②梅尼埃病。经输液及中西药治疗，症情不见好转，甚则呕吐胆汁。家属要求服中药治疗。刻诊：寒热已罢，头昏目眩，耳鸣心悸，不敢睁眼，稍动则吐，唯安静仰卧则舒。口不渴，舌淡、苔薄白略腻，脉弱。证属水饮阻胃。因思其证与《金匮》小半夏加茯苓汤主证相似，即予原方。处方：半夏10克，生姜10克，茯苓12克。水煎服，一剂。次晨，呕吐止，眩悸亦轻，能进半碗大米汤。再予原方二剂巩固疗效，继予香砂六君子汤调理而愈。（武秀金.小半夏加茯苓汤治疗呕吐三则［J］.中医杂志，1982，12：16）

6. 支饮咳嗽

【原文32条】 咳家其脉弦，为有水，十枣汤主之。方见上。

【原文33条】 夫有支饮家，咳烦，胸中痛者，不卒死，至一百日或一岁，宜十枣汤。方见上。

【提要与词解】 以上两条论述水饮犯肺，久病邪实咳嗽的治法。

【原文解释】

32条：经常咳嗽的患者，脉呈弦象，为内有水饮，用十枣汤主治。

33条：常患支饮患者，咳嗽烦闷而胸中疼痛的，如果不突然死亡，延续到一百天或一年，应该用十枣汤治疗。

【分析速记】参照原文21、22条。（略）

7. 支饮随证施治

【原文 35 条】咳逆倚息不得卧，小青龙汤主之。方见上及肺痈中。

【原文 36 条】青龙汤下已，多唾口燥，寸脉沉，尺脉微，手足厥逆，气从小腹上冲胸咽，手足痹，其面翕热如醉状，因复下流阴股，小便难，时复冒者，与茯苓桂枝五味甘草汤，治其气冲。

桂苓五味甘草汤方：
茯苓四两　桂枝四两（去皮）　甘草三两（炙）　五味子半升
上四味，以水八升，煮取三升，去滓，分温三服。

【原文 37 条】冲气即低，而反更咳，胸满者，用桂苓五味甘草汤，去桂加干姜、细辛，以治其咳满。

苓甘五味姜辛汤方：
茯苓四两　甘草　干姜　细辛各三两　五味子半升
上五味，以水八升，煮取三升，去滓，温服半升，日三服。

【原文 38 条】咳满即止，而更复渴，冲气复发者，以细辛、干姜为热药也。服之当遂渴，而渴反止者，为支饮也。支饮者，法当冒，冒者必呕，呕者复内半夏，以去其水。

桂苓五味甘草去桂加干姜细辛半夏汤方：
茯苓四两　甘草　细辛　干姜各二两　五味子　半夏各半升
上六味，以水八升，煮取三升，去滓，温服半升，日三服。

【原文 39 条】水去呕止，其人形肿者，加杏仁主之。其证应内麻黄，以其人遂痹，故不内之。若逆而内之者，必厥，所以然者，以其人血虚，麻黄发其阳故也。

苓甘五味加姜辛半夏杏仁汤方：
茯苓四两　甘草三两　五味半升　干姜三两　细辛三两　半夏半升　杏仁半升（去皮尖）
上七味，以水一斗，煮取三升，去滓，温服半升，日三服。

【原文 40 条】若面热如醉，此为胃热上冲熏其面，加大黄以利之。

苓甘五味加姜辛半杏大黄汤方：
茯苓四两　甘草三两　五味子半升　干姜三两　细辛三两　半夏半升　杏仁半升　大黄三两
上八味，以水一斗，煮取三升，去滓，温服半升，日三服。

【提要与词解】35～40 条采取病案形式论述体虚的支饮咳嗽服小青龙汤的变化及相应的治法。

35 条：患者咳嗽气逆，倚床呼吸，不能平卧，用小青龙汤主治。

36 条：患者服用小青龙汤之后，吐出很多痰唾，口干燥，寸部脉象沉，尺部脉象微，手足厥冷，气从小腹上冲到胸部和咽部，手足麻痹，面部时而微微发热，像酒醉的样子，接着冲气又向下流到两腿内侧，小便难，有时又见头目昏冒的，予茯苓桂枝五味甘草汤治患者的冲气。

37 条：冲气已平，但反而更加咳嗽、胸满的，用桂苓五味甘草汤去桂加干姜、细辛，来治疗其咳嗽和胸满。

38 条：咳嗽与胸满已止，却更复渴和冲气复发的，这是因为细辛、干姜属热性药物，服后应口渴。如果反而不渴，是有支饮的缘故；患支饮病的理应头目昏晕，昏晕的人必定呕吐，呕吐的再加半夏以去水饮。

39 条：服用苓甘五味姜辛半夏汤后，水饮消除，呕吐停止，但患者身体浮肿的，应用前方加杏仁主治，这个证候本来应该加入麻黄，但因为患者手足感到麻痹，故不宜加入；如果用麻黄，患者就会手足发凉，这是因为病人血虚，麻黄又能发汗使病人亡阳的缘故。

40 条：如果面部热得像醉酒的样子，这是胃热上冲熏蒸颜面的缘故，应该加大黄泄其胃热。

【分析速记】

体虚的支饮咳嗽服小青龙汤的变化之七方证的证治比较见表 11-4。

表 11-4　体虚的支饮咳嗽服小青龙汤的变化之七方证的证治比较

临床表现	病机	治则	方药
咳逆倚息短气不得卧，寒热身疼，脉浮弱	膈上伏饮，风寒诱发	解表散寒，温肺化饮	小青龙汤
手足麻木，其面戴阳，气从少腹上冲胸，小便难	虚阳上浮	敛气平冲	苓桂五味甘草汤
冲气已平，反更咳，胸满	冲气上逆肺饮复动	温肺化饮，止咳除满	苓甘五味姜辛汤
咳满即止若口渴，冲气诸证复现	姜辛燥化复引冲气饮邪上逆	敛气平冲	桂苓五味甘草汤
若口不渴，眩晕、呕吐	饮邪上逆	散寒化饮降逆	苓甘五味姜辛夏汤
饮去呕止，其人浮肿	表气未宣，饮邪外溢	温肺化饮，利水止呕	苓甘五味姜夏杏汤
面热如醉状，前症悉俱	饮邪挟胃热上冲	温化里饮，清泄胃热	苓甘五味加姜辛半杏大黄汤：上方加大黄——泄胃热

36 条：凡因气机逆乱所致的冲气、气厥、慢性支气管炎、低血压等病症，均可用本方加减治疗。

37 条：本方可用于治疗慢性支气管炎、肺气肿等因痰湿、寒饮所致的迁延性咳喘之证。

38条：本方临床上常用于痰饮咳嗽、寒饮气喘、肺心病合并心衰后属阳衰饮停、气滞血瘀者。

39条：本方临床上可用于治疗慢性支气管炎、支气管哮喘、肺气肿、肺心病、慢性肾炎急性发作、心源性或肝源性腹水、胸膜炎所致之胸水等有本方证者，用之有效。

40条：本方在临床上常用于治疗慢性支气管炎、阻塞性肺气肿、肺心病、癫痫发作等，有较好的疗效。

【医案举例】

小青龙汤案：郑某，男，70岁，于1986下7月8日初诊。患者咳嗽已有五载余，往年冬发夏愈，今年起初至夏，频发范度，迨至盛夏，尚穿棉衣，夜睡盖棉被，凛凛恶寒，背部更甚，咳吐稀痰，日夜端坐不能平卧，舌苔薄白，脉浮，无汗，此系风寒外束，饮邪内停，阻遏阳气，肺气失宣。治宜温肺化饮，解表通阳。处方：炙麻黄6克、姜半夏8克、五味子5克、干姜6克、白术8克、白芍8克、北细辛3克、炙甘草4克，煎服三剂。复诊：7月12日，患者自诉：服药后，咳嗽已稀，已弃棉衣，畏寒亦减，除邪务尽，原续服五剂，重用干姜（加至8克），北细辛加至4克。三诊：7月19日，患者小青龙汤已服8剂，咳嗽全平，已穿单衣，睡席子，夜床通宵，唯动则气喘，该病在肺。久必及肾，需补肾气，配七味都气丸常服，以图根除。（何同仁.小青龙汤临床治验［J］.黑龙江中医药，1988，06：21-22）

苓桂五味甘草汤案：陈某，女，40岁，1979年10月26日诊：因情志因素致阵发性脐下悸已8个月，每日发作3～5次。发作时自觉从少腹有气上冲，胸闷喉痒，唇麻齿抖，语言不利，面色潮红。并有冷气下行，足冷腿软，步履困难。近一月来症状加剧，头痛畏光，视力减退。发作完毕，一切如常。苔薄白，脉滑数有力。此属冲气上逆，治拟平冲降气。服苓桂五甘汤21剂，诸症消失。随访两年未复发。（刘景琪.苓桂五甘汤的一方多用［J］.上海中医药杂志，1984，06：31）

第十二章
消渴小便不利淋病脉证并治第十三

一、消渴

（一）消渴病机与脉症

【原文2条】寸口脉浮而迟，浮即为虚，迟即为劳；虚则卫气不足，劳则营气竭。

跌阳脉浮而数，浮即为气，数即消谷而大坚；气盛则溲数，溲数即坚，坚数相搏，即为消渴。

【提要与词解】上消的形成机制，中消的病机及证候。
① 浮即为气：此脉浮非邪气在表，而是胃气亢盛。
② 数即消谷：跌阳脉数，是热结于中，胃热盛则消谷善饥。

【原文解释】

寸口脉见浮而迟，浮脉属虚，迟脉属劳；虚是卫气不足的表现，劳是营气衰竭的象征。跌阳脉见浮而数，脉浮是胃气盛，脉数为胃有热，胃热气盛，则易消谷食而且大便坚硬。气盛又会导致小便频数，小便频数则加剧大便坚硬，便坚与溲数如此相互影响，就会形成消渴病。

【分析速记】

寸口脉　浮——卫阳虚弱，气浮不敛
　　　　迟——营血不足，血脉不充，燥热内生
跌阳脉浮而数——胃气有余（胃热亢盛）
中消证候 { 胃热亢盛——多食
　　　　　火热消灼肠液——大便干结
　　　　　水液偏走膀胱——小便频数
　　　　　津液耗损——多饮

【原文8条】跌阳脉数，胃中有热，即消谷引食，大便必坚，小便即数。

【提要与词解】论述消渴的病机与脉症。

【原文解释】

趺阳脉数为胃中有热，所以消谷善饥，大便就会坚硬，小便会出现频数。

【分析速记】

趺阳脉数——胃热之征

消谷引食——主症消谷善饥、渴欲饮水

大便必坚——热盛津伤，大肠失其濡润

小便即数——饮水虽多，脾失转输，肾失制约，水液直趋于下

【原文1条】 厥阴之为病，消渴，气上冲心，心中疼热，饥而不欲食，食即吐，下之不肯止。

【提要与词解】 厥阴病消渴不可使用下法。

【原文解释】

厥阴病的证候表现，主要是：渴饮水无度，气逆向上冲心，心中疼痛有灼热感，腹中饥饿而又不想吃，若勉强进食，就会立即呕吐出来。如果使用下法治疗，常可导致腹泻不止。

【分析速记】

消渴——厥阴肝热耗灼津液

气上冲心，心中疼热——肝热犯胃

饥而不欲食，食即吐——肝木乘土，脾寒不运

下之不肯止——若用下法重伤脾阳，故下利不止

（二）消渴证治

【原文12条】 渴欲饮水，口干舌燥者，白虎加人参汤主之。方见中暍中。

【提要与词解】 消渴由于热盛损伤气津的证治。

【原文解释】

病人口渴想喝水，喝水后口舌仍干燥的，用白虎加人参汤。

【分析速记】

渴欲饮水，口干舌燥——肺胃热盛，伤及津气

病机：肺胃热盛，津气两伤。

治法：益气生津，清热止渴。

方药：白虎加人参汤。

【方解与临床应用】

石膏：甘寒清热

知母：苦寒质润，清热且滋阴润燥

人参：大补元气，益气生津

粳米、大枣：甘润养胃，生津和胃

白虎加人参汤临床常用于热性病、中暑及甲亢、糖尿病、皮肤病等辨证属里热亢盛者。

【原文3条】男子消渴，小便反多，以饮一斗，小便一斗，肾气丸主之。方见脚气中。

【提要与词解】下消的证治。

饮一斗，小便一斗：形容饮水多，小便亦多。

【原文解释】

男子患了消渴病，小便特别多，假如饮水一斗，小便也解出一斗，当用肾气丸主治。

【分析速记】

渴——肾阳虚不能蒸腾津液上润

饮一斗，小便一斗——肾阳虚不能化气摄水

病机：肾阳虚。

治法：温补肾阳。

方药：肾气丸（见虚劳篇）。

【原文6条】渴欲饮水不止者，文蛤散主之。

文蛤散方：

文蛤（五两）

上一味，杵为散，以沸汤五合，和服方寸匕。

【提要与词解】消渴欲饮水不止的治法。

【原文解释】

口渴总是不停喝水的，用文蛤散治疗。

【分析速记】

渴欲饮水不止——热渴饮水，水入而不能消解其热，反为热所消

治法：除热润下，生津止渴。

方药：文蛤散。

【方解与临床应用】文蛤——咸寒除热润下，生津止渴

二、小便不利

1. 膀胱气化不行

【原文4条】脉浮，小便不利，微热消渴者，宜利小便，发汗，五苓散主之。

【原文5条】渴欲饮水，水入即吐者，名曰水逆，五苓散主之。方见上。

【提要与词解】气不化津的小便不利证治。

水逆：此指饮水即吐。

【原文解释】

若病人脉象见浮，小便不利，自觉有轻微发热和口渴饮水证候的，适宜利小便与发汗二法并施，用五苓散主治。

若病人口渴想饮水，饮水后立即吐出的，名叫水逆，用五苓散治疗。

【分析速记】

脉浮，微热——表邪未尽
小便不利——膀胱气化不利，水蓄下焦
渴——水停于下，津不上承
水入则吐——蓄水过多，拒而不纳

病机：膀胱气化失常，水蓄下焦。

治疗：通阳化气行水。

方药：五苓散。

【方解与临床应用】

猪苓、茯苓、泽泻：淡渗利水
白术：健脾行水
桂枝：通阳解表

五苓散临床可用于急慢性胃肠炎、肾炎、泌尿系感染、尿潴留、尿崩症等多种病证辨证属膀胱气化不利或水湿内停者。

2. 上燥下寒水停

【原文 10 条】小便不利者，有水气，其人苦渴，瓜蒌瞿麦丸主之。

瓜蒌瞿麦丸方：

瓜蒌根二两　茯苓三两　薯蓣三两　附子一枚（炮）　瞿麦一两

上五味，末之，炼蜜丸梧子大，饮服三丸，日三服；不知，增至七八丸，以小便利，腹中温为知。

【校勘】苦渴，原作"若渴"，据《医统正脉》改。

【提要与词解】论述上燥下寒的小便不利证治。

【原文解释】

小便不利，为有水停，病人口渴的厉害，用瓜蒌瞿麦丸治疗。

【分析速记】

小便不利——肾阳不足，气化不利
苦渴——肾气不足，不能蒸化津液上承，上焦生燥热病机：上燥下寒。

治法：润燥生津，温阳利水。

方药：瓜蒌瞿麦丸。

【方解与临床应用】

瓜蒌根：润燥生津止渴

山药：甘淡益脾制水

茯苓、瞿麦：淡渗利水，引水气从小便出

附子：温肾阳化气

瓜蒌瞿麦丸可用于慢性肾炎、尿毒症、产后水肿、石淋、癃闭等病证。

【医案举例】

陈某，女，36岁，1994年12月20日初诊。患者因口渴多饮，小溲量多，持续半月，在本市人民医院住院治疗1周，各项实验室检查未发现异常，诊为"精神性烦渴"，服谷维素、维生素B₆等少效，建议到本院中医治疗。患者来诊时口渴多饮，小溲量多清长，二昼夜要喝4热水瓶开水，小溲两痰盂多，腰膝酸冷，胃纳欠佳，舌质淡红，苔薄黄少津，脉沉细。四诊合参诊断为"消渴"，由肾阳不足，下寒上燥所致。治当温下润上，方用瓜蒌瞿麦丸改汤剂治疗。瓜蒌根30克、瞿麦15克、怀山药20克、制附子10克（另包先煎半小时）、茯苓20克。5剂后，口渴大减，饮水量、小溲量减半，胃纳亦可。继服5剂，口渴、多尿基本消失。（蒋健，朱抗美主编. 金匮要略方药临床应用与研究. 上海：上海科学技术出版社，2012，08：232）

3. 湿热挟瘀，脾肾亏虚

【原文11条】 小便不利，蒲灰散主之；滑石白鱼散、茯苓戎盐汤并主之。

蒲灰散方：

蒲灰七分　滑石三分

上二味，杵为散，饮服方寸匕，日三服。

滑石白鱼散方：

滑石二分　乱发二分（烧）　白鱼二分

上三味，杵为散。饮服半钱匕，日三服。

茯苓戎盐汤方：

茯苓半斤　白术二两　戎盐（弹丸大）一枚

上三味，先将茯苓、白术煎成，入戎盐，再煎，分温三服。

【提要与词解】 小便不利的三种治法。

【原文解释】

小便不畅利，可以斟酌病情用蒲灰散主治，或用滑石白鱼散、茯苓戎盐汤主治。

【分析速记】

蒲灰散化瘀利窍泄热。用于湿热瘀结下焦引起的小便不利、尿道疼痛、小腹急痛。

> 蒲灰（生用）凉血、化瘀、消肿
> 滑石利湿清热

滑石白鱼散凉血化瘀，清热利湿，用于湿热瘀结膀胱血分，膀胱气化受阻，并有阴络受伤，见小便不利，尿血，溲时茎中作痛等证，后世称之血淋者。

> 白鱼即衣鱼，又名蠹鱼，乃衣帛书纸中的蠹虫。具有消瘀行血、利小便之功
> 血余炭有止血消瘀、利尿通淋的作用
> 滑石利湿清热

茯苓戎盐汤健脾渗湿，软坚散结，用于中焦脾虚，湿凝下焦，对石淋久不愈，热不盛者宜。

> 茯苓、白术利湿健脾
> 戎盐即青盐，引药入肾，同时借其咸能软坚，寒能胜热，以治湿凝下焦的小
>   便不利证候

以上三方，均以利小便为主，都能治淋病和尿血，三者病机均属湿热瘀结肾与膀胱，但三方功用又有轻重虚实之别。蒲灰散、滑石白鱼散都能凉血消瘀，清利湿热，前者清热利湿作用强，后者止血消瘀见优，俱治实证。茯苓戎盐汤健脾渗湿，软坚散结，热轻湿重，治虚实错杂证，属攻补兼施方剂。总之，本条所出利小便三方，虽其叙证不详，但其精神在于示人随证审用，故不能因其文简而忽视之。

4. 水热互结伤阴

【原文 13 条】 脉浮，发热，渴欲饮水，小便不利者，猪苓汤主之。

猪苓汤方

猪苓（去皮） 茯苓 阿胶 滑石 泽泻各一两

上五味，以水四升，先煮四味，取二升，去滓，内胶烊消，温服七合，日三服。

【提要与词解】 水热互结伤阴的小便不利证治。

【原文解释】

病人脉浮，发热，渴欲饮水，小便不利的，用猪苓汤主治。

【分析速记】

> 脉浮，发热——里热外达
> 渴欲饮水——热邪伤津；气化不利，津不上承
> 小便不利——膀胱有热，气化不利

病机：水热互结，气化不利。

治疗：清热育阴利水。

方药：猪苓汤。

【方解与临床应用】

猪苓、茯苓、泽泻、滑石——利水清热

阿胶——滋阴润燥

凡属水热互结伤阴的肾炎、肾盂肾炎、肾结核、泌尿系感染、结石症见尿频、尿急、血尿等均可运用。

【医案举例】

崔某，男，14 岁，学生。1973 年 7 月 15 日初诊。自诉患慢性肾炎，眼睑及面部微肿，胫跗俱肿，腰酸体疲，下午两颧潮红，小便短少，舌微红，脉细数。尿常规蛋白（＋＋），红细胞（＋），白细胞（＋）。方用猪苓汤，猪苓、茯苓、泽泻各 12 克，滑石 24 克，阿胶 12 克（烊化）。清水煎服。服上方 9 剂，症状好转，尿常规未见异常。停药 7 天后，病又复发，尿蛋白（＋）。再服猪苓汤 6 剂，痊愈。随访 2 年，未有复发。（高德 . 伤寒论方医案选编 ［M］，长沙：湖南科学技术出版社，1981：295）

三、淋病

（一）主症

【原文 7 条】 淋之为病，小便如粟状，小腹弦急，痛引脐中。

【提要与词解】 淋病的症状。

① 弦急：即拘急。

② 痛引脐中：脐中，指脐腹部。指小便时淋漓、刺痛，并向上放射到脐腹部。

【原文解释】

淋病的证候表现是，小便解出像小米样的硬物，小腹部拘急作痛，而且上引脐中部也痛。

【分析速记】

淋病——小便短涩，淋漓不爽，尿道刺痛，欲出未尽

小便如粟状——石淋，膀胱湿热，尿液受煎熬成砂石状

小腹弦急，痛引脐中——砂石停积膀胱，阻碍气机

（二）治禁

【原文 9 条】 淋家不可发汗，发汗则必便血。

【提要与词解】淋家禁用汗法。

【原文解释】

久患淋病之人不能发汗，发汗就会见到便血。

【分析速记】

久患淋病之人，必然肾阴亏虚，膀胱蕴热。妄用发汗，劫伤阴液，使邪热更甚，热伤血络而动血。

第十三章
水气病脉证并治第十四

一、分类与辨证

（一）四水与黄汗

【原文1条】师曰：病有风水、有皮水、有正水、有石水、有黄汗。风水，其脉自浮，外证骨节疼痛，恶风；皮水，其脉亦浮，外证胕肿，按之没指，不恶风，其腹如鼓，不渴，当发其汗；正水，其脉沉迟，外证自喘；石水，其脉自沉，外证腹满不喘；黄汗，其脉沉迟，身发热，胸满，四肢头面肿，久不愈，必致痈脓。

【提要与词解】四水与黄汗各自外证。
胕肿：指肌肤浮肿。胕与肤通。

【原文解释】
病人脉象浮而洪，浮是外感风邪，洪是水气壅盛。风邪与水气相聚合，如风邪偏盛，则可发生瘾疹，瘾疹使病人皮肤瘙痒，痒是正气排泄风邪外出的象征，所以叫泄风，瘾疹经久不愈，还可变成痂癞。若水气偏盛者，则为水气病，水气病人因全身浮肿，所以俯仰困难，可以采用发汗方法治愈它。怕风是表阳虚弱的象征，多属风水病；不怕风的，小便通利，这是寒湿郁于上焦，其人口中涎沫较多，此为黄汗病初起的证候表现。

【分析速记】
（1）风水
脉浮恶风——风邪袭表，肺气失宣，通调失职 ⎞
骨节疼痛——风水阻滞肌表，关节痹阻不通 ⎠ 外感风邪，风水相搏
（2）皮水
脉浮，不恶风——病在表，不是风邪 ⎞
肤肿——水气泛溢肌肤 ⎟ 脾虚湿盛，肺气失宣
腹如鼓，不渴——水湿在表，尚未入里 ⎠

（3）正水

脉沉迟——肾阳衰微，寒水留聚 ⎱
喘——水气射肺 ⎬ 肾阳不足，水气射肺
腹胀满——水邪停蓄于腹内 ⎰

（4）石水

脉沉——肾阳不足 ⎱
腹满（肿硬如石）——气结血瘀 水饮瘀结于下焦⎬肾阳不足
不喘——无水气射肺 ⎰

（5）黄汗：肌表营卫之气被水湿之邪郁遏而形成的水气病（四肢头面肿而有特征性汗出、色黄）

脉沉迟——脾虚湿阻，营卫被郁 ⎱
发热——卫郁营热 ⎪
汗出色黄——卫郁营热，湿热交蒸肌腠 ⎬脾虚湿郁营卫
胸满——脾虚失运，水湿上犯，肺气不畅 ⎪
四肢头面肿——阳郁而水湿潴留肌肤 ⎰

【原文3条】寸口脉沉滑者，中有水气，面目肿大，有热，名曰风水。视人之目窠上微拥，如蚕新卧起状，其颈脉动，时时咳，按其手足上，陷而不起者，风水。

【提要与词解】风水病发展到严重阶段的脉证表现。

【原文解释】

病人寸口部的脉象沉而滑，这是内有水气的缘故。它的症状是面目肿大，身体发热，这种病病名叫"风水"。在望诊时还可看到病人眼胞微微肿起，像睡觉刚醒的样子，颈部两侧的脉管跳动剧烈，时时咳嗽。触按病人的手足，皮肤凹陷，不能很快弹起来，这些都是风水病的症状。

【分析速记】

寸口脉沉滑——沉主水，滑主气盛
面目肿大，有热——风为阳邪，头面属阳，水为风激，留滞于胸颈以上
上下眼胞浮肿，双侧颈脉搏动——风水邪气过盛，波及脾胃，因眼胞属脾，
　　胃脉过颈部，人迎脉为肺胃所主
时时咳——风水上浸于肺，肺气上逆
按其手足上，陷而不起者——水湿浸淫，溢于肌肤

本条四肢浮肿，按之凹陷不起，其肿势较之面目浮肿更剧，因四肢为脾所主，而又为诸阳之本，是脾虚湿聚，阳不化气。说明本病不仅在肺，且波及脾，示其病情发展较速，病势较剧，属较重之风水病。

【原文4条】太阳病，脉浮而紧，法当骨节疼痛，反不疼，身体反重而酸，其人不渴，汗出即愈，此为风水。恶寒者，此为极虚，发汗得之。渴而不恶寒者，

此为皮水。身肿而冷，状如周痹。胸中窒，不能食，反聚痛，暮躁不得眠，此为黄汗，痛在骨节。咳而喘，不渴者，此为脾胀，其状如肿，发汗即愈。然诸病此者，渴而下利，小便数者，皆不可发汗。

【校勘】 脾胀：《金匮要略论注》《金匮要略心典》《医宗金鉴》等注本均作"肺胀"，宜从。

【提要与词解】 再论水气病的辨证、治则，并概括风水、皮水、黄汗、肺胀的鉴别。

周痹：病名，以全身上下的游走性疼痛为主症。

【原文解释】

太阳病，脉象浮而紧的，理应骨节疼痛，今反不痛，只感到身体沉重酸楚，口不渴，这是风水病，用解表法使其出汗就会痊愈。如果病人出汗后怕冷严重，这是由于阳气虚弱而又发汗所致。若病人口渴而不怕冷的，这是皮水病。病人身体肿胀而两胫发冷，其他症状如像周痹病，但同时又见胸中闷塞，不能进食，疼痛反而聚集在筋骨关节部位，傍晚时出现烦躁不安，以致不能安眠，这是黄汗病的特征。若病人咳嗽气喘，口不渴，这是肺胀病。肺胀病也可出现像水肿那样的浮肿症状，如果使用发汗法治疗就会痊愈。然而各种水气病，如果见到病人口渴而又腹泻，小便频数量多的，就不能用发汗法治疗。

【分析速记】

1. 风水的证候及治法

脉浮而紧，反不疼，身体反重而酸——风水外盛，水湿尚未流注关节
其人不渴——是风水在表，里无郁热
汗出即愈——这是风水表实证的正治法

阳虚忌汗，是风病使用汗法的一个原则。因水气病多有阳气不足，故这一原则也适用于其他类型的水气病。

2. 皮水的证候

渴——水湿潴留皮肤较盛，肺脾阳气受阻，不能转输津液上潮于口
恶寒——皮水郁结过久，阳气闭阻过盛

本条叙证简略，但有常有变，意在示人认识疾病要知常达变。

3. 黄汗的证候

身肿而冷，状如周痹——水湿郁遏卫阳，阳气不能上通下达
胸中窒——湿邪郁滞，胸阳不振，肺气不得宣畅
不能食——胃阳不振，寒不消谷
反聚痛——寒湿留注，聚于关节，筋脉失于温煦
暮躁不得眠——寒中于暮，阳气更难以舒展；为寒郁、心神受扰

上述诸证，均为水湿郁遏营卫之气，湿热郁蒸肌腠而致，为黄汗病所具备，故

曰"此为黄汗"。从所叙病情来看，又较首条"身发热，胸满，四肢头面肿"的黄汗病尤重一等。

4.肺胀的证治

咳嗽喘息——外寒里饮相搏于肺，肺失宣降
不渴者——无热
其状如肿——寒饮闭阻肺气，玄腑不开，通调不利，气攻于上

因本病由外寒内饮搏结于肺所成，其病在上在表，故曰"发汗即愈"。

5.阴虚不可发汗的禁忌

"诸病此者"谓上述风水、皮水、黄汗和肺胀等病，虽均可用汗法治疗，然而当需注意体内津液情况。因汗液为阴津阳气合化而成，发汗必然伤及人体的阴津阳气，所以阳虚者忌汗，阴虚者亦当禁用汗法。

（二）五脏水

【原文 13 条】心水者，其身重而少气，不得卧，烦而躁，其人阴肿。

【原文 14 条】肝水者，其腹大，不能自转侧，胁下腹痛，时时津液微生，小便续通。

【原文 15 条】肺水者，其身肿，小便难，时时鸭溏。

【原文 16 条】脾水者，其腹大，四肢苦重，津液不生，但苦少气，小便难。

【原文 17 条】肾水者，其腹大，脐肿腰痛，不得溺，阴下湿如牛鼻上汗，其足逆冷，面反瘦。

【校勘】"身重"，《千金要方·卷二十一》作"身肿"。"躁"，疑为"悸"字之误。

【提要与词解】论述五脏的证候。

小便续通：指小便断续通畅，即时通时不通。

【原文解释】

13条：心脏病而导致水肿者，病人感到身体沉重，呼吸短促而气少懒言，心中烦躁不安，不能平卧，病人的前阴部也有水肿现象。

14条：患肝水的病人，其腹部肿大，甚至不能自由转动，胁腹部位常常作痛，口中津液时时微生，其小便也时通时不通。

15条：患肺水的病人，周身浮肿，小便不利，大便时时如鸭之溏泄。

16条：患脾水的病人，腹部肿大，四肢感到非常沉重。因为津液不能生发，所以病人唯以气短不续为最苦，而且小便亦困难。

17条：患肾水病的人，其腹部也胀大，甚至脐肿而突，同时有硬痛，无尿，会阴部经常潮湿，好像牛鼻上出的汗一样。病人双足寒冷至膝，其面部与腹部相

比，反而显得瘦削。

【分析速记】

此五条论述五脏水的证候。五脏水，是指五脏气化功能失常之后，出现水肿及有关气化障碍的证候，非五脏自身有水。

心水：

身体肿胀沉重——心阳虚，血脉不畅，寒凝水停

少气，不得卧——为心阳虚、水邪盛，肺气被水邪所困

烦躁不宁——水气凌心

肝水：

腹肿大，不能自转侧——肝病乘脾，运化失常，水积腹内

胁下腹痛——水气凌肝，肝络瘀阻

时时津液微生，小便续通——肝气稍舒，脾升而胃降，水津即随肝气而上升，三焦通畅，则小便利下。"小便续通"，肝气不疏则小便不通

是肝脏疏泄功能紊乱、正邪相争的反映，对肝水的诊断具有重要意义。

肺水：

其身肿——肺虚，气失所主，通调失职，水气溢表

小便难——肺失通调，水不下转膀胱

时时鸭溏——肺气不行，大肠传化失调

脾水：

其腹大，四肢苦重——脾阳虚不能运化水湿，水湿停聚

津液不生，但苦少气——脾虚运化失常

肾水：

腹大——肾阳虚惫，不能化气行水，水聚于腹

阴下潮湿——肾开窍于二阴，寒积于腹内，不得外泄，必下注浸淫于下

其足逆冷——肾阳虚，不能温煦下焦，水寒下注

面反瘦——肾病而阴盛于下，故其面部与"腹大脐肿"相比，显得反而瘦削

（三）血分、水分与气分

【原文 20 条】 问曰：病有血分水分，何也？师曰：经水前断，后病水，名曰血分，此病难治；先病水，后经水断，名曰水分，此病易治。何以故？去水，其经自下。

【提要与词解】 以妇人病为例，论述血分与水分之异。

【原文解释】

问：妇女患水肿病有血分、水分之不同，这是为什么？老师说：如果病人月经先停，后病水肿的，叫做血分，这种病难治；如果病人先病水肿，其后月经闭止不

来的，叫做水分，这种病易治。为什么呢？因为去其水，其月经自然即来。

【分析速记】

血分与水分的鉴别见表 13-1。

表 13-1　血分与水分的鉴别

血分	水分
先闭经,后水肿	先水肿,后闭经
血瘀致气滞,气滞致水停 （因血及水）	水停致气滞,气滞致血瘀 （因水及血）
病位深,病程长,病情重,难治	病位浅,病程短,病情轻,易治
先治血病,后治水肿,或治血为主, 兼顾水肿	先治水病,后治经闭,或治水病为主,兼顾血病

【原文 30 条】　师曰：寸口脉迟而涩，迟则为寒，涩为血不足。趺阳脉微而迟，微则为气，迟则为寒。寒气不足，则手足逆冷；手足逆冷，则荣卫不利；荣卫不利，则腹满胁鸣相逐；气转膀胱，荣卫俱劳；阳气不通即身冷，阴气不通即骨疼；阳前通则恶寒，阴前通则痹不仁；阴阳相得，其气乃行，大气一转，其气乃散；实则失气，虚则遗尿，名曰气分。

【校勘】　胁鸣：《金匮要略直解》《金匮要略本义》及《医宗金鉴》均作"肠鸣"，宜从。

【提要与词解】　论述气分的病机、症状和治疗原则。

【原文解释】

老师说：寸口脉象迟而兼涩，迟为有寒，涩是血不足。又趺阳脉象微而兼迟，微是气虚，迟是内寒。由于气血虚寒，于是手足逆冷，手足逆冷，说明营卫运行不利，而营卫不通利，则导致腹部胀满，肠中气水相攻逐，故而肠鸣有声，甚至寒气冲动于小腹膀胱部位。如果营卫之气俱衰，卫阳不通即身体寒冷，营阴不通就骨节疼痛。如果营卫失调而不谐行，卫阳先通则恶寒，营阴先通则肌肤麻痹不仁。只有营卫二气相互结合协调，膻中之宗气才能正常运行，宗气一转，其水湿邪气就会消散。如果病变属实证，病人常有腹胀矢气的表现，如果属虚，则常有小便失禁，这叫做气分病。

【分析速记】

寸口脉迟——气被寒遏

　　　　涩——心血虚少

趺阳脉微——脾气虚

　　　　迟——寒从内生

证候：水肿，恶寒，身冷，骨疼，肌肤麻痹及腹满肠鸣，脉多见沉迟微涩。

病机：阳气不足，水寒内滞。

治则：调和阴阳，温运阳气。

阴阳相得，其气乃行——阴平阳秘，气血畅通，营卫和谐

大气一转，其气乃散——膻中宗气，振奋转输

二、发病机制

（一）感受外邪，水为风激

【原文2条】脉浮而洪，浮则为风，洪则为气，风气相搏，风强则为隐疹，身体为痒，痒为泄风，久为痂癞，气强则为水，难以俯仰。风气相击，身体洪肿，汗出乃愈，恶风则虚，此为风水；不恶风者，小便通利，上焦有寒，其口多涎，此为黄汗。

【提要与词解】论述风气相搏的几种类似病变及风水与黄汗的鉴别。

① 风强：指风邪盛。

② 泄风：由风邪外泄而致瘾疹身痒。

③ 气强：指水气盛。

【原文解释】

病人脉象浮而洪，浮是外感风邪，洪是水气壅盛。风邪与水气相聚合，如风邪偏盛，则可发生瘾疹，瘾疹使病人皮肤瘙痒，痒是正气排泄风邪外出的征象，所以叫泄风，瘾疹经久不愈，还可变成痂癞。若水气偏盛者，则为水气病，水气病患者因全身浮肿，所以俯仰困难，可以采用发汗方法治愈它。怕风是表阳虚弱的象征，多属风水病；不怕风的，小便通利，这是寒湿郁于上焦，其人口中涎沫较多，此为黄汗病初起的证候表现。

【分析速记】

风气相搏 { 风强（易化热伤营血）——皮肤丘疹、瘙痒、转为痂癞
气强则为水——身体洪肿，难以俯仰，恶风，小便不利

"不恶风，小便通利，其口多涎"疑为衍文。

（二）肺失通调与肾虚水泛

【原文9条】寸口脉弦而紧，弦则卫气不行，即恶寒，水不沾流，走于肠间。少阴脉紧而沉，紧则为痛，沉则为水，小便即难。

【提要与词解】论述肺、肾二脏与水气病的关系。

沾流：流通输布。

【原文解释】

病人寸部的脉象弦而兼紧，脉弦是卫气运行不畅，因而病人感觉怕冷。同时因水液不能浸渍和排泄，所以流注于肠道之间，形成水气病。若少阴部位的脉象紧而沉，脉紧主疼痛，脉沉有水气。寒自内生，气化不利，小便困难。

【分析速记】

$$寸口脉\begin{cases} 弦——水寒伤肺——恶寒 \\ 紧——寒邪束肺，治节失权，水走肠间 \end{cases}$$

$$少阴脉\begin{cases} 紧——主寒、主痛——肾阳不足，阴寒内生 \\ 沉——主里、主水——肾阳不足，寒水内生 \end{cases}$$

（三）脾肾阳虚

【原文12条】 问曰：病下利后，渴饮水，小便不利，腹满因肿者，何也？答曰：此法当病水，若小便自利及汗出者，自当愈。

【提要与词解】 论述由脾肾阳虚所致的水肿及其治法。

【原文解释】

问：病人患泄泻之后，口渴想饮水，小便不畅利，腹部胀满，阴部也出现水肿，这是什么道理呢？答：按理说，这要形成水肿病。但若病人小便通利且能出汗者，此病就能自然痊愈。

【分析速记】

渴饮水——泄泻日久，脾虚不能转输津液于上
小便不利——肾虚气不化水
腹满因肿——脾虚不能制水，肾虚不化气利水，水聚腹中
小便自利、汗出——水邪有出路，阳气通利，提示本证治疗之法当从利小便、
　　发汗求之。

（四）肺脾肾三焦功能失司

【原文19条】 师曰：寸口脉沉而迟，沉则为水，迟则为寒，寒水相搏。跗阳脉伏，水谷不化，脾气衰则鹜溏，胃气衰则身肿。少阳脉卑，少阴脉细，男子则小便不利，妇人则经水不通，经为血，血不利则为水，名曰血分。

【提要与词解】 论述肺脾肾三焦与水气病的关系及血病及水的病机。

少阳脉卑：少阳脉指和髎部位之动脉，在上耳角根之前，鬓发之后，即耳门微前上方，属手少阳三焦经脉。卑，指脉搏按之沉而弱，主营气虚弱。

【原文解释】

老师指出：病人寸部脉象沉而迟，沉脉主水，迟脉主寒，寒水相互搏结，可以形成水气病。若病人趺阳脉见沉伏，表示脾胃阳气不足，脾气衰不能消化水谷，于是水粪杂下，像鸭子的稀薄大便，胃气衰则营卫运行不畅，故见身体浮肿。若病人少阳脉沉而弱，少阴脉细而小，则表示肾气不足。这样的脉象如见于男子，因肾气不化而小便不利，可导致水气病；如见于妇人，则常见经水不通。因为月经来源于血，经水不通则表示血行不利，血不利则化而为水，亦可形成水气病，但这叫做血分水气病。

【分析速记】

本条分三段阐释，从条首至"寒水相搏"为第一段；从"趺阳脉伏"至"胃气衰则身肿"为第二段；其余为第三段。

寸口脉沉——主水 ⎫ 寒水相搏——肺气虚弱，卫阳不固，寒邪犯肺，治节

　　　迟——主寒 ⎭　　　　不行，通调失职，因而水与寒邪相互搏结

⎧ 趺阳脉伏——趺阳部之脉沉伏不起——脾胃阳气虚弱，不能鼓动脉气

｜ 水谷不化——脾胃阳虚，不能腐熟运化水谷

⎨ 脾气衰则鹜溏——因脾气虚衰，运化失职，不能分别清浊，故水粪杂下

⎩ 胃气衰则身肿——胃虚脾亦衰，脾失运化，则水湿内停。脾胃气虚，营卫

　　　　　　　　　不畅，水湿留滞，故周身浮肿

（五）其他

【原文6条】 趺阳脉当伏，今反紧，本自有寒，疝瘕，腹中痛，医反下之，下之即胸满短气。

【原文7条】 趺阳脉当伏，今反数，本自有热，消谷，小便数，今反不利，此欲作水。

【提要与词解】 从趺阳脉的变化论述水气病的病机和证候。

疝瘕：指腹痛有块的证候，本条由寒气引起，所以积块或聚或散，没有定处。

【原文解释】

趺阳部位的脉象一般是沉伏的，而今反见紧象，这是素体有寒邪内结的缘故，所以病人常患疝瘕腹痛的证候，应当用温药治疗。如果医生反用苦寒之药攻下，病人就会发生胸中满闷和呼吸短促的变证。

趺阳脉应当沉伏，现在反而见数，这是素有积热的缘故，所以病人常有消谷善饥、小便频数之证。如果病人的小便反而不利，就有可能形成水气病。

【分析速记】

6条：

趺阳脉当伏——趺阳部位在下，脉道在足背二骨之间，
 一般当沉伏于里而不显露于表

今反紧——紧脉主寒，素有寒积于中，寒气攻冲，筋脉挛急——疝瘕，腹中痛

若医者见其腹痛有形，误认为里实而投以苦寒之药攻下，不仅腹痛不止，而且下后重伤阳气，中阳虚衰则水湿不运，寒水相聚，上逆犯肺，肺气不得宣降，故而胸中胀满，呼吸短促。

7条：

趺阳脉当伏，今反数——中焦素有积热——胃热消谷善饥，口渴饮水，
 津液偏渗小便当数

小便不利——水与热互结，导致膀胱气化不利，水热之邪不从下泄，
 蓄积于内，泛溢肌表——欲作水

【原文8条】寸口脉浮而迟，浮脉则热，迟脉则潜，热潜相搏，名曰沉。趺阳脉浮而数，浮脉即热，数脉即止，热止相搏，名曰伏。沉伏相搏，名曰水。沉则络脉虚，伏则小便难，虚难相搏，水走皮肤，即为水矣。

【提要与词解】论水热互结的水气病形成的机制。
① 潜：潜藏，指热邪潜入营血之中。
② 搏：相聚合之意。
③ 沉：指热邪内伏而不外达。
④ 止：伏止不行，指热邪伤及膀胱，气化不利。
⑤ 伏：指热邪沉伏于下，不能由小便而泄。
⑥ 虚：指营血虚弱。

【原文解释】

寸口部的脉象浮而兼迟，脉浮为外热，脉迟为热邪潜藏，热邪与营血相聚合，则内伏而不外达，故名之曰沉。趺阳部位的脉象浮而兼数，脉浮为胃热气盛，脉数可使小便止涩不利，热邪与水相互团聚，不能由小便排泄，则沉伏于下，故名之曰伏。热邪沉潜，加之水邪留伏，水热互结，则可导致水气病，故名曰水。热邪沉潜则使络脉营血亏虚，水邪留伏则使气化不利而小便困难，虚热与水邪相合，水热之邪不从小便排泄，反而泛溢皮肤，于是形成水气病。

【分析速记】

本条是通过合诊寸口、趺阳二脉，来阐述水热互结之水气病形成的机制。

寸口脉浮而迟——风热犯表，热邪潜伏，客热入营
趺阳脉浮而数——胃热气盛
数脉即止——热伏止不行——热邪灼肾，膀胱气化不利，水热互结，水不利
 则热不下泄——小便不利
沉——上焦客热沉潜于里
伏——中焦邪热伏止不行——两热相聚，其热必盛。心肺被灼，通调失职；
 邪热伤肾，肾气不化——水肿
沉则络脉虚——客热伤阴——邪热沉伏过久，营阴必伤

三、治法

利小便、发汗

【原文 18 条】师曰：诸有水者，腰以下肿，当利小便；腰以上肿，当发汗乃愈。

【提要与词解】论述水气病利小便与发汗的治法。

【原文解释】

老师说：一切水气病，凡腰部以下肿甚者，应当以利小便治疗为主；若腰以上肿甚的，应当以发汗治疗才能痊愈。

【分析速记】

腰以下肿——腰以下为阴——病在下在里——因势利导，使水从小便而解
腰以上肿——腰以上属阳——病在上在表——因势利导，使水从汗而解
发汗，利小便法用于阳证、实证，阴证、虚证宜慎用。

【原文 11 条】夫水病人，目下有卧蚕，面目鲜泽，脉伏，其人消渴。病水腹大，小便不利，其脉沉绝者，有水，可下之。

【提要与词解】论述水气病逐水的治法。

【原文解释】

患水气病的人，下眼胞浮肿，好像有蚕在那里躺着，面部和眼胞肿得光亮润泽，脉象沉伏，其人口渴而饮水多。如果患水气病而肚腹肿大，小便不利，脉象沉得很难切到，这是里有水气蓄积，可用攻下法治疗。

【分析速记】

目下有卧蚕——水气泛溢于眼胞
面目鲜泽——皮中水气太盛
脉伏——水气内盛，营卫被遏
消渴——水停气结，气化不利，津不上承
病水腹大，小便不利——气化不利，水气内停
脉沉绝——水停阳郁，脉气不达
可下之——邪盛，正虚不甚之里水证应及早攻逐水邪

四、证治

1. 风水

(1) 表虚

【原文 22 条】风水，脉浮身重，汗出恶风者，防己黄芪汤主之。腹痛加芍药。

防己黄芪汤方

防己一两 黄芪一两一分 白术三分 甘草半两（炙）

上锉，每服五钱匕，生姜四片，枣一枚，水盏半，煎取八分，去滓，温服，良久再服。

【提要与词解】 论述风水表虚的证治。

【原文解释】

风水病，见脉浮、身体肿重、自汗出而恶风的，用防己黄芪汤主治。若病人腹痛的，用本方加芍药治疗。

【分析速记】

$\left\{\begin{array}{l}\text{脉浮，身重——水湿在表，溢于肌肤}\\\text{汗出——卫表气虚不固}\\\text{汗出肌腠疏松——恶风}\end{array}\right.$

病机：卫表气虚，风水相搏。

治法：益卫固表，祛风利水。

方药：防己黄芪汤。

【方解与临床应用】

$\left\{\begin{array}{l}\text{防己——利水}\\\text{黄芪、白术——益气固表}\\\text{生姜、大枣、甘草——补中，调和营卫}\end{array}\right.$

加减：腹痛者加芍药——缓急止痛

现代临床运用防己黄芪汤治疗泌尿系疾病如急慢性肾炎、慢性肾功能不全、循环系统，免疫系统疾病如慢性心衰、风湿性关节炎、类风湿关节炎、风湿性心脏病，代谢性疾病如痛风、高脂血症，消化系统疾病如肝硬化、慢性腹泻及特发性水肿、骨折后水肿等。

【医案举例】

某男，42岁。患者自感右半身发凉冰冷2年，沉重1年，曾在市某医院经各种检查，未能明确诊断，予调节自主神经等治疗无效。改服中药，所服多为温经通络之品，亦无改善。症见右侧肢体活动如常，自感右半身冰凉沉重，抚之不冷，舌淡红，苔白腻，脉浮缓。证属湿邪为患，治宜益气健脾利湿。方用防己黄芪汤。处方：防己、黄芪各15克，白术12克，生姜、甘草各6克，大枣2枚。每日1剂，水煎服，渣复煎，3剂。药后右半身冰凉沉重感减轻，原方又服3剂。服后自觉半身冰凉大减，脉浮和缓。继服6剂后，右半身转温，沉重感亦消失，脉来平和，仍以上方3剂巩固疗效。（高留泉，李杨，高朝阳等．奇病怪症诊疗秘典［M］．郑州：中原农民出版社，2007，8：60）

(2) 夹热

【原文 23 条】风水恶风，一身悉肿，脉浮不渴，续自汗出，无大热，越婢汤主之。

越婢汤方

麻黄六两　石膏半斤　生姜三两　大枣十五枚　甘草二两

上五味，以水六升，先煮麻黄，去上沫，内诸药，煮取三升，分温三服。恶风者加附子一枚，炮。风水加术四两。(《古今录验》)

【提要与词解】论述风水夹热的证治。

【原文解释】

风水病，出现恶风，全身浮肿，脉浮，口不渴，断续自汗出，没有高热征象的用越婢汤主治。

【分析速记】

恶风，脉浮——风邪外束，其病在表
一身悉肿——水气泛滥四肢
口渴——风邪化热伤津
续汗出——表明在恶风之后，内有郁热而迫津外泄
无大热——汗出热泄，表无大热

病机：风水相搏，郁热内蒸。

治法：散邪清热，发越水气。

方药：越婢汤。

【方解与临床应用】

麻黄配生姜——宣散水湿
麻黄伍石膏——发越水气，兼清宣肺胃
生姜、大枣、甘草——调营卫，和中气

恶风者加炮附子一枚——复阳止汗

风水，加白术四两——健脾祛湿

防己黄芪汤证与越婢汤证的鉴别见表 13-2。

表 13-2　防己黄芪汤证与越婢汤证的鉴别

鉴别项		防己黄芪汤证	越婢汤证
同		风水：汗出、恶风、脉浮	
异	主症	身重，动则汗出，或腰以下肿甚，无热象	一身悉肿，续自汗出，无大热，渴或不渴
	汗出机制	表虚腠理不固	热逼津液外泄
	恶风原因	正虚受风，邪不甚，恶风在汗出之后	风邪袭表较甚，恶风在汗出之前

鉴别项		防己黄芪汤证	越婢汤证
异	病机	风水表虚,水湿滞于肌肤	风水表实而挟郁热
	治法	补卫固表,利水散湿	发汗利水,兼清郁热
	方药	防己黄芪汤	越婢汤证
		防己、芪、术、生姜、枣、草	麻黄、石膏、姜、枣、草

本方加减化裁,可以治疗一些湿邪内停,如:慢性肾炎、肾病综合征的水肿、妇人带下、风湿疼痛等属于饮邪或湿邪内停并有热者。

【医案举例】

曲某,男,12岁,1992年6月3日初诊。病人两周前曾因扁桃体炎高热、咽痛,经治热退痛止。昨日突然颜面浮肿,晨起为甚,夜间发现双脚也有浮肿,小便量少,色红如茶,今晨尿常规:红细胞满视野,白细胞10～20个/视野,蛋白(＋＋),遂来就诊。初诊:颜面浮肿,自觉小便不利、身困乏力,舌红苔薄白,脉浮滑而数。证属风热犯肺,宣降失常,通调失职,水邪泛滥,兼以热伤阴络,血从下出。治宜宣肺散水,清热利湿,凉血解毒,消肿止血。方用越婢汤合麻黄连翘赤小豆汤、四苓散加减。处方:麻黄10克,生石膏(先煎)30克,炙甘草10克,生姜10克,大枣6枚,白术10克,连翘20克,赤小豆15克,茯苓30克,泽泻30克,荆芥穗12克,黄芪20克,小蓟30克,白茅根30克,侧柏炭20克,白花舌蛇草30克,败酱草15克,水煎2次分服。

二诊:6月8日上药服5剂,浮肿略消,小便量增。尿常规:红细胞5～20个/视野,白细胞0～5个/视野,蛋白(＋)。原方去荆芥穗,加桑白皮15克,金银花20克,再进7剂。

三诊:6月16日浮肿消退。尿常规:红细胞0～2个/视野,蛋白(＋),上方去败酱草、白花舌蛇草,加丹参20克,继服7剂,诸症告愈,随访1年,未反复。(郭立中.肾病良方精讲[M].南京:江苏科学技术出版社,2010,09:50)

(3) 风水与正水的汗法异治

【原文26条】 水之为病,其脉沉小,属少阴;浮者为风。无水虚胀者为气。水,发其汗即已。脉沉者宜麻黄附子汤;浮者宜杏子汤。

麻黄附子汤方

麻黄三两 甘草二两 附子一枚(炮)

上三味,以水七升,先煮麻黄,去上沫,内诸药,煮取二升半,温服八分,日三服。

杏子汤方:(未见,恐是麻黄杏仁甘草石膏汤)

【提要与词解】 论述风水与正水的不同发汗方法。

【原文解释】

水气病，凡脉见沉小的，属少阴阳虚正水证；若见浮脉，则为受风邪诱发的风水证。正水、风水均可使用汗法治愈，但脉沉的正水宜用麻黄附子汤，脉浮的风水宜用杏子汤。此外，如因阳虚气滞作胀者，并非水肿，所以不能使用汗法治疗。

【分析速记】

脉沉小——肾阳不足，气不化水——正水

病机：肾阳不足，水停肌表。

治法：兼顾肾阳，温经发汗。

方药：麻黄附子汤。

【方解与临床应用】

麻黄——发汗解表

附子——助阳化水

甘草——调中补脾

风水当祛风解表，宣肺发汗。

方药：杏子汤。

本方临床可运用于水肿、遗尿、精神不振等辨证属肾阳虚者。

【医案举例】

覃某，女性，年50余。因全身浮肿，来院医治。患者入院前三月，初起眼睑浮肿，继即全身肿胀，按之有凹陷，体重40余千克增至70余千克，行动困难，食欲缺乏，大便软，小便少。素无心悸气促及两脚浮肿史。经化验诊断为肾性水肿。脉沉小。初拟五苓散、济生肾气丸之类，连服多剂，毫无作用。筹思再三，患者先从颜面肿起，正符合《金匮要略》所谓"腰以上肿宜发汗"之旨，同时忆及吴鞠通肿胀一案，因仿其法，用麻黄附子甘草汤，连服三剂，汗出至腿以下，顿觉全身舒适，但肿消失不著。继用五苓散及济生肾气丸多剂，功效大著，关门大开，小便清长，夜10余次。二周后，全身水肿（肿胀）消失，体重减至40余千克，恢复原来体重，患者愉快出院。（尚炽昌等主编．仲景方药研究应用精鉴［M］．北京：人民军医出版社，1999：146）

2. 皮水

（1）夹热

【原文5条】 裹水者，一身面目黄肿，其脉沉，小便不利，故令病水。假如小便自利，此亡津液，故令渴也，越婢加术汤主之（方见下）。

【提要与词解】 论述皮水夹热的证治。

【原文解释】

患皮水病的人，周身及面部、眼胞都肿得很厉害，脉象亦沉。由于小便不畅利，所以使人患皮水病，应该用越婢加术汤来主治。假如病人小便通利，这就容易导致津液耗竭，而产生口渴的症状（越婢加术汤也就不适宜了）。

【分析速记】

里水者——《脉经》注："一云皮水"
一身面目黄肿——水湿盛于皮中
脉沉——水湿内盛
小便不利——水液不能下输于膀胱

病机：脾虚不运，肺气不宣，水湿郁热。

治法：发汗清热，健脾除湿。

方药：越婢加术汤。

"假如小便自利，此亡津液，故令渴也"：插笔。此为津、气两伤，虚实夹杂，不可用本方发汗行水。

【方解与临床应用】

麻黄、石膏——发越水气，兼清郁热
白术——健脾除湿
生姜、大枣、甘草——调和营卫

（2）表实

【原文25条】 裹水，越婢加术汤主之，甘草麻黄汤亦主之。

越婢加术汤方（方见上，于内加白术四两，又见脚气中）。

甘草麻黄汤方

甘草二两　麻黄四两

上二味，以水五升，先煮麻黄，去上沫，内甘草，煮取三升，温服一升，重复汗出，不汗，再服，慎风寒。

【提要与词解】论述皮水属表实的不同证治。

【原文解释】

里水，用越婢加术汤治疗，也可用甘草麻黄汤治疗。

【分析速记】

越婢加术汤证参见第5条

越婢加术汤证：当属皮水表实，肿势严重者，因其挟有郁热（汗出）。

甘草麻黄汤证：风寒束表，表实无汗。皮水初起，或素体阳气不盛，水气虽滞留皮下，但无郁热（无汗）。

治法：发汗宣肺，利水补脾。

方药：甘草麻黄汤。

甘草麻黄汤对于肾小球肾炎初期，慢性肾炎属外有风寒，肺气郁滞之水气病有效；越婢加术汤对慢性肾炎急性发作性水肿属本条病机者有效。

(3) 气虚阳郁

【原文 24 条】皮水为病，四肢肿，水气在皮肤中，四肢聂聂动者，防己茯苓汤主之。

防己茯苓汤方

防己三两　黄芪三两　桂枝三两　茯苓六两　甘草二两

上五味，以水六升，煮取二升，分温三服。

【提要与词解】论述皮水气虚阳郁的证治。

聂聂动：形容动而轻微。

【原文解释】

皮水病，四肢肿胀明显，并时有轻微跳动感觉的，是水气滞留在皮肤下所引起，用防己茯苓汤主治。

【分析速记】

皮水为病——脾虚失运，水气泛溢肌表

四肢肿，水气在皮肤中——脾失健运，水溢于四肢皮肤

四肢聂聂动——水行于皮间，卫阳被遏，阳与水相搏

病机：脾肺气虚，水湿内停，阳气被遏。

治法：通阳化气，健脾除湿。（表里分消）

方药：防己茯苓汤。（治皮水常用方）

【方解与临床应用】

防己＋黄芪——走表祛湿，皮下之水从表而散

茯苓＋桂枝——使水邪由小便而去

桂枝＋黄芪——通阳行痹，振奋卫阳，有助于散肌表之水

防己黄芪汤证与防己茯苓汤证的鉴别见表 13-3。

表 13-3　防己黄芪汤证与防己茯苓汤证的鉴别

		防己黄芪汤证	防己茯苓汤证
同		水气在表，同用防己、黄芪、甘草以走表行水制水	
异	病机	表虚不固，风水滞于肌表	阳气失运，皮中水气盛而不行
	主症	脉浮身重，汗出恶风	四肢肿而聂聂动，小便不利，为皮水之水气重者
	治法	补卫固表，利水祛湿，利水之力逊	通阳化气，表里分消水湿，利水之力强
	方药	防己、黄芪、白术、生姜、大枣	防己、黄芪、白术、茯苓、桂枝可看作防己黄芪汤的变方

防己茯苓汤可用于治疗慢性肾功能不全、肝硬化腹水、关节炎、营养不良性水肿、肺心病伴心功能不全属本条病机者。

【医案举例】

刘某，女，28岁，农民，妊娠7个半月，全身浮肿已2月余，开始踝部、下肢浮肿明显，继而全身浮肿，下肢为剧。曾在其他医院诊断为妊高征，服用多种利尿降压药效果不佳。于2002年7月8日来我院就诊。见面色㿠白，全身浮肿，下肢为剧，皮肤光亮，按之如泥，血压20.0/12.0千帕（150/90毫米汞柱），伴头晕心悸，胸闷纳呆，尿少便溏，舌淡润，苔白腻。辨证属脾虚水肿，治宜健脾利水。用防己茯苓汤合白术散加减：防己、茯苓、白术、桂枝、麻黄各10克，黄芪、木香、独活各6克。服药3剂后肿消症减，再服5剂后水肿全消，后足月顺产一男婴。[王卫红.防己茯苓汤临床应用举隅.河南中医，2005，25（7）：47]

（4）湿盛阳郁

【原文27条】 厥而皮水者，蒲灰散主之（方见消渴中）。

【提要与词解】论述皮水湿盛阳郁的证治。

【原文解释】
皮水病出现手足厥冷的，用蒲灰散主治。

【分析速记】
皮水而厥——手足逆冷——水气盛于外，湿热壅于内，阳气被郁，不通达于四末

治法：清湿热，利小便。
方药：蒲灰散。

【方解与临床应用】

蒲灰——清利下焦湿热
滑石——利小便。

本方可体现"通阳不在温，而在利小便"之理。

本方可用于治疗急性肾小球肾炎、肾盂肾炎、膀胱炎、泌尿系结石、肝硬化腹水、心源性水肿、胸膜炎、腹膜炎等辨证属膀胱湿热夹瘀者。

【医案举例】

郝某，女，49岁。1992年6月30初诊。1961年开始出现双下肢水肿，伴尿频量少，腰酸腿软，晨起减轻，午后加重。曾诊为"非特异性神经性水肿"。经用西药利尿药及中药治疗，但病情时轻时重。并在此之后又出现月经不调，经期错后无定期，经血量少色黯有血块已有数年。伴腹痛，两胁胀满，五心烦热，阵阵汗出，喜冷饮，大便秘结。舌质红，苔黄厚腻，脉滑数。辨证：水湿不化，泛于肌

肤，发为水肿。诊断：水肿（水病及血型）、月经不调（脾肾阳虚，气滞血瘀型）。治法：利水消肿，理气活血。方药：五皮饮合蒲灰散加减：茯苓皮15克、干姜皮9克、桑白皮12克、大腹皮12克、牡丹皮12克、桔梗9克、生蒲黄（包）9克、滑石15克、白茅根15克，7剂。二诊：下肢水肿明显消退，大便正常。仍口干苦，手足心热，腰酸重，喜冷饮，舌质淡、苔黄，脉滑数。继上方减白茅根加炒苍术12克，以健脾燥湿。三诊：药后小便量增加，下肢水肿已消，唯感双下肢无力，耳鸣如蝉，手足心热。月经准时来潮，色量正常。舌质淡红、苔薄黄，脉弦滑。继上方减桔梗加地骨皮9克、半夏12克以清虚热，化痰健脾。用药后病情基本稳定。〔刘小北，王玉芬．宋孝志教授从血论治水肿病的经验〔J〕．北京中医药大学学报，1994，17（5）：42-43〕

3. 黄汗

（1）营卫郁滞，湿热阻遏

【原文28条】问曰：黄汗之为病，身体肿（一作重），发热汗出而渴，状如风水，汗沾衣，色正黄如药汁，脉自沉，何从得之？师曰：以汗出入水中浴，水从汗孔入，得之，宜芪芍桂酒汤主之。

黄芪芍桂苦酒汤方

黄芪五两　芍药三两　桂枝三两

上三味，以苦酒一升，水七升，相和，煮取三升，温服一升，当心烦，服至六七日乃解。若心烦不止者，以苦酒阻故也（一方用美酒醯代苦酒）。

【提要与词解】论述黄汗病的证治，并论及病因。

【原文解释】

问道：黄汗发病，身体浮肿，发热出汗而口渴，病状好像风水。其汗液沾内衣，颜色正黄，像黄柏汁，脉象沉。那么，这种病是怎样得来的呢？老师说：因为出汗时，进入水中洗澡，水从汗孔渗入肌腠，故得黄汗病。宜用芪芍桂酒汤主治。

【分析速记】

病因："汗出入水中浴，水从汗孔入，得之"。

身体肿——水湿外侵，卫郁不行水
发热——营卫失和，营郁而为热
汗出而渴——热蒸汗出津伤
汗沾衣，色正黄如柏汁——湿热内郁营分，热蒸汗出而黄
脉沉——湿热阻遏营卫之气

病机：湿热交蒸于肌腠，迫津外溢。

治法：调和营卫，实卫祛湿，兼泄营热。

方药：芪芍桂酒汤。

【方解与临床应用】

桂枝、芍药——调和营卫

黄芪——实卫走表；配桂枝，振奋卫阳而行水湿

临床出现以汗出色黄，或浮肿，口渴，舌红苔薄，脉浮等为主要临床表现者均可加减运用。

【医案举例】

李某，女，30岁，工人。因长期低热来门诊治疗，屡经西医检查未见任何器质性病变，经服中药未效。症见口渴，出黄汗，恶风，虚极无力，下肢肿重，舌苔薄白，脉沉细。查黄疸指数正常，身体皮肤无黄染。此为黄汗表虚津伤甚者，拟黄芪芍桂苦酒汤。生黄芪15克，芍药10克，桂枝10克，米醋30克。上药服6剂，诸症尽去。［胡希恕. 黄汗刍议［J］. 北京中医，1983，(4)：77］

（2）气虚湿盛阳郁

【原文 29 条】黄汗之病，两胫自冷；假令发热，此属历节。食已汗出，又身常暮盗汗出者，此劳气也。若汗出已反发热者，久久其身必甲错；发热不止者，必生恶疮。若身重，汗出已辄轻者，久久必身𥆧。𥆧即胸中痛，又从腰以上必汗出，下无汗，腰髋弛痛，如有物在皮中状，剧者不能食，身疼重，烦躁，小便不利，此为黄汗，桂枝加黄芪汤主之。

桂枝加黄芪汤方

桂枝三两　芍药三两　甘草二两　生姜三两　大枣十二枚　黄芪二两

上六味，以水八升，煮取三升，温服一升，须臾饮热稀粥一升余，以助药力，温服取微汗；若不汗，更取。

【提要与词解】论黄汗与历节、劳气的鉴别，并论述黄汗病的另一种证治。

【原文解释】

黄汗病，如身体沉重的，汗出之后，往往感觉轻快些。但长此下去，病人必自觉身上的肌肉时而掣动，肌肉掣动时就引起胸中疼痛。又病人还必然出现腰以上出汗，而腰以下无汗，腰髋部的肌肉弛缓无力，酸软疼痛，好像有虫在皮肤里面爬行一样。病势严重的不能进食，身体疼痛沉重，心中烦躁，小便不利。这些都是黄汗病的表现，用桂枝加黄芪汤主治。

【分析速记】

本证是由黄汗病日久不愈、营卫失调、水湿郁滞、阳气不宣所致。

治法：调和营卫，宣阳逐湿。

方药：桂枝加黄芪汤。

【方解与临床应用】

$\begin{cases}桂枝汤——调和营卫，宣阳散湿\\黄芪——助阳逐湿\end{cases}$

桂枝加黄芪汤适用于治疗黄汗病证属水湿郁表，尚未化热者，临证可见全身水肿，汗出色黄，身体沉重，腰髋弛痛；而芪芍桂酒汤适用于黄汗病证属湿郁化热、波及营血者，症见周身黄汗，全身浮肿，兼见发热、口渴、尿赤、脉沉，若日久不解，则有成痈化脓之虞。

4. 气分

（1）阳虚阴凝

【原文31条】 气分，心下坚，大如盘，边如旋杯，水饮所作，桂枝去芍药加麻辛附子汤主之。

桂枝去芍药加麻黄细辛附子汤方

桂枝三两　生姜三两　甘草二两　大枣十二枚　麻黄二两　细辛二两　附子一枚（炮）

上七味，以水七升，煮麻黄，去上沫，内诸药，煮取二升，分温三服，当汗出，如虫行皮中，即愈。

【提要与词解】 论述气分病的证治。

旋杯：覆杯之意，即外坚中空，如杯覆置之状。

【原文解释】

气分病，病人心下按之坚硬，状如盘大，中高边低如覆杯，此为水饮凝聚而成，用桂枝去芍药加麻辛附子汤主治。

【分析速记】

心下坚，大如盘，边如旋杯---水饮所作，寒饮凝聚，有形可征。

联系36条，当有手足逆冷，腹满肠鸣，恶寒身冷，骨节疼痛，手足麻木不仁，脉象沉迟等全身性证候。

治法：温阳散寒，通利气机，宣行水饮。

方药：桂枝去芍药加麻辛附子汤。

【方解与临床应用】

$\begin{cases}麻黄、附子、细辛——助阳、温经、散寒\\桂枝、生姜——通阳、化气、散饮\\甘草、大枣——补中气，振中阳\end{cases}$

本方可温阳散寒、宣散水气，临证可用治一身浮肿，心下痞硬，小便不利，四肢逆冷、腰腿冷痛，舌淡，苔水滑的水肿患者。

【医案举例】

董某，女，49岁。周身皮肤肿胀，随按随起无凹陷，腹部胀满尤为明显。脐周围出现如栗子大小包块十余个，按之软，随按而没，抬手又起。腹部皮肤发凉，间或嗳气上逆，面色黧黑不泽。脉沉无力，舌苔白。该证病属"气分病"，为寒邪内搏气机所致。处方：桂枝9克，生姜15克，大枣10克，炙甘草6克，麻黄6克，细辛4.5克，附子9克，川椒3克。服3剂后腹中气动有声，矢气甚频，腹胀随之消减，脐周之包块亦消。但腹中胀满尚未尽愈，改用李东垣寒胀中满分消汤3剂而愈。（刘渡舟. 经方临证指南［M］. 天津：天津科学技术出版社，1992：1241）

（2）脾虚气滞

【原文 32 条】 心下坚，大如盘，边如旋盘，水饮所作，枳术汤主之。

枳术汤方

枳实七枚　白术二两

上二味，以水五升，煮取三升，分温三服，腹中软，即当散也。

【提要与词解】 再论气分病的证治。

【原文解释】 病人心下坚满，其大如盘，边如旋盘者，为水饮凝聚而成，亦可用枳术汤主治。

【分析速记】

心下坚，大如盘，边如旋盘——脾弱气滞，水饮内聚，痞结于中。

治法：健脾利水，行气散结。

方药：枳术汤。

【方解与临床应用】

枳实——行气消痞
白术——健脾化饮

二药比例：2：1。

桂枝去芍药加麻辛附子汤证与枳术汤证的鉴别见表 13-4。

表 13-4　桂枝去芍药加麻辛附子汤证与枳术汤证的鉴别

鉴别项		桂枝去芍药加麻辛附子汤证	枳术汤证
同		主症：心下坚，大如盘，为气分病 病机：阳虚而饮停气分 治法：阴阳相得，其气乃行，大气一转，其气乃散	
异	兼症	身冷，骨痛，恶寒，痹不仁	脘腹痞满而胀、肠鸣等
	病机	阳虚寒凝，水饮不消，阴气凝结于心下，而兼表证	脾虚气滞，水饮痞结心下，病在中焦
	治法	温阳散寒，通利气机，宣散水饮	行气散结，健脾利水

枳术汤具有行气祛水，补脾运湿之效，可用治全身浮肿、心下痞坚、少气倦怠、食少便溏、形体消瘦的患者。

【医案举例】

谢某，男，48岁，农民。1990年10月初诊。近年来脘腹胀满，食后为甚，自觉心窝下按之有坚实感。时有肠鸣，大便或艰或稀。苔白，脉细涩。当地医院X线钡餐检诊为慢性浅表性胃炎、胃下垂。诊毕，何老辨证为：脾胃虚弱，水饮痞结。盖心下胃也，胃气虚弱，升降乏力，运化失司，遂致水饮痞结于心下所致。病与《金匮•水气病脉证并治》"心下坚，大如盘，边如旋盘，水饮所作，枳术汤主之"方证相合。治宜行气消痞健脾化饮，枳术汤主之。处方：枳实15克，土炒白术20克。服药7剂，症状减轻。28剂后，病已十去其九。再予原方加补中益气丸30克（包煎）。继服半月而收全功。[金国梁.何任研究和运用仲景方一席谈［J］.江苏中医，1994，15（7）：4]

五、治验举例与预后

（一）治验举例

【原文21条】问曰：病者苦水，面目身体四肢皆肿，小便不利，脉之，不言水，反言胸中痛，气上冲咽，状如炙肉，当微咳喘。审如师言，其脉何类？师曰：寸口脉沉而紧，沉为水，紧为寒，沉紧相搏，结在关元。始时尚微，年盛不觉，阳衰之后，荣卫相干，阳损阴盛，结寒微动，肾气上冲，喉咽塞噎，胁下急痛。医以为留饮而大下之，气击不去，其病不除。后重吐之，胃家虚烦，咽燥欲饮水，小便不利，水谷不化，面目手足浮肿。又与葶苈丸下水，当时如小差，食饮过度，肿复如前，胸胁苦痛，像若奔豚，其水扬溢，则浮咳喘逆。当先攻击冲气，令止，乃治咳；咳止，其喘自差。先治新病，病当在后。

【提要与词解】以病案形式讨论阳虚水气病的形成经过和误治后的变化，以及冲气与水气并发时的先后治则。

① 苦水：苦，形容词，或用作动词，作"患"或作"为……所苦"解。苦水，即患水气病，或为水气病所苦。

② 脉之：脉，在此作动词，即诊断之意；之，代词，指病人。

③ 状如炙肉：形容冲气发作时的症状，病人自觉咽中如像有烤肉块阻塞一样，吞之不下，吐之不出。《说文》："炙，炙肉也，从肉在火上。"

④ 年盛：指壮年之时。

⑤ 阳衰：即阳气衰减之时，一般指女子五七（三十五岁）、男子六八（四十八岁）以后，其时阳明脉始衰。

⑥ 营卫相干：干，忤也。即指营卫之气不相和谐。

⑦ 肾气：这里指下焦阴寒水饮之气。

⑧ 喉咽塞噎：《说文》"噎，饭窒也"。喉咽塞噎，指咽喉阻塞不畅，甚至影响呼吸和饮食。

⑨ 气击：指气上冲击于咽喉、胸胁，即冲气发作时的证候表现。

⑩ 浮咳喘逆：指浮肿、咳嗽、喘促、冲气上逆四个症状。

【原文解释】

问：患水气病的人，其面目周身四肢都浮肿，小便不利，但老师在为病人诊断的时候，却不谈水肿，反而仅说病人胸中疼痛，自觉阵阵有气上冲胸咽，气上冲时，咽中好像有烤肉块梗塞一样，而且应当有微微咳喘。如果病情确如老师所说的那样，那么这些证候产生的机制何在？

老师回答说：病人寸口部的脉象沉而紧，沉是有水，紧为有寒，寒与水相聚，常凝结于下焦关元之处。在寒水开始凝结的时候，还比较轻微，而且年龄又正在壮年气盛之时，所以感觉不大，待到年纪增大，阳气渐衰之后，营卫不和，阳气日衰，阴寒渐盛，于是蓄结在脐下的寒水之气开始蠢动。这种寒水之气一旦循冲脉上冲，病人就会出现咽喉阻塞不利，胸胁部发生拘急疼痛等症状。此时医生如以为是留饮胁痛而用峻药大下之，不仅气上冲不降，其病仍不能根除。其后又因见咽喉部梗塞而重用吐法治之，反使胃气虚弱而烦闷不舒，咽中干燥而想喝水，小便不利，饮食不消化，面目手足出现浮肿。因见其浮肿，医生又给病人服葶苈丸攻下其水，当时好像浮肿略有减轻，但由于饮食过多，水肿又复发如前，而且胸胁部剧烈疼痛，其病情好像奔豚那样。由于阴寒水气向上泛溢，所以出现浮肿、咳嗽、喘促、冲气上逆等症状。此时的治疗方法，应当首先平降冲气，使冲逆停止后，再治咳嗽，咳嗽止，则喘息自然痊愈。总之，先治冲逆咳喘等新发生的病证，水气病的根治应当在新病愈后再进行治疗。

【分析速记】

原发证：

寸口脉沉而紧——沉主水，紧主寒，故沉紧并见，是水寒互结之象——肾阳
　　　　　　　虚不能温化水液

冲气上逆，喉咽塞噎，胁下急痛——中年之后，阳气渐衰，阴寒日盛，营卫
　　　　　　　　　　　　　　　　　之气不相和谐，结于关元部之寒水之邪
　　　　　　　　　　　　　　　　　乘虚上冲

误治后：

误以"胁下急痛"为饮邪留聚胁下，而以十枣汤之类峻药大下其水，不仅上逆之冲气不降，而且因药不对证，故病必不除；再以"喉咽塞噎"误认为痰饮阻塞于上焦，而重以瓜蒂散之类涌吐之，使中气大伤，而变证丛生。

胃家虚烦，咽燥欲饮水，水谷不化——脾胃虚弱，胃中虚热上浮所致

小便不利，面目手足浮肿——肾阳不足，水气不化

食饮过度，肿复如前——徒以葶苈丸下水以治其标，脾肾虚损未复，稍有
　　　　　　　　　　　饮食不慎，则更损其气，而水肿复发如前。

胸胁苦痛，若奔豚，浮咳喘逆——阳气愈损愈虚，下焦阴寒水饮之邪乘阳
　　　　　　　　　　　　　　　虚循冲脉上逆之势更甚

治疗：

本病是先有积水，继发冲气，复因误治，而见浮肿、咳喘——先治新病——当
先攻击冲气——温化水饮，平冲降逆——桂苓五味甘草汤

冲气停止之后治咳——温肺化饮——苓甘五味姜辛汤

新病解除之后，再治其水气之本病——温阳化气行水为法，如肾气丸。

（二）预后

【原文 10 条】脉得诸沉，当责有水，身体肿重。水病脉出者，死。

【提要与词解】据脉论述水气病的脉症及其预后证治。

脉出：指水气病之沉脉暴出而无根，上有而下绝无。

【原文解释】若病人脉象见沉，而又身体浮肿沉重，这是水气留蓄、泛溢所致的常见脉症。若水气病人的脉象由沉伏暴出而无根，上有而下绝无，这是阴盛格阳的危象，多主死。

【分析速记】

脉得诸沉——水盛碍阳，脉络受压，气血不达于外

身体肿重——水液充斥皮肤

因沉脉主病有多种，举凡表里、寒热、虚实各证均可见到沉脉，所以诊断水气病，必须脉症合参，即将脉沉与"身体肿重"结合起来分析，方可得出水气病的正确诊断。

水病脉出者——死——阴盛于内，阳越于外，真气欲脱，阴阳将离之象。为邪盛而正气衰亡，故而预后不良，多为死证。这是以脉象的变化来预测水气病的转归，具有临床指导意义。

第十四章

黄疸病脉证并治第十五

一、病因病机、分类与辨证

（一）湿热发黄

【原文1条】寸口脉浮而缓，浮则为风，缓则为痹。痹非中风。四肢苦烦，脾色必黄，瘀热以行。

【提要与词解】论述湿热发黄的机制。

苦烦：重滞不舒的意思

【原文解释】

寸口部位出现浮而且缓的脉象，脉浮说明有风邪，脉缓则为湿邪痹阻。此处的痹，既非风湿痹证，也非伤寒太阳中风。本病只是患者感觉四肢烦扰不舒，皮肤黄染，这是脾的瘀热外达于肌表的缘故。

【分析速记】

浮——外感风邪⎫风湿相合，⎧湿热困脾，外扰四肢——四肢苦烦
　　　　　　　⎬从阳化热，⎨脾经湿热转行于肌表——脾色必黄，体表
缓——湿邪痹阻⎭痹阻不行 ⎩　　　　　　　　　　见脾主之黄色

"脾色必黄，瘀热以行"：反映了仲景对黄疸的认识。

① 中心病位在脾胃。

② 发黄的关键是湿热由气分进入血分才能发黄。

【原文8条】师曰：病黄疸，发热烦喘，胸满口燥者，以病发时，火劫其汗，两热所得。然黄家所得，从湿得之。一身尽发热而黄，肚热，热在里，当下之。

【提要与词解】论述火劫发黄的机制以及湿邪在黄疸发病中的作用。

① 火劫其汗：指用艾灸、温针或熏法，强迫出汗。

② 两热相得：谓火与热相互搏结。

③ 肚热：谓腹中热。

【原文解释】

老师说：患黄疸病，患者出现发热、烦躁、气喘、胸中胀满、口中干燥，这是疾病发作时，医生用艾灸、温针或熏法等火攻的方法强迫汗出，使热邪与火邪相互搏结导致的。但发黄病人一般是因湿邪蕴阻而得。病人全身发热，皮肤色黄，腹部也觉烘热，这是热邪结于体内，当用攻下法治疗。

【分析速记】

湿热内蕴，外见发热，误为表证，故火劫发汗

→两热所得→烦、喘、躁满、发热（热势极盛，一身尽热）

→一身尽发热而黄，肚热（里热炽盛）

→下之（通腑泄热）

"然黄家所得，从湿得之"：湿为发黄的重要原因，不独为热

（二）寒湿发黄

【原文 3 条】 阳明病，脉迟者，食难用饱，饱则发烦头眩，小便必难，此欲作谷疸。虽下之，腹满如故，所以然者，脉迟故也。

【提要与词解】 论述谷疸寒化的病机。

【原文解释】

患者得阳明病，脉象迟，不能饱食，饱食后就出现烦闷、头晕、小便不利等症状，这是谷疸将要发作的征象，虽用攻下药予以治疗，但腹部依然胀满，脉象迟。之所以如此，是由于脾胃虚寒的缘故。

【分析速记】

阳明病，脉迟（无力）——太阴脾寒湿

脾胃虚寒，失其运化——饱食则水谷不化精微，变生湿浊→

阻于中焦——脘腹胀满

上干清阳——头眩　　　｝湿浊不得外泄——欲作谷疸（阴黄）

下注，妨碍气化——小便难

既属太阴寒湿，治当温运，而非攻下。

（三）分类与主症

【原文 2 条】 趺阳脉紧而数，数则为热，热则消谷，紧则为寒，食即为满。尺脉浮为伤肾，趺阳脉紧为伤脾。风寒相搏，食谷即眩，谷气不消，胃中苦浊，浊气下流，小便不通，阴被其寒，热流膀胱，身体尽黄，名曰谷疸。

额上黑，微汗出，手足中热，薄暮即发，膀胱急，小便自利，名曰女劳疸；腹如水状不治。

心中懊憹而热，不能食，时欲吐，名曰酒疸。

【原文4条】 夫病酒黄疸，必小便不利，其候心中热，足下热，是其证也。

【提要与词解】论述黄疸的病机、分类及主症。

① 苦浊：苦作病解，浊指湿热，"浊气"亦为湿热。

② 阴被其寒：即太阴脾经受寒生湿。

【原文解释】

趺阳脉（又称冲阳脉，位在足背胫前动脉搏动处）紧而数，数说明胃有热，胃热盛则能食易饥饿；紧为脾有寒邪，脾阳不能运化食物，所以食后即感到胀满。尺脉浮是肾虚有热，趺阳脉紧，是寒邪伤脾。风寒结合伤脾，使食后即头眩晕，食物不能很好地消化，湿热困阻于胃，阻碍胃消化饮食。湿热邪气困阻膀胱，使小便的形成受到阻碍，故小便就不通畅。由于足太阴脾感受寒湿，又有热邪侵犯膀胱，湿浊的邪气不能排出体外而见全身发黄。这种病称为谷疸。

头额部位发黑，伴有微微的汗出，每到傍晚就感觉手足心发热，小腹感觉不适而排小便正常的，这种病称作女劳疸。如果腹部胀满好像里面有水一样，提示脾肾两败，就难以治疗。

病人心胸郁闷不舒而且感到烦热，不能进食，时时想呕吐，这种病称作酒黄疸。

患酒黄疸的病人，必然小便不畅利，他的证候表现是心中烦热，足下有热，这就是酒黄疸的病症。

【分析速记】

谷疸：发病与饮食有关。

谷疸 { 趺阳脉数——胃热，能食善饥 / 趺阳脉紧——脾寒湿困，运化不及 } 脾湿胃热——食即为满

风寒相搏 { 风：代表阳邪，示胃中有热 / 寒：代表阴邪，示脾中有湿 } 湿热相搏——食谷即眩——热流膀胱 / 小便不利，湿热无从排泄，郁蒸泛溢 ——身体尽黄——谷疸

酒疸：由嗜酒伤中，湿热内蕴所致。

嗜酒伤中，湿热内蕴 { 湿热上熏于心——心中郁闷，烦热不安 / 湿热中阻，气机不利，胃气上逆——不能食，时欲吐 / 湿热下注，膀胱气化不行——足下热，小便不利 }

女劳疸：病由房劳伤肾所得。强调肾虚。

女劳——肾虚 { 肾之本色外见——额上黑 / 肾虚生热——微汗出，手足中热，薄暮即发 / 非膀胱湿热——膀胱急，但小便自利 }

但不可拘泥，肾虚可引起小便失常

(四) 辨湿热与寒湿发黄

【原文9条】 脉沉，渴欲饮水，小便不利者，皆发黄。

【原文10条】 腹满，舌痿黄，燥不得睡，属黄家。舌痿疑作身痿。

【提要与词解】论述湿热发黄与寒湿发黄的不同。

【原文解释】

患者脉沉，口渴想喝水，小便排出不顺畅，水、湿、热邪不能排泄出去，都有可能是患了黄疸病。

患者腹部胀满，身体皮肤发黄而不明亮光润，烦躁不能入睡，这是病人患了黄疸病。

【分析速记】

以上两条从湿热与脾虚两方面论述了发黄的机制和证候。湿郁化热可发黄，脾虚生湿也可发黄。但发黄总不离"黄家所得，从湿得之"这一原则。

二、证治

(一) 谷疸

【原文13条】 谷疸之为病，寒热不食，食即头眩，心胸不安，久久发黄，为谷疸，茵陈蒿汤主之。

茵陈蒿汤方

茵陈蒿六两　栀子十四枚　大黄二两

上三味，以水一斗，先煮茵陈，减六升，内二味，煮取三升，去滓，分温三服。小便当利，尿如皂角汁状，色正赤。一宿腹减，黄从小便去也。

【提要与词解】论述湿热俱盛谷疸的证治。

【原文解释】

谷疸之所以发生，是因为湿热内蕴，恶寒发热，不思饮食，进食就会感觉头目昏眩，心胸部感觉不舒适，时间久了，湿热蕴结在体内不得外邪，致皮肤发黄而成为谷疸，用茵陈蒿汤主治。

【分析速记】

寒热——湿热交蒸于外，营卫不和

不食，食即头眩，心胸不安——湿热中阻，胃受纳不利，食则水谷不化精微，反助湿生热，湿热郁蒸

久久发黄，为谷疸——湿热内蕴，日久淫于肌肤

病机：湿热蕴蒸。

治法：清利湿热。

方药：茵陈蒿汤。

【方解与临床应用】

此方以茵陈、大黄和栀子组成，以茵陈为君药，清血分湿热；佐以大黄泄热退黄，栀子清泄湿热，使瘀热从二便而出。方后注："尿如皂角汁"，是湿热外泄之征，故曰："黄从小便去也。"

茵陈蒿汤是治疗湿热黄疸的基础方，临床见发热，一身面目俱黄，色如橘子色而鲜明，小便黄，口渴，腹满，不欲饮食，或恶心呕吐、苔黄腻、脉滑数等证候，可用本方加减治疗。现代常用于急性黄疸型肝炎、乙型肝炎、胆结石、胆囊炎、新生儿高胆红素血症、新生儿溶血症、证属湿热者，常可取得较好疗效。

【医案举例】

康某，男，32岁。患者于一周前即突感中脘胀满不适，发热曾至38.5℃，服西药4天后热退，巩膜及皮肤即出现黄疸，经某医院检查谷丙转氨酶为300单位/升，黄疸指数为80单位/升，西医诊断为黄疸型肝炎，现住院治疗。不思饮食，泛泛欲吐，小便色深似浓茶，大便3日未解，舌红，苔黄，脉弦数。证属湿热俱重型黄疸，投以茵陈蒿汤及栀子柏皮汤加味。生大黄18克，栀子、田基黄各15克，黄柏、木通各9克，川黄连6克，茵陈、鲜白茅根各30克。7剂。服1剂后，大便即通，小便亦利。治疗一周后，遍身黄疸大减，胸闷烦恶亦舒，查：谷丙转氨酶70单位/升，黄疸指数40单位/升。减大黄，加重健脾利湿药物，继续服药14剂后，黄疸全退，黄疸指数为10单位/升，谷丙转氨酶下降至40单位/升，食欲增加，于住院三周后出院。[戴克敏. 姜春华教授运用茵陈蒿汤的经验 [J]. 辽宁中医杂志，1989，(6)：1-3]

（二）酒疸

【原文5条】 酒黄疸者，或无热，靖言了了，腹满欲吐，鼻燥。其脉浮者，先吐之；沉弦者，先下之。

【原文6条】 酒疸，心中热，欲呕者，吐之愈。

【提要与词解】论酒黄疸的治疗应因势利导。

靖言了了：语言不乱，神情安静。

【原文解释】

患酒黄疸的病人，有的不发热，神情安静，说话语言连贯有条理，只是仅仅腹胀满欲呕吐，鼻腔干燥；如果脉象浮是湿邪壅阻在上焦，就先用吐法治疗；如脉象沉弦是病邪停聚于下焦，就先用下法治疗。

患酒黄疸的病人，自觉心中烦热，想呕吐的，表明病邪趋于上，顺应病势，采用涌吐法治疗，就可以病愈。

【分析速记】

5条：

靖言了了
无热 } 湿热结聚未深
（湿盛于热） { 上泛：鼻燥，欲吐，脉浮——先吐之
下趋：腹满，脉沉弦——下之

6条：酒疸欲呕→病势向上→吐之

【原文15条】 酒黄疸，心中懊侬或热痛，栀子大黄汤主之。

栀子大黄汤方

栀子十四枚　大黄一两　枳实五枚　豉一升

上四味，以水六升，煮取二升，分温三服。

【提要与词解】论述酒疸热盛的证治。

热痛：感到内热而疼痛。

【原文解释】

患了酒黄疸病，出现心中郁闷不舒畅，或者感到心中灼热而痛，是湿热阻滞，气机不通，用栀子大黄汤主治。

【分析速记】

热痛——湿热阻滞，气机不通

治法：清心泄热除烦。

方药：栀子大黄汤。

栀子大黄汤证与茵陈蒿汤证的鉴别见表14-1。

表14-1　栀子大黄汤证与茵陈蒿汤证的鉴别

鉴别项		栀子大黄汤证	茵陈蒿汤证
同		湿热黄疸（阳黄）：同用栀子、大黄	
异	病机	热多湿少	湿热俱盛
	病位	心胃（偏上）	腹中（偏下）
	主症	心中懊侬或热痛	腹满、心胸不安
	治法	重在泄热除烦	重在通腑清利
	方药	枳实行气散结，淡豆豉除烦	重用茵陈、大黄，量重于前证

【方解与临床应用】

本方由栀子豉汤加枳实、大黄，栀子、淡豆豉宣泄郁热而除烦；佐以枳实行气开结，大黄清泄湿热，二药合用，消中焦之滞；淡豆豉开宣上焦，此即尤怡所说："栀子、淡豉彻热于上，枳实、大黄除实于中，亦上下分消之法也。"

本方主要用于热重湿轻的肝胆疾患或心经郁热者。临床见一身尽黄、身热口渴、心中热痛、不思饮食、懊恼不宁等证候，可用本方加减。现代常用于急性黄疸型传染性肝炎和其他黄疸病，以及无黄疸型肝炎。本方也可用于热扰胸膈兼有腑气不通的神经官能症。

【医案举例】

患者，男，56 岁，1965 年 10 月初诊。食欲缺乏，上腹胀，恶心厌油，面目一身尽黄，小便短赤。查：舌苔黄厚，脉弦数。肝功：HbsAg（＋），黄疸指数高于正常。此肝胆湿热，湿热相搏，湿热瘀滞，营卫之源壅塞不利所致。湿热内留，影响脾胃健运功能，因而食欲缺乏、厌油、上腹胀、小便不利；湿热无路排泄，郁而发黄。方用栀子大黄汤加味：茵陈 50 克、栀子 15 克、大黄 15 克、金钱草 30 克、柴胡 15 克、滑石 15 克、车前子 15 克、板蓝根 15 克，水煎服。服药 3 剂，小便通利，大便稀，消化道症状消失，黄疸减轻。上方去大黄继服 10 剂，诸症消失，查肝功恢复正常，继服上方 10 剂以巩固疗效，随访 5 年未复发。[李玉桥，陈玉荣. 李光琰经方应用举隅 [J]. 山东中医杂志，1997，16（7）：325-326]

（三）女劳疸

【原文14条】 黄家日晡所发热，而反恶寒，此为女劳得之。膀胱急，少腹满，身尽黄，额上黑，足下热，因作黑疸。其腹胀如水状，大便必黑，时溏，此女劳之病，非水也。腹满者难治，硝石矾石散主之。

硝石矾石散方

硝石　矾石（烧）等分

上二味，为散。以大麦粥汁和服方寸匕，日三服，病随大小便去，小便正黄，大便正黑，是候也。

【提要与词解】 论女劳疸转变为黑疸兼瘀血湿热的证治。

【原文解释】

素有发黄症状的人，湿热蕴于阳明经，多在傍晚前发热。若此时反出现怕冷，这是患女劳疸病的缘故。膀胱有急迫感，少腹部胀满，全身皮肤发黄，前额皮肤色黑，两足心有烘热感，这是黑疸病。腹部胀满如水桶样，大便黑色，时常溏泄，这是由于女劳病缘故，不是因水气病。腹部胀满的难治，用硝石矾石散主治。

【分析速记】

日晡阳明经气旺时而全身发热（实）——黄家之症多为湿热蕴蒸阳明

"手足中热，薄暮即发"（虚）、兼恶寒——女劳疸肾虚内热

膀胱急，少腹满，大便必黑——瘀热内着

时溏——肾虚及脾，脾失健运

身尽黄，额上黑，足下热——虚热熏蒸

腹胀如水状——脾虚生湿，湿浊瘀血内阻，故"非水也"

"腹满者难治"——脾肾两败，治疗难

【方解与临床应用】

硝石矾石散有消瘀化湿的功能，硝石即火硝，味苦、咸，性寒，能消瘀除热；矾石即皂矾，性寒，味酸，能化湿利水，佐以大麦，缓硝、矾之悍性。诸药合为消瘀、化湿、养胃之方。硝、矾性峻烈，脾胃两虚本不可用，但因其消瘀化浊，佐以大麦粥养胃，消中寓补，故用之无恐。

临床见皮肤黄染、腹胀满、大便时溏或黑色等证候，可用本方加减治疗。现代常用于急性黄疸型肝炎、肝硬化腹水、慢性肝炎、胆结石、血吸虫病、囊虫病、蛔虫病、钩虫病等证属肝胆瘀血湿热型者。因本方对胃有刺激，故不宜空腹服用。初服本方时，若出现胃部觉有阵发性嘈杂，可减轻剂量，等无嘈杂感觉时，再逐渐增加剂量。

【医案举例】

戊午仲秋，愚初至奉天。有小北门里童子朱文奎者，年十三岁，得黄疸证月余，服药无效，至不能饮食。其脉甚沉细。治以硝石矾石散。为其年幼，一次止服六分。旬日病愈，而面目犹微黄。改用生山药、生薏苡仁各八钱，茯苓三钱，连服数剂痊愈。文奎虽在髫龄，已善书画，自书对联酬愚。字态韶秀，盖仿王梦楼也。（张锡纯．屡试屡效方——张锡纯医学全书［J］．北京：学苑出版社，2013：107）

（四）热盛里实黄疸

【原文19条】黄疸腹满，小便不利而赤，自汗出，此为表和里实，当下之，宜大黄硝石汤。

大黄硝石汤方

大黄　黄柏　硝石各四两　栀子十五枚

上四味，以水六升，煮取二升，去滓，内硝，更煮取一升，顿服。

【提要与词解】论热盛里实黄疸的证治。

【原文解释】

黄疸病患者腹部胀满，小便不畅而颜色发赤，身上有汗，这是没有感受外邪，但却有里实热，应当攻下泄热，用大黄硝石汤。

【分析速记】

```
                    ┌ 中焦运化失司——腹胀满
                    │              ┌ 小便不利，色赤
黄疸——湿热内蕴——热盛里实 ┤ 结于下焦 ┤
                    │              └ 便秘
                    └ 热迫津外出——汗出
```

饮食不节——脾胃受伤——湿热内蕴——结于下焦——气化不利

治法：通腑泄热，利湿退黄。

方剂：大黄硝石汤。

【方解与临床应用】

本方以大黄为君药，通腑泄热，散满导滞，去血分之热；硝石苦寒燥湿，导热下行；佐以栀子清上焦湿热，黄柏清下焦湿热，使湿热从小便出。四味合用清热通便，利湿除黄。

临床上见皮肤黄染，腹部胀满，便干，小便短赤而少，苔黄，脉滑实者可用此方加减运用，本方常用于急性传染性肝炎、阻塞性黄疸、急性胆囊炎、胆结石、急性梗阻性化脓性胆管炎、急性卡他性结膜炎等证属热盛里实者。

【医案举例】

静俭堂治验云：荻原辨藏患黄疸，更数医，累月不见效，发黄益甚，周身如橘子色，无光泽，带黯黑，眼中黄如金色，小便短少色黄如柏汁，呼吸迫促，起居不安，求治于予，乃以指头按胸胁上，黄气不散，此疸症之尤重者也，乃合茵陈蒿汤大黄硝石汤，作大剂，日服三、四帖，及三十日，黄色才散去，小便消利而痊愈。凡察疸症之轻重，以指重按病者胸胁之骨间，放指则黄散，其迹见白，忽复如元黄色者，此轻症，易治也。至重症，则虽重按而黄色不少散，屹然不动，以此人属重症，故合茵陈蒿汤、大黄硝石汤与之，食饵用蚬为馔，尤妙。（陆渊雷．金匮要略今释［M］．北京：学苑出版社，2008：312）

（五）湿重于热黄疸

【原文18条】黄疸病，茵陈五苓散主之。

茵陈五苓散方

茵陈蒿末十分　五苓散五分

上二物和，先食饮方寸匕，日三服。

【提要与词解】论热盛里实黄疸的证治。

【原文解释】

因湿而得黄疸病患者，可以用茵陈五苓散主治。

【分析速记】

湿热黄疸——热少湿多——湿遏阳气——气化不利 ⎰ 食少脘闷
⎱ 身重倦怠
⎰ 小便不利
⎱ 身黄如熏

治法：健脾利湿退黄。

方药：茵陈五苓散。

【方解与临床应用】

本方以茵陈为君药，推陈致新，除热退黄，佐以五苓散发汗利水，助脾转输，两者合用，取其表里两解，为治黄之良剂。

临床出现皮肤黄染、小便不畅、纳差等症状者可加减运用本方，现代常用于慢性病毒性肝炎、慢性迁延性肝炎、心源性黄疸、胆囊炎、慢性胃炎、病毒性肝炎高胆红素血症等证属湿重于热者。

【医案举例】

姜某，男，26岁。久居山洼之地，又值春雨连绵，雨渍衣湿，劳而汗出，内外交杂，遂成黄疸。前医用清热利湿退黄之剂，经治月余，毫无功效，几欲不支。就诊时，黄疸指数85单位，转氨酶高达500单位/升。察其全身色黄而暗，面色晦滞如垢。问其二便，大便溏，日行二三次，小便甚少。全身虚浮似肿，神疲短气，无汗而身凉。视舌质淡，苔白而腻，诊脉沉迟。脉证合参，辨为寒湿阴黄之证。治宜温阳化湿退黄。疏方：茵陈30克、茯苓15克、泽泻10克、白术15克、桂枝10克、猪苓10克、附子10克、干姜6克。初服日进两剂。三天后诸症好转。继则日服一剂，三周痊愈。化验检查：各项指标均为正常。（陈明．刘渡舟临证验案精选［M］．北京：学苑出版社，1996：63）

（六）黄疸兼证、变证

（1）兼表虚证

【原文16条】 诸病黄家，但利其小便。假令脉浮，当以汗解之，宜桂枝加黄芪汤主之。

【提要与词解】 论黄疸兼表虚的证治及黄疸的正治法。

【原文解释】

所有患黄疸病的患者，必须通利其小便，使湿热从小便排出。但如果见脉浮的，说明邪在肌表，应顺势利导，应当用发汗法治疗，宜用桂枝加黄芪汤主治。

【分析速记】

黄疸的基本治则：诸病黄家者，但利其小便。

本证兼见脉浮，以方测证，当为脉浮自汗、发热恶寒等表虚证。

治法：益气固表，发汗解肌，调和营卫。

方剂：桂枝加黄芪汤。

【方解与临床应用】

桂枝汤调和营卫，微微取汗以祛表邪，加黄芪益气，一助托邪，二助化湿；合用为黄家病邪在表的微汗之剂。此与湿痉暍病篇的风湿在表，缓取微汗的意义完全相同。

本方用于有恶寒发热、脉浮自汗等表证的黄疸初期，现代还常用于虚人外感汗多、湿疹、蓄脓症、中耳炎、痔瘘、化脓症、脐炎、小儿汗多易外感、放化疗后以及原因不明的白细胞减少者。

【医案举例】

黄某，女，11岁。因黄疸、右上腹微满、肝脾肿大入儿科住院。检查发现肝大肋下4厘米，脾大肋下3厘米，诊为毛细胆管炎，肝硬化。1974年5月12日中医会诊：黄疸暗而晦滞，食欲差，小便黄，右上腹满闷，胁下癥瘕，舌淡红苔白，脉缓弱。初用茵陈五苓散、逍遥散加茵陈等，黄疸仍不退，仍作寒湿不化，用桂枝加黄芪汤，服药后平平，再加三棱、莪术，黄疸即明显日渐减退，连服10剂，黄疸消退，肝肋下2厘米，脾肋下2厘米，病情好转，自动出院，携方返家调理。

按：黄而晦滞或淡黄而肝脾肿大，用三棱、莪术散癥活血，它自身无直接退黄作用，但加在桂枝加黄芪汤上之后，才能治疗因瘀积成水，水郁发黄之证，而且是能受得桂枝温通调营卫之证，又常是清利湿热、疏肝利胆不能退之阴黄证。此时，也不一定是"脉浮"之表证。（王伯章. 桂枝加黄芪汤治疗黄疸的临床应用探讨[A]. 广州：全国第六届仲景学说学术研讨会论文集，2000：306）

（2）兼少阳证

【原文21条】 诸黄，腹痛而呕者，宜柴胡汤。

【提要与词解】 论黄疸兼少阳证的证治。

【原文解释】

黄疸病患者，有腹部疼痛伴呕吐的，病在少阳，宜用小柴胡汤治疗。

【分析速记】

本条论述黄疸兼少阳证的证治。在黄疸的发病过程中，若见往来寒热、胸胁苦满、腹痛而呕等症，提示邪在少阳，治宜和解少阳，用小柴胡汤主治。

学习本条应注意以下三点。

① 本条说明不是少阳证引起发黄，而是在发黄的病变过程中，出现腹痛而呕的少阳症状。

② 和解少阳，不是治疗发黄的主要方法，但通过和解少阳，可使气机畅达，有助于退黄。

③ 小柴胡汤是为少阳证而设，但用于治发黄，说明不论何病，只要邪在少阳，出现少阳证，就可使用小柴胡汤。这充分体现了异病同治的辨证论治思想。

【方解与临床应用】

方中柴胡气质轻清，苦味最薄，能疏解少阳之气滞，为主药。黄芩苦寒，气味较重，能清胸腹蕴热以除烦满。柴胡、黄芩合用能解少阳半表半里之邪。半夏、生姜能调理胃气，降逆止呕。人参、炙甘草、大枣益气和中、扶正祛邪。本方寒温并用，升降协调，有疏利三焦、和畅气机的作用，故有助于退黄。

黄疸初期可以出现少阳证，故用小柴胡汤治疗。小柴胡汤的应用相当广泛，既用于外感热病，又可用于内伤杂病。现代常用于慢性肝炎、肝硬化、急慢性胆囊炎、胆结石、急性乳腺炎、胆汁反流性胃炎、流行性感冒等病属少阳证者。

(3) 兼燥结血瘀证

【原文 17 条】诸黄，猪膏发煎主之。

猪膏发煎方

猪膏半斤 乱发如鸡子大三枚

上二味，和膏中煎之，发消药成。分再服，病从小便出。

【提要与词解】论黄疸兼燥结血瘀证的证治。

【原文解释】

大便燥结的黄疸病患者，可用猪膏发煎主治。

【分析速记】

$$
湿热黄疸——湿去热存——热盛伤阴
\begin{cases}
阴虚燥结——肠燥便秘，少腹急满 \\
阴虚津伤——小便不利 \\
阴血失荣——肌肤甲错不泽
\end{cases}
$$

治则：补虚润燥，化瘀通便。

方剂：猪膏发煎。

【方解与临床应用】

方中以猪膏为君药，利血脉，解风热，润燥结；佐以乱发即血余，入血消瘀，通大便，全方功在润肠通便，活血润燥。

本方可用于黑疸、阴吹等，也可用于痔疾便干漏血及燥热内结之大便秘结者。还可制成栓剂用于肛肠疾病。

【医案举例】

徐氏云：予友骆天游黄疸，腹大如鼓，百药不效，用猪膏四两，发灰四两，一剂而愈。仲景岂欺我哉！（陆渊雷.金匮要略今释［M］.北京：人民卫生出版社，1955：309）

(4) 黄疸误治成哕

【原文 20 条】黄疸病，小便色不变，欲自利，腹满而喘，不可除热，热除必哕。哕者，小半夏汤主之。

【提要与词解】论黄疸误治成哕的治疗。

【原文解释】

黄疸病患者，出现小便颜色不变，且有泄泻、腹部胀满而气喘等症状的，不可以用寒药除热邪，否则，热邪虽然除去，必然会伤脾胃引起哕逆。哕逆的可用小半夏汤主治。

【分析速记】

小便色不变，欲自利——寒湿发黄（脾胃虚寒）

误用苦寒则伤中阳——胃失和降——哕逆

治法：温胃化饮，降逆止哕。

方药：小半夏汤。（应急治标）

【方解与临床应用】

方中以半夏为君药，燥湿化痰，降逆止呕；佐以生姜温中降逆，全方功在温胃化饮，降逆止呕。

本方为治疗呕吐之祖方。主要用于治疗痰饮呕吐。现代常用于神经性呕吐、梅尼埃综合征、妊娠呕吐、胰腺炎、胃炎、胆囊炎、尿毒症等出现呕吐症状者。现代药理研究表明本方对中枢性呕吐具有抑制作用，对胃黏膜有保护作用，且能促进胃液分泌及血液循环。

（5）虚黄

【原文22条】**男子黄，小便自利，当与虚劳小建中汤。**

【提要与词解】论虚黄的证治。

【原文解释】

男子素来体弱，皮肤色黄而不明润，小便自行通利的，这是虚劳萎黄，当用治虚劳的小建中汤治疗。

【分析速记】

男子黄，小便自利——黄与湿无关（因为小便利而黄不去），发黄乃脾胃虚弱，气血不足，肌肤失荣的萎黄证。

【方解与临床应用】

方中重用甘温质润之饴糖为君，温补中焦，缓急止痛。佐以桂枝温阳气，祛寒邪；白芍养营阴，缓肝急，止腹痛。生姜温胃散寒，大枣补脾益气。炙甘草益气和中，调和诸药。六药合用，可使中气强健，开发生化之源，使气血充盈，气色外荣，则虚黄自退。

临床见身面黄而不明润、目珠不黄、脘腹隐痛、喜温欲按、脉沉涩而无力等中阳虚损证者。现代常用于治疗胃及十二指肠溃疡、神经衰弱、慢性肝炎、功能性发热及再生障碍性贫血（再障）等证属中气虚寒，阴阳气血失调者。

【医案举例】

彭某，年20余。身面俱黄，目珠不黄，小便自利，手足烦热，诸医疗无功。予诊其脉细弱，默思黄疸虽有阴阳之不同，未有目珠不黄，小便自利者。脉症合参，脾属土为荣之源而主肌肉，此必脾虚荣血虚馁，不能荣于肌肤，土之本色外越也。《金匮》云："男子黄，小便自利，当与虚劳小建中汤。"仲师明训"虚劳"也能发黄，与寒湿、湿热诸黄不同。当从虚劳治例，与小建中汤加参归以益气养荣，10余剂热止黄退。[汤万春.万健臣先生医案摘录 [J].中医杂志，1963，（9）：25]

三、转归与预后

【原文7条】 酒疸下之，久久为黑疸，目青面黑，心中如啖蒜齑状，大便正黑，皮肤爪之不仁，其脉浮弱，虽黑微黄，故知之。

【提要与词解】 论酒疸误下成为黑疸的证候。

① 黑疸：各种黄疸伴有瘀血者。

② 心中如啖蒜齑状："啖"（dàn 淡），即吃的意思；"齑"（jī 基），指捣碎的姜、蒜、韭菜等末。句意言病人如吃了蒜末一样，胃中灼热不适。

③ 爪之不仁：谓肌肤麻木，搔之不知痛痒。

【原文解释】

酒疸患者经下法治疗后，时间长了就变成黑疸。病人两眼发青，面色黑，胃中有如吃了姜、蒜、韭菜等辛辣食物一样灼热不舒的感觉。大便色黑，皮肤搔抓不知道痛痒感觉，脉象浮且弱，皮肤现黑中微带黄色，所以知道这是酒疸误下之后的变证。

【分析速记】

酒疸下之太过——损伤正气，湿热之邪乘虚内陷，深入血分，日久：

湿阻热蒸，阴血瘀滞—黑疸

- 目青面黑——瘀血阻滞，血不外荣
- 心中如啖蒜齑状——湿热中阻，胃中灼热不舒
- 大便正黑——瘀热留滞肠腑
- 皮肤爪之不仁——瘀血外痹肌肤络脉，肌肤失养而不用
- 脉浮，面微黄——湿热仍在上蒸
- 脉弱——气血已伤

【原文11条】 黄疸之病，当以十八日为期，治之十日以上瘥，反剧为难治。

【提要与词解】 论黄疸病预后。

【原文解释】

黄疸这种病，应以十八日作为痊愈的日期，治疗十日以上症状应当见好，如果反而加重则提示难治。

【分析速记】

黄疸病患者自发黄的时候算起，一般到十八天左右是疾病转变的期限。如果治疗及时得当，诸证能在十日左右减轻，这样就容易治愈；如果十日以后病反加剧，是邪盛正虚，治疗就比较困难。本条的主要精神，除了说明黄疸病预后的一般期限外，更重要的是在强调黄疸病要争取早期治疗。

【原文 12 条】疸而渴者，其疸难治；疸而不渴者，其疸可治。发于阴部，其人必呕；阳部，其人振寒而发热也。

【提要与词解】再论黄疸病预后。

【原文解释】

黄疸病患者若口渴的，有可能邪盛正虚，所以比较难治；而口不渴的，表明病邪轻，则可以治愈。病邪发于脏腑之里部，病人必然呕吐；病邪发于表部，病人就会寒战而发热。

【分析速记】

黄疸出现口渴，可由以下几个原因所致：①湿邪阻滞，津不上承；②气虚不能敷布；③热盛伤津。这些原因说明黄疸而口渴是病邪深入，邪气盛实或正气渐虚的表现。口渴欲饮，饮后反助湿邪，所以说："其疸难治。"反之，黄疸而口不渴，则表明病邪轻浅，正不虚、热不盛、津未伤，故说："其疸可治。"

呕吐证多发病于里部，所以说："发于阴部"。寒战发热，病多在表，所以说："发于阳部。"这里的发于阴、发于阳，即第一篇第十三条阳病、阴病所述。这是疾病的一种分类方法。

第十五章
惊悸吐衄下血胸满瘀血病脉证治第十六

一、惊悸

（一）成因

【原文1条】寸口脉动而弱，动即为惊，弱则为悸。

【提要与词解】从脉象论述惊和悸的病因病机。

【原文解释】

寸口的脉象跳动不宁，而且兼见软弱无力，脉象跳动不宁是受惊的表现，脉软弱无力就是悸的表现。

【分析速记】

惊病多是因为外界的突然刺激，一时性的气血逆乱，心无所倚，神无所归，故见脉动摇不宁。悸病多是因为气血不足，血不养心，故见脉软弱无力。

（二）证治

1. 火邪致惊

【原文12条】火邪者，桂枝去芍药加蜀漆牡蛎龙骨救逆汤主之。

桂枝救逆汤方

桂枝三两（去皮）　甘草二两（炙）　生姜三两　牡蛎五两（熬）　龙骨四两　大枣十二枚　蜀漆三两（洗去腥）

上为末，以水一斗二升，先煮蜀漆，减二升，内诸药，煮取三升，去滓，温服一升。

【提要与词解】论述火劫致惊的证治。

【原文解释】

惊病是由于温针、艾灸、熏法等强迫发汗太过导致的，就用桂枝去芍药加蜀漆牡蛎龙骨救逆汤治疗。

【分析速记】

病机：火劫发汗太过——心阳受损，神气浮越→惊

以方测证：心悸、烦躁惊狂、卧起不安等。

治法：宣通心阳，敛镇心神。

主方：桂枝去芍药加蜀漆牡蛎龙骨救逆汤

【方解与临床应用】

本方由桂枝汤去芍药加蜀漆、龙骨、牡蛎组成。方中桂枝、甘草温通心阳，加龙骨、牡蛎潜镇心神。蜀漆乃常山之苗，有涤痰开窍之能。生姜、大枣调理脾胃，化生气血。所以去芍药者，是因药性凉属阴，非阳虚所宜，故去之。所以名救逆者，是因病势险恶，须急温心阳以救之。

临床上出现以心悸、惊狂、卧起不安等为主要表现者都可以加减运用。现代常用于治疗精神分裂症、神经官能症、痛病、围绝经期综合征、高血压病、脑病等属心阳虚衰，心神浮越，又被痰扰者。

【医案举例】

有路姓中年患者，每日午后先微恶寒，旋即热作，并汗自出，历2小时许，热、汗渐止，心中怵惕，惴惴不安，多方求治，未尝一效。脉之，则三五动辄一止。此桂枝去芍药加蜀漆牡蛎龙骨救逆汤证也。因我处药房不备蜀漆，而易以常山。并嘱之曰："此方虽与汝证相合，然非常用者，效与不效，必来复诊。"越2日，路欣然而至，曰："药一帖，次日发热汗出俱止，惊悸亦大减。"脉之，仅稍涩，继服两帖，后未再作。三年之疾，一旦霍然，由是更知经方之妙，不可胜言．（胡连玺．桂枝去芍药加蜀漆牡蛎龙骨救逆汤方证之讨论［J］．上海中医药杂志，1985，1：34）

2. 水饮致悸

【原文13条】 心下悸者，半夏麻黄丸主之。

半夏麻黄丸方

半夏　麻黄等分

上二味，末之，炼蜜和丸小豆大，饮服三丸，日三服。

【提要与词解】论述水饮致悸的证治。

【原文解释】

以心下动悸为主症的病人，就用半夏麻黄丸治疗。心下就是胃脘部，水饮之邪停留于胃脘部，阳气被遏制，病人就会感觉心中悸动不宁。

【分析速记】

病机：饮盛阳郁。

症状：有呕、喘等肺气郁闭、胃失和降之症。

治法：散饮结，宣阳气。

主方：半夏麻黄丸。

【方解与临床应用】

方中麻黄通太阳膀胱之经气，以泄水饮；半夏和胃降逆，以蠲饮消水。二味相配，共奏通阳化饮之功，阳通饮化，则心悸自已。用蜜为丸可以补益正气，使在祛邪的同时不伤正气。

临床上出现以心悸，或怔忡，或心下痞闷，胸闷，兼喘、或呕等为主要表现者都可以加减运用。现代常用于治疗肺心病、神经官能症、精神分裂症等属水饮犯肺者。

二、吐衄下血

（一）成因

【原文 7 条】 夫酒客咳者，必致吐血，此因极饮过度所致也。

【提要与词解】 论述酒客咳、吐血的病因。

酒客：嗜酒之人。

【原文解释】

平常嗜酒的人，如果又出现咳嗽，势必就会吐血，这是因为饮酒过度所导致的。嗜酒的人，往往会有湿热内蕴，湿热熏蒸肺部，肺失宣发肃降，就咳嗽，热损伤肺的络脉，就吐血。

【分析速记】

嗜酒过度——湿热蕴胃 { 损伤胃络——吐血 / 上蒸于肺，肺失清肃，损伤肺络——咯血 }

（二）脉症与辨证

【原文 5 条】 病人面无色，无寒热，脉沉弦者，衄；浮弱，手按之绝者，下血；烦咳者，必吐血。

【提要与词解】 论衄血、下血、吐血的不同脉症。

① 衄：鼻出血。

② 下血：大小便出血及妇女阴道出血。

【原文解释】

病人面色㿠白，没有恶寒发热的症状，如果脉象是沉弦的，就知道是衄血。如果脉象是浮且弱，用手按似有似无，就知道是下血；脉象浮弱的病人如果又出现烦躁咳嗽，就必然会有吐血。

【分析速记】

$$\left.\begin{array}{l}\text{面色无华——阴血内亏}\\\text{无寒热——内伤无外感}\end{array}\right\}\text{内伤血证}\left\{\begin{array}{l}\text{吐血——虚阳上扰，脉络受伤——脉浮弱}\\\text{衄血——肝肾阴虚，阳亢迫血——脉沉弦}\\\text{下血——血脱于下，虚阳外浮——脉浮弱}\end{array}\right.$$

【原文8条】 寸口脉弦而大，弦则为减，大则为芤，减则为寒，芤则为虚，寒虚相击，此名曰革，妇人则半产漏下，男子则亡血。

【提要与词解】 论虚寒亡血的脉象。

【原文解释】

脉象弦而且大，弦而中取无力，这是阳气衰减的征象；大而中取无力，实即芤脉，是血虚的表现。阳气衰减生寒，血虚则脉芤，弦芤并见，这就叫革脉。妇女予如出现此脉，多是流产或崩露下血之后；男子如出现此脉，多有失血或失精的疾患。

【分析速记】

$$\left.\begin{array}{l}\text{妇人半产漏下}\\\text{男子亡血}\end{array}\right\}\text{气血两虚}\left\{\begin{array}{l}\text{血虚则脉空——脉芤大}\\\text{气随血脱，脉失温养——脉弦}\end{array}\right\}\text{脉弦而大——革脉}$$

【原文3条】 又曰：从春至夏衄者太阳；从秋至冬衄者阳明。

【提要与词解】 论衄血辨证与四时气候有关。

【原文解释】

春夏两个季节阳气升发，体内阳气容易外越，而出现衄血；秋冬阳气内藏，人体内阳气容易亢盛，而出现衄血。手足太阳、阳明经都循行至鼻，所以春夏衄血属太阳，秋冬衄血属阳明。

【分析速记】

春夏阳气升发——主外主表，表热之邪居多，故衄者多属太阳（表热亢盛）
秋冬阳气趋里——主内主里，里热之邪居多，故衄者多属阳明（里热亢盛）

（三）预后及治禁

【原文2条】 师曰：尺脉浮，目睛晕黄，衄未止；晕黄去，目睛慧了，知衄今止。

【提要与词解】论述判断衄血预后要脉证合参。

① 目睛晕黄：有两种情况，一是望诊黑睛周围发生黄晕，与黄疸白珠发黄有别；二是自觉视物昏黄不清。

② 目睛慧了：望诊目睛清朗。自觉视物清晰。

【原文解释】

老师又说：尺部脉浮，黑睛周围发生黄晕，视物昏黄不清，说明衄血没有停止；目睛周围黄晕退去，视物清楚，则说明衄血停止。尺脉候肾，相对于寸，尺脉要沉，现在为浮脉，说明肾虚阳浮；肝开窍于目，黑睛周围有黄晕，说明肝有郁热。

【分析速记】

肝肾阴亏，相火内动，虚热上扰于目 ⎰ 目睛晕黄：虚热迫血妄行，损伤
　　　　　　　　　　　　　　　　　　　　　　阳络，所以衄未止
　　　　　　　　　　　　　　　　　　⎱ 目睛慧了：阴复火降，热退血宁

【原文 4 条】衄家不可汗，汗出必额上陷，脉紧急，直视不能眴，不得眠。

【提要与词解】论述衄血禁汗及误汗的辨证。

眴：眼球转动貌。

【原文解释】

经常衄血的人，不可以发汗。如果误用发汗就会导致额上凹陷处的经脉下陷，眼睛直视不能转动，也不能睡觉。

【分析速记】

血汗同源，衄家发汗——阴血重伤，濡润失职 ⎰ 经脉失养——额上陷，脉急紧
　　　　　　　　　　　　　　　　　　　　　　　　　目神失养——目直视不能转
　　　　　　　　　　　　　　　　　　　　　　　　⎱ 心神失养——不得眠

【原文 6 条】夫吐血，咳逆上气，其脉数而有热，不得卧者，死。

【提要与词解】论述吐血的预后。

【原文解释】

吐血的病人，如果伴有咳嗽、喘、发热、脉数、晚上烦躁失眠的，预后不好。

【分析速记】

吐血——阴血亏虚——阳气亢奋 ⎰ 浮于外——身热
　　　　　　　　　　　　　　　　扰于脉——脉数
　　　　　　　　　　　　　　⎱ 逆于胸——咳逆上气

不得卧——阴血极虚，血脉失养，神魂不守——险恶之象，死证。

【原文 9 条】亡血不可发其表，汗出即寒栗而振。

【提要与词解】论述亡血禁用汗法及误汗伤阳的辨证。

寒栗而振：寒战怕冷的样子。

【原文解释】

失血的病人不能用发汗解表的治疗方法，如果用了，就会伤病人的阳气，出现寒战怕冷。

【分析速记】

亡血——血虚气脱，阳气不足
发汗解表——表阳随汗外泄 } 重伤阳气——寒栗而振

（四）证治

1. 虚寒吐血

【原文 14 条】 吐血不止者，柏叶汤主之。

柏叶汤方

柏叶 干姜各三两 艾三把

上三味，以水五升，取马通汁一升，合煮，取一升，分温再服。

【提要与词解】 论述虚寒吐血的证治。

【原文解释】

脾胃阳虚，脾不统血，血往上逆，出现吐血不止的病人，用柏叶汤治疗。

【分析速记】

病机：反复吐血，日久不止——气血两虚——中气虚寒，血不归经

治则：温中止血。

症状：吐血不止（吐血量多，或量少日久），兼见虚寒体征（面色萎黄或苍白，形倦神疲，舌淡苔白，脉虚）。

主方：柏叶汤。

【方解与临床应用】

方中艾叶温经止血，侧柏叶凉血止血，共为君药。干姜温中散寒，与艾叶相配，增加其温经止血之功，配侧柏叶，可束缚其寒凉之性。三药配伍，有温经止血之功效。

临床上出现以出血量多、血色暗淡清稀、舌淡、脉虚弱等为表现都可加减运用。现代常用于治疗消化道出血、胃及十二指肠溃疡出血、肝硬化食管静脉曲张出血、血小板减少性紫癜出血等属脾胃阳虚，中焦虚寒者。

【医案举例】

毛某，女，30 岁，1996 年 8 月就诊，该患者患脚癣数年，此次又发，双足脚趾糜烂，足背红肿，脓血分泌物多，痛痒难忍，行走不便，曾口服消炎药及涂硝酸

咪康唑（达克宁）等药均未见效。即刻令其将上药合用煎汤洗双脚，日数次，洗3天后，痊愈。随访至今，未复发。柏叶汤由侧柏叶30克，地榆20克，艾叶20克组成。以上3味药放置盆内煎煮20～25分钟，待晾温浸泡洗涤患脚，日数次，每次10～15分钟。洗后用毛巾拭干，不宜包扎。（蒋健，朱抗美，蔡淦.金匮要略方药临床应用与研究［M］.上海：上海科学技术出版社，2012：265）

2. 热盛吐衄

【原文17条】心气不足，吐血，衄血，泻心汤主之。

泻心汤方：亦治霍乱。

大黄二两　黄连　黄芩各一两

上三味，以水三升，煮取一升，顿服之。

【提要与词解】论热盛吐衄的证治。

【原文解释】

热盛在里，迫血妄行，出现心烦不安、吐血、衄血的病人，用泻心汤治疗。

【分析速记】

病机：心火亢盛——迫血妄行于上，血络受伤——吐血、衄血

症状：吐血衄血，多鲜红，势急，面红口渴，神烦便秘，舌红苔黄，脉洪数。

治则：清热泻火，凉血止血。

主方：泻心汤。

注：本方与《伤寒论》中大黄黄连泻心汤煎服法不同，作用有别。彼取清淡性味，不煎煮；此取降火止血之功，煎煮。

【方解与临床应用】

方中重用大黄为主药，取其泻火泄热、苦降行瘀，唐容川谓："大黄一味，能推陈致新，既速下降之势，又无遗留之邪"；辅佐黄连、黄芩泻火清热，配合大黄，使火降热清则血自宁，不止血而血自止。本方止血而无留瘀之弊，故为治疗血热吐衄之良方。

临床以见吐血、衄血，血色鲜红，伴口渴心烦、溲赤便秘、舌红苔黄、脉数有力等实热证候为表现的都可加减运用。现代常用于治疗消化道出血属火热内盛者。

3. 虚寒便血

【原文15条】下血，先便后血，此远血也，黄土汤主之。

黄土汤方

甘草　干地黄　白术　附子（炮）　阿胶　黄芩各三两　灶中黄土半斤

上七味，以水八升，煮取三升，分温二服。

【提要与词解】论虚寒便血的证治。

远血：大便在先，出血在后，出血部位离肛门较远。

【原文解释】

脾气虚寒，不能统摄血液，血往下渗出，出现大便出血，而如果大便在先，出血在后，这就叫远血，用黄土汤治疗。

【分析速记】

病机：中焦虚寒——脾失统摄，血渗于下——先便后血

症状：便血，其出血可见血色紫暗，并伴腹痛、喜温喜按、面色无华、神疲懒言、四肢不温、舌淡脉细虚无力等症。

治法：温中摄血。

主方：黄土汤。

【方解与临床应用】

方中灶心土温中、收涩、止血，为君药；用白术、附子温阳健脾，以复脾胃统血摄血之权，为臣药。术、附辛温，易耗血动血，且出血日久，阴血必耗，故佐以生地黄、阿胶滋阴养血止血。配苦寒止血之黄芩与生地黄、阿胶共同制约术、附温燥之性。使以甘草和药调中。诸药合用，寒热并用，燥润相济，标本兼顾。共成温阳健脾，养血止血之功。

临床出现以先便后血、血色暗淡、四肢寒而不温、面色萎黄、脉沉细无力、舌淡苔白等为主要表现的都可以加减运用。现代常用于治疗功能性子宫出血、十二指肠溃疡、胃出血、痔出血等属脾胃虚寒者。热盛动血者，忌用本方。

【医案举例】

丁某，便血色紫，腑行不实，纳谷衰少，此远血也。近血病在腑，远血病在脏，脏者肝与脾也。血生于心，而藏统之职，司于肝脾。肝为刚脏，脾为阴土，肝虚则生热，热逼血以妄行；脾虚则生寒，寒泣血而失道，藏统失职，血不归经，下渗大肠，则为便血。便血之治，寒者温之，热者清之，肝虚者柔润之，脾虚者温运之。以方而擅刚柔温清之长，惟《金匮》黄土汤最为合拍，今宗其法图治。土炒白术一钱五分，阿胶珠二钱，炒条芩一钱五分，灶心黄土（荷叶包煎）四钱，陈广皮一钱，炙甘草五分，炒白芍一钱五分，抱茯神三钱，炮姜炭五分，炙远志一钱。（丁甘仁. 丁甘仁医案［M］. 人民卫生出版社，2007：135）

4. 湿热便血

【原文 16 条】 下血，先血后便，此近血也，赤小豆当归散主之。

【提要与词解】论湿热便血的证治。

近血：便血在先，大便在后，出血部位离肛门较近。

【原文解释】

湿热阻滞肠道，肠道血脉受损，出现大便出血，如果出血在先，大便在后，就叫近血，用赤小豆当归散治疗。

【分析速记】

病机：大肠湿热——灼伤阴络，迫血外溢——先血后便——近血。

症状：近血，下血鲜红或夹脓液，大便不畅，肛门灼热或肿痛，纳呆，尿赤，舌红苔黄腻，脉濡数或滑数。

治法：清泄湿热，活血止血。

主方：赤小豆当归散。

【方解与临床应用】

方用赤小豆除湿排脓，消肿解毒；当归和血补血。两药合用使湿去、热清、肿消、脾健、血和，诸证自愈。

临床出现以腹痛便脓血，或大便下血，而伴有肌表热不甚、微烦欲卧、汗出、目周眦黑、能进食、脉数等为主要表现的都可以加减运用。现代常用于治疗便血、上消化道出血、渗液性皮肤病、瘾疹、痔、白塞综合征等属湿热内蕴的。

【医案举例】

王某，男，5岁，1995年4月16日就诊。患儿曾多次发荨麻疹，用抗过敏药物治疗时好时发，经久不愈。近日又发，全身皮肤散在红色风团，胸部、上肢较多，瘙痒不止，夜间哭闹，不得安宁。并受风热之邪，鼻塞，咳嗽，脉弦数，苔薄黄质红。西医诊断为荨麻疹，中医辨证属风热型瘾疹。治拟疏风清热，解表止痒。处方：赤小豆当归散加味，药用赤小豆30克，当归10克，净连翘10克，荆芥12克，紫草12克，薄荷4克（后下），净蝉蜕10克，金银花10克，板蓝根12克，浙贝母10克，甘草6克。水煎服，每日1剂，服5日后外感除，皮肤瘙痒并减。前方去浙贝母、薄荷，加土茯苓12克，继服5剂，症状基本消除，再继服3剂以巩固疗效。（祝健民，王敏，郑耀庭.疑难病中西医诊治与康复［M］.北京：中国医药科技出版社，1997：443）

三、瘀血

【原文10条】病人胸满，唇痿舌青，口燥，但欲嗽水不欲咽，无寒热，脉微大来迟，腹不满，其人言我满，为有瘀血。

【提要与词解】论瘀血的脉症。

唇痿：口唇色萎不泽。

【原文解释】

病人胸胀满，唇色萎而不泽，舌质紫暗或发青，口干虽然燥，但只想用水漱口但不想下咽，无寒热症状，脉象虽大但脉势不足，往来涩滞迟缓，腹部外形不胀大，但自己觉腹部胀满，这是因为体内有瘀血。

【分析速记】

瘀结在胸，气机痞塞——胸胀满（或刺痛）

瘀结在腹，气机痞塞——腹满（腹外形不满而病人自觉满）

瘀于内，新血不荣于外——唇萎，肌肤甲错，舌青、有瘀点

血瘀津亏，不上承于口——口燥（但欲漱水不欲咽）

血脉流行不畅——脉微大来迟（脉象虽大但脉势不足，往来涩滞迟缓）

【原文11条】病者如热状，烦满，口干燥而渴，其脉反无热，此为阴伏，是瘀血也，当下之。

【提要与词解】论述瘀血化热的脉症及其治法。

阴伏：瘀血化热隐伏于血分深处，血属阴，所以叫阴伏。

【原文解释】

病人自觉发热、心烦、胸部胀满、口中干燥但不想喝水，但病人的脉象并没有表现出热象，这是瘀血化热隐伏于血分深处所导致的，应当用攻下瘀血的方法治疗。如伤寒论中桃核承气汤、抵挡汤这一类的方可以加减治疗。

【分析速记】

瘀血内伏——郁久化热——自觉发热、烦满、口干燥不欲咽 ⎫
脉反无热——瘀热伏于阴分 ⎬ 此为瘀血内伏
血分 ⎭

治法：当下之——破血逐瘀——瘀血去则郁热自解。

第十六章
呕吐哕下利病脉证治第十七

一、呕吐

(一) 成因与脉症

1. 饮邪致呕

【原文2条】先呕却渴者，此为欲解；先渴却呕者，为水停心下，此属饮家。呕家本渴，今反不渴者，以心下有支饮故也，此属支饮。

【提要与词解】论饮邪致呕的辨证。

【原文解释】

病人先有呕吐，随后出现口渴的，这是水饮将去，疾病将愈。病人先有口渴，随后出现呕吐的，是水饮停留在胃中，这是水饮病。经常呕吐的病人本来应有口渴，现在虽然有呕吐，但病人没有口渴，是因为胃中有水饮停留，支撑胀满导致，这是属于支饮病。

【分析速记】参考"痰饮咳嗽篇"第28条、41条。

2. 胃反证

【原文3条】问曰：病人脉数，数为热，当消谷引食，而反吐者，何也？师曰：以发其汗，令阳微，膈气虚，脉乃数。数为客热，不能消谷，胃中虚冷故也。

脉弦者，虚也，胃气无余，朝食暮吐，变为胃反。寒在于上，医反下之，今脉反弦，故名曰虚。

【提要与词解】论误治致虚寒胃反的病机。

① 膈气：指胸中宗气。

② 客热：指虚热或假热，是相对真热而言。

③ 胃反：亦称反胃，这里指朝食暮吐、暮食朝吐的病证。

【原文解释】

问：病人脉数，数脉本来主热，应当消谷善饥，现反而出现呕吐，这是什么原因呢？老师答道：因为医生误让病人发汗，导致阳气衰微，宗气虚弱，所以脉数。脉数，并非实热，而是虚热、假热，所以不能消化水谷，是胃中虚冷的缘故。

脉弦属虚，由于胃中阳气不足，早晨吃的食物，晚上就吐出来，这是胃反病。因为胃气虚寒，虚阳浮越而脉数，医者误以为实热，误用攻下法治疗，致脉反现弦，所以说属虚。

【分析速记】

脉数，消谷饮食——胃热之征

误汗——伤及胃阳——胃中虚冷 ⎰ 不能消化水谷——宗气不足——阳微，膈气虚
　　　　　　　　　　　　　　 ⎱ 虚阳外越——脉数，为假热

误作热证治——胃阳重伤 ⎰ 不能消谷——朝食暮吐——胃反
　　　　　　　　　　　　 ⎱ 胃反被肝侮——脉弦

【原文5条】 趺阳脉浮而涩，浮则为虚，涩则伤脾，脾伤则不磨，朝食暮吐，暮食朝吐，宿谷不化，名曰胃反。脉紧而涩，其病难治。

【提要与词解】 论脾胃两虚胃反的病机、脉症及预后。

【原文解释】

病人趺阳（位在足背胫前动脉搏动处，属足阳明胃经）部位的脉象浮而涩，浮则为胃虚，涩则为脾伤。脾伤则不能运化水谷，早上吃的食物晚上吐出，晚上吃的食物，早上吐出来，停留在胃中的食物不能消化，这就是胃反病。如果趺阳脉象紧而涩，说明寒盛津亏，这种病较难治疗。

【分析速记】

浮——胃阳虚浮 ⎱ 病机：脾胃两虚，胃寒脾燥——胃反
涩——脾阴不足 ⎰ （治宜温养脾胃，降逆止呕）

脉紧而涩 ⎰ 紧：阳虚而寒 ⎱ 上吐下秘（温阳则伤阴，滋阴则伤阳）
　　　　　 ⎱ 涩：津亏而燥 ⎰

【原文4条】 寸口脉微而数，微则无气，无气则荣虚，荣虚则血不足，血不足则胸中冷。

【提要与词解】 以脉象论胃反气血俱虚的病机。

【原文解释】

病人寸口脉微而数，脉微说明阳气虚衰，阳气虚则营气也虚，营气虚则不能化

为血，故血不足，血不足则可以产生胸中冷的症状。

【分析速记】

胃反——胃气虚寒 ┃寸口脉虚微
┃不能消谷——气血生化无源——血虚
┃血虚气亦虚——宗气不足，胸阳虚衰——胸中冷

（二）治则与禁忌

【原文1条】夫呕家有痈脓，不可治呕，脓尽自愈。

【提要与词解】论不可见呕止呕。

【原文解释】

平素呕吐的病人，如果吐出物中有脓血，说明胃中有痈疡溃脓，此时不能用止呕吐的药物和治法，把脓血排尽后则呕吐病自能治愈。

【分析速记】

痈脓秽毒内蕴——胃失和降——胃气上逆——呕吐脓性物
治法：治病求本，当排脓解毒，邪去呕自愈。

【原文6条】病人欲吐者，不可下之。

【提要与词解】论欲吐的治疗禁忌。

【原文解释】

病人恶心呕吐的，不可用攻下法治疗。

【分析速记】

病人欲吐——病邪有向上向外的趋势，治当因势利导——用吐法，而不可用攻下。

（三）证治

1.寒证

（1）肝胃虚寒

【原文8条】呕而胸满者，茱萸汤主之。

茱萸汤方

吴茱萸一升　人参三两　生姜六两　大枣十二枚

上四味，以水五升，煮取三升。温服七合，日三服。

【原文9条】干呕，吐涎沫，头痛者，茱萸汤主之。方见上。

【提要与词解】论述胃虚寒凝，肝寒上逆的呕吐证治。

【原文解释】

病人呕吐而同时有胸部胀满的，这是胸阳不足，气机不畅，用吴茱萸汤治疗。病人有呕吐的声音，但没有呕出东西，吐涎沫，又兼有头痛的，这是寒邪停聚在上部，用吴茱萸汤主治。

【分析速记】

胃虚寒凝 { 寒饮中阻，胃气上逆——呕
阴乘阳位，胸阳不展——胸满

肝胃虚寒，
浊阴上逆 { 干呕（虚寒重而饮邪少）
吐涎沫（上焦有寒湿，营卫阻滞，胃阳不布，津液停聚）
头痛（肝之经脉上抵巅顶，肝经寒邪随经上逆）

治法：温肝和胃，散寒降逆。

方药：吴茱萸汤。

【方解与临床应用】

本方以吴茱萸为君药，既能温胃暖肝祛寒，又能和胃降逆止呕；生姜温胃散寒，降逆止呕，为臣药；人参益气健脾，为佐药；大枣甘平，合人参益脾气，为使药。本方温中与降逆并施，寓补益于温降之中，共奏温中补虚，降逆止呕之效。

临床见食后泛泛欲吐，或呕吐酸水，或吐清涎冷沫、畏寒肢冷、舌淡苔白滑、脉沉弦或迟等证候，可用本方加减治疗，现代常用于神经性呕吐、急慢性胃炎、妊娠呕吐、慢性胆囊炎、消化性溃疡、胃肠神经官能症等病证属中焦虚寒者。

【医案举例】

张某，女，10岁，初诊日期：1997年4月14日。多日来口吐涎沫，不思饮食，伴有胃痛，面色苍白，舌淡苔呈水滑，脉象弦沉而细。据云平素嗜食生冷，体质较弱。此为中寒伤胃，脾阳被遏，运化失司，津液不能输布而营周身，以致停蓄成水，上泛口吐涎沫；寒气入胃，气血凝滞不通，经脉拘急不利，故胃痛频作。证属胃寒脾阳不化，治当温运和中，散寒止痛，以希寒散则阳复，阳复则津化，而涎沫自止。处方吴茱萸3克，干姜3克，炙甘草6克，枳实5克，苍术、白术各10克，高良姜6克，制香附10克，槟榔6克，焦山楂10克，生姜3片，大枣5枚。二诊：药后口吐涎沫大减，胃痛亦缓，治当温补脾胃，并予针灸治之。针刺：中脘、天枢、内关、足三里、太白。（刘昌燕.刘弼臣中医儿科经方应用心得［M］.北京：中国医药科技出版社，2013：18）

(2) 阴盛格阳

【原文14条】 呕而脉弱，小便复利，身有微热，见厥者，难治，四逆汤主之。

四逆汤方

附子一枚（生用）干姜一两半甘草二两（炙）

上三味，以水三升，煮取一升二合，去滓，分温再服。强人可大附子一枚，干姜三两。

【提要与词解】论述阴盛格阳呕吐的证治。

【原文解释】

病人呕吐以后，脉象微弱，小便反而通利，身体微有发热，四肢冷，这是阳气欲脱的证候，比较难治，用四逆汤回阳救逆。

【分析速记】

阴寒盛于内，虚阳格于外
├ 阳虚失固——小便自利，清长
├ 虚阳外越——身微热，而四肢冷
├ 阴寒逆于上——呕吐
└ 阳气微弱——脉弱

治法：回阳救逆。
方药：四逆汤。

【方解与临床应用】

本方以附子为君药，走而不守，能温肾壮阳以祛寒救逆，并能通行十二经，振奋一身阳气；佐以干姜，可增强回阳之功；甘草温养阳气，并能缓和姜、附燥热之药性。三药合用，功专效宏，可以奏回阳救逆之效。

临床见四肢厥冷、恶寒蜷卧、呕吐不渴、腹痛下利、神衰欲寐、舌苔白滑、脉微细等证候，可用本方加减治疗。现代常用于心肌梗死、心衰、休克、急慢性胃肠炎、水肿、胃下垂、喘证、食管痉挛、白细胞减少症或急性病大汗出而见虚脱等辨证属于阳衰阴盛的多种疾病。

【医案举例】

苏某妻，三十余岁。月经期中不慎冲水，夜间忽发寒战，继即沉沉而睡，人事不省，脉微细欲绝，手足厥逆。当即针人中及十宣穴出血，血色紫黯难以挤出。针时能呼痛，并一度苏醒，但不久仍呼呼入睡。此因阴寒太盛，阳气大衰，气血凝滞之故。急当温经散寒挽扶阳气，拟大剂四逆汤一方。处方：炮附子24克，北干姜12克，炙甘草12克，水煎，嘱分4次温服，每半小时灌服1次。因其症状严重，故取"重剂缓服"办法，其目的为使药力相继，缓缓振奋其阳气而驱散阴寒，譬如春临大地冰雪自然溶解；如果一剂顿服，恐有"脉暴出"之变，譬如突然烈日当空，冰雪骤消，反致弥漫成灾。家属信服。服全剂未完，果然四肢转温，脉回，清醒如初。（朱世增．俞长荣论伤寒［M］．上海：上海中医药大学出版社，2009：358）

（3）虚寒胃反

【原文16条】胃反呕吐者，大半夏汤主之。

大半夏汤方

半夏二升（洗完用）人参三两白蜜一升

上三味，以水一斗二升，和蜜扬之二百四十遍，煮药取升半，温服一升，余分再服。

【提要与词解】论述虚寒胃反的证治。

【原文解释】

病人出现反胃、呕吐的，用大半夏汤治疗。

【分析速记】

中焦虚寒，胃虚气逆，阴伤不磨——胃反呕吐、心下痞硬、精神疲倦、语声
无力、形体消瘦、面色萎黄、脉微弱等

治法：和胃降逆，补虚润燥。

方药：大半夏汤。

【方解与临床应用】

本方以半夏为君药，降逆止呕，佐以人参补虚益胃，白蜜甘润缓中。三药合用，共奏补中降逆之功。

临床见反胃、朝食暮吐、呕吐物多涎沫等证候可用本方加减治疗，现代常用于神经性呕吐，急性胃炎、胃及十二指肠球部溃疡、贲门痉挛、贲门失弛缓症、幽门梗阻（水肿、痉挛、狭窄）、胃癌、胃扭转、放化疗后胃肠道反应、妊娠呕吐等病证属脾胃虚寒之呕吐者。

2. 热证

（1）热郁少阳

【原文 15 条】呕而发热者，小柴胡汤主之。

小柴胡汤方

柴胡半斤　黄芩三两　人参三两　甘草三两　半夏半斤　生姜三两　大枣十二枚

上七味，以水一斗二升，煮取六升，去滓，再煎取三升。温服一升，日三服。

【提要与词解】论述少阳郁热迫胃致呕的证治。

［校勘］半斤：宜作"半升"。

【原文解释】

病人呕吐伴发热，为少阳证，用小柴胡汤治疗。

【分析速记】

肝胆少阳郁热｛少阳郁热，正邪交争——发热（往来寒热）
　　　　　　　热邪横逆犯胃，胃失和降——呕吐

治法：和解少阳，和胃降逆。

方药：小柴胡汤。

【方解与临床应用】

本方以柴胡为君药，透邪与清解少阳之邪，佐以黄芩，清泄少阳之热，两者相配伍而达到和解少阳的目的。半夏、生姜和胃降逆止呕；人参、大枣益气健脾，扶正祛邪；炙甘草助参、枣扶正，且能调和诸药，为使药。诸药合用，以祛邪为主，兼顾正气；以和解少阳为主，兼和胃气。使邪气得解，枢机得利，脾胃调和，则诸症自除。

临床上出现以往来寒热、胸胁苦满、苔白、脉弦等为主要表现者，即可使用本方加减治疗。现代常用于感冒、流行性感冒、疟疾、慢性肝炎、肝硬化、急慢性胆囊炎、胆结石、急性胰腺炎、胸膜炎、淋巴腺炎、中耳炎、产褥热、急性乳腺炎、睾丸炎、胆汁反流性胃炎、胃溃疡等病属少阳证者。

【医案举例】

辛某，女，40岁，2007年5月25日初诊。因家庭不和，夫妻时常争吵而逐渐出现食欲缺乏两年。平素不思饮食，稍食即有饱胀感，食后恶心、嗳气频作，次日晨起口干口苦，胸胁胀闷，入夜自感胸中烦热，但体温正常。经相关检查未发现消化系统异常。曾用促胃肠动力药及健脾中药治疗，收效甚微，遂寻求中医治疗。诊见：胸胁胀，食少，口苦，恶心，神疲乏力，舌质红，苔薄黄，脉弦。

诊断：功能性消化不良。证属：少阳枢机不利，肝气犯胃。方药：小柴胡汤加减。

处方：柴胡25克、清半夏15克、黄芩15克、白芍20克、枳壳15克、郁金20克、炙甘草10克、生姜10克。7剂，水煎服，日1剂，分2次服。二诊：食欲渐增，胁胀、口苦减轻，但仍达不到正常食量，食后腹胀、嗳气可缓。上方加焦三仙各15克。7剂，水煎服，日1剂，分2次服。三诊：食欲增强，可出现明显饥饿感，食量增加。7剂，水煎服，日1剂，分2次服。药后诸症皆消，嘱患者调情志，多运动，可适当服以山楂丸巩固治疗。（吴限．李延学术经验集［M］．北京：中国中医药出版社，2014：203）

（2）胃肠实热

【原文17条】 食已即吐者，大黄甘草汤主之。

大黄甘草汤方

大黄四两　甘草一两

上二味，以水三升，煮取一升，分温再服。

【提要与词解】 论胃肠实热致呕的证治。

【原文解释】

病人吃完食物即呕吐，这是胃肠有积热，肠腑气机不通，用大黄甘草汤治疗。

【分析速记】

以方测证，病机为：实热阻滞胃肠，腑气不通。

兼见：便秘、腹满、腹胀、舌红苔黄、脉数有力等。

下既不通，势必上冲——食已即吐

治法：通腑泄热。

方药：大黄甘草汤。

【方解与临床应用】

本方以大黄为君药，性沉而不浮，功能清腑泄热，使浊气下行而止呕，佐以甘草和胃气，减缓大黄峻烈的特性。诸药合用共奏通腑泄热，降逆止呕之功。

临床见食即吐，伴口干、口苦、口渴、口臭、便干等症可用本方加减治疗。现代常用于贲门痉挛、妊娠恶阻、急慢性胃炎、幽门水肿、急性食管炎、神经性呕吐、先天性贲门扩张症等出现呕吐，属胃肠实热者。

（3）热结饮阻

【原文19条】吐后渴欲得水而贪饮者，文蛤汤主之；兼主微风，脉紧，头痛。

文蛤汤方

文蛤五两　麻黄　甘草　生姜各三两　石膏五两　杏仁五十枚　大枣十二枚

上七味，以水六升，煮取二升。温服一升，汗出即愈。

【提要与词解】论吐后贪饮的证治。

【原文解释】

病人呕吐之后，口渴而想喝水而贪饮，这是阴液不足，内生虚热，用文蛤汤治疗，兼治疗微受风邪而出现的脉紧、头痛症状。

【分析速记】

上焦水热互结 { 水饮上逆——吐
热盛伤津——口渴贪饮

治法：清热止渴，宣化水饮。

方药：文蛤汤。

【方解与临床应用】

本方中文蛤散水止渴，佐以石膏清热止渴，麻黄、杏仁开宣肺气，生姜、大枣、甘草调和营卫。诸药合用共奏发散祛邪，清热止渴之功。

临床见口渴欲饮、身热恶风、头痛身重、舌质红、苔白、脉浮数而有力等证候，可用本方加减治疗。现代常用于肠胃型感冒、急、慢性肠胃炎、流行性感冒、支气管肺炎、支气管哮喘、荨麻疹、风疹、皮肤丘疹等见口渴，证属表寒里热者。

【医案举例】

朱某，男，50岁，工人。1979年2月6日初诊。患者患糖尿病半年余，口渴多饮，咽干舌燥，心烦不安，饥而欲食，但食而不多，全身乏力，两眼视物模糊，舌尖红，苔薄黄而干，脉偏数。血糖测定：空腹血糖11.67毫摩尔/升，尿糖（＋＋＋）。眼底检查：早期白内障。此肺胃热盛，耗伤津液所致，治以清热解渴，宣肺布津。方用文蛤汤加减：文蛤20克、麻黄3克、生姜一片、生石膏60克、杏仁6克、大枣二枚、鲜石斛3克、麦冬10克。上方共服二十剂，上述诸症基本消失。化验检查：空腹血糖4.4毫摩尔/升，尿糖（－）。以上方加用补肾之品，以巩固疗效。处方：文蛤20克、麻黄3克、生姜一片、生石膏60克、杏仁6克、大枣二枚、鲜石斛30克、麦冬10克、熟地黄30克、女贞子10克、山茱萸15克、山药20克。又服三十剂，体力和精神完全恢复正常，长驱步行十多里不觉疲累。1980年5月复查：血糖0.56毫摩尔/升，尿糖（－）。1981年4月份随访，患者一切均好。［金学仁．文蛤汤加减治疗糖尿病［J］．河南中医，1982，（5）：34］

（4）热利兼呕

【原文11条】 干呕而利者，黄芩加半夏生姜汤主之。

黄芩加半夏生姜汤方
黄芩三两　甘草二两（炙）　芍药二两　半夏半升　生姜三两　大枣二十枚
上六味，以水一斗，煮取三升，去滓。温服一升，日再夜一服。

【提要与词解】 论热利兼呕的证治。

【原文解释】
病人干呕又伴有下利，这是湿热阻滞胃肠所致，用黄芩加半夏生姜汤治疗。

【分析速记】

邪热郁阻胃肠 $\begin{cases} \text{上迫于胃——呕} \\ \text{下迫于肠——下利（主症）} \end{cases}$

治法：清热止利，和胃降逆。
方药：黄芩加半夏生姜汤。（主治肠而兼治胃）

【方解与临床应用】
本方以黄芩为君药，清热坚阴止利，佐以芍药酸收养阴止痛，大枣、炙甘草味甘健脾和中，加半夏、生姜降逆止呕。诸药合用共奏清热止利，和胃降逆之功。

临床见下利腹痛、身热口苦、恶心呕吐、心烦、舌红、苔薄黄、脉沉弦等证候，可用本方加减治疗。现代常用于急性肠胃炎、慢性胆囊炎、慢性肝炎、肠胃神经官能症等病证属肠热胃寒者。

【医案举例】
王某，男，28岁，初夏迎风取爽，而头痛身热，医用发汗解表药，热退身凉，头痛不发，以为病已愈。又3天，口中甚苦，且有呕意，而大便下利黏秽，日4～5次，腹中作痛，且有下坠感。切其脉弦数而滑，舌苔黄白相杂。辨为少阳胆热下注于肠而胃气不和之证。黄芩10克、白芍10克、半夏10克、生姜10克、大枣7枚、甘草6克。服3剂而病痊愈。（蒋健，朱抗美．金匮要略方药临床应用与研究[M]．上海：上海科学技术出版社，2012：282）

3. 寒热错杂

【原文10条】呕而肠鸣，心下痞者，半夏泻心汤主之。

半夏泻心汤方

半夏半升（洗） 黄芩 干姜 人参各三两 黄连一两 大枣十二枚 甘草三两（炙）

上七味，以水一斗，煮取六升，去滓，再煮取三升。温服一升，日三服。

【提要与词解】论寒热错杂呕吐的证治。

【原文解释】

病人呕吐，有肠鸣音，脘腹满闷不舒，这是寒热错杂，气机升降失调所致，用半夏泻心汤治疗。

【分析速记】

上：呕——胃肠上逆 ⎫　　　　　⎧寒热互结中焦
中：心下痞——邪阻中焦 ⎬病机⎨气机痞塞
下：肠鸣——脾失健运，寒气走肠间 ⎭　　　　　⎩升降失常

治法：开结除痞，调中和胃。

方药：半夏泻心汤。（寒热平调，辛开苦降）

黄芩加半夏生姜汤证与半夏泻心汤证的鉴别见表16-1。

表16-1　黄芩加半夏生姜汤证与半夏泻心汤证的鉴别

鉴别项		黄芩加半夏生姜汤证	半夏泻心汤证
同		均以呕吐、下利为症	
异	病机	邪热内犯胃肠	寒热互结中焦
	病位重点	肠	胃
	主症	热利、呕	心下痞，兼呕利
	治法	主治肠而兼治胃 清热止利，和胃降逆	主治胃而兼治肠 开结除痞，调中和胃
	方药	黄芩加半夏生姜汤	半夏泻心汤

【方解与临床应用】

本方以半夏为君药，散结除痰，降逆止呕，佐以干姜温寒，助半夏之开降；黄

芩、黄连清热，泄心下痞满之热，人参、甘草、大枣调补中气。诸药合用共奏开结除痞，调中和胃之功。

临床见恶心呕吐、腹痛下重、肠鸣腹胀等证属寒热互结之痞证，可用本方加减治疗，现代常用于浅表性胃炎、萎缩性胃炎、胃窦炎、急性胃肠炎、十二指肠溃疡、复发性口疮、慢性胆囊炎、呃逆等病属寒热互结之痞证者。

【医案举例】

关某，男，50岁，销售经理，2012年3月15日初诊。由于工作需要长期饮酒应酬，由此出现胃胀隐痛，伴恶心反复发作已有两年，西医院诊断为"慢性胃炎，十二指肠球部溃疡"，并服西药治疗，症状时有反复，为求中药调理遂来就诊。诊见：胃胀不适，酒后隐痛伴呕恶，口干，口苦，纳差，大便日行两次，稀薄无形。舌尖赤，苔腻微黄。诊断：慢性胃炎。证属：中阳虚弱，湿热内蕴。

方药：半夏泻心汤加减。处方：清半夏20克，黄芩25克，黄连10克，干姜10克，海螵蛸25克，党参20克，大枣5枚，甘草10克。7剂，水煎服，日1剂，分2次服。二诊：药后胃隐痛减轻，食欲稍增，便渐成形，但食后仍有腹胀。上方加陈皮15克，厚朴15克。7剂，水煎服，日1剂，分2次服。三诊：胃已不痛，胃胀减轻，大便日行1次，苔薄白。上方去黄连，加麦冬20克、石斛25克以养胃阴。继服7剂，嘱其限酒，药后病证皆除。（吴限．李延学术经验集［M］．北京：中国中医药出版社，2014：209）

4. 寒饮

（1）寒饮呕吐

【原文12条】诸呕吐，谷不得下者，小半夏汤主之。

【提要与词解】论一般寒饮呕吐证治。

【原文解释】
病人呕吐，饮食不能下，为水饮停胃所致，用小半夏汤治疗。

【分析速记】

胃寒饮停 { 胃气上逆，饮随气逆——呕吐
胃不能消化水谷——食不得下

治则：散寒化饮，和胃降逆。

方药：小半夏汤（见"咳嗽痰饮咳嗽"篇）

（2）阳虚饮停

【原文20条】干呕，吐逆，吐涎沫，半夏干姜散主之。

半夏干姜散方

半夏　干姜各等分

上二味，杵为散，取方寸匕，浆水一升半，煎取七合，顿服之。

【提要与词解】论述中阳不足，寒饮内盛呕吐的证治。

【原文解释】

病人素来脾胃虚寒，出现干呕，呕吐涎沫，用半夏干姜散治疗。

【分析速记】

干呕、吐逆——胃阳不足，阴寒上逆

吐涎沫——脾虚不散津，寒饮不化，变生痰涎

病机：中阳不足，寒饮上逆。

治法：温中散寒，降逆止呕。

方药：半夏干姜散。

【方解与临床应用】

本方以半夏为君药，温中降逆，佐以干姜温中止呕，共奏温中散寒，降逆止呕之功。临床见呕吐或呕或吐涎沫、畏寒喜热、口不渴、舌质淡、苔白等证候可用本方加减治疗，现代常用于急、慢性胃炎、胃扩张、慢性肝炎、慢性胆囊炎等出现呕吐，证属寒饮内盛者。

【医案举例】

患者，42岁，女，患高血压病3年，(190～140)/(110～100)毫米汞柱，用平肝降逆法治疗无效，患者眩晕，如坐舟中，呕出大量清涎，胃脘胀闷，舌质淡，苔薄白腻，右脉寸关滑甚，用半夏、干姜、茯苓各9克，3剂病愈。[吴大真. 秦伯未经方验案举隅［J］. 国医论坛，1986，(2)：20]

(3) 饮阻气逆

【原文 18 条】胃反，吐而渴欲饮水者，茯苓泽泻汤主之。

茯苓泽泻汤方

茯苓半斤　泽泻四两　甘草二两　桂枝二两　白术三两　生姜四两

上六味，以水一斗，煮取三升，内泽泻，再煮取二升半。温服八合，日三服。

【提要与词解】论饮阻气逆、呕渴并见的证治。

【原文解释】

病人反复呕吐，吐后口渴欲饮水，这是脾虚湿盛的缘故，用茯苓泽泻汤治疗。

【分析速记】

胃有饮停 { 胃失和降——呕吐
气不化津，津不上乘——口渴欲饮
饮后又助内饮——胃反（反复呕吐）

治法：健脾利水，温胃化饮。

方药：茯苓泽泻汤。

【方解与临床应用】

本方以茯苓甘草汤加倍茯苓加泽泻、白术而成，以茯苓为君药，配伍泽泻淡渗利水，桂枝温阳化饮，生姜和胃降逆；甘草、白术健脾化湿，全方共奏健脾利水，温胃化饮之功。

临床见反胃呕吐、渴欲饮水、舌苔白滑、舌质淡红等证候，可用本方加减治疗。现代常用于急、慢性肠胃炎、胃扩张、神经性呕吐、幽门水肿等病证属脾胃寒饮者。

【医案举例】

患儿，七岁，二个月来饮食后呕吐，食渣少水多，吐后口渴，精神疲倦，面色萎黄，心下有振水音，大便时干时溏，小便少。脉沉迟，舌苔白薄。诊断：蓄水呕吐。治法：通阳化气利水。方剂：茯苓泽泻汤。药物：茯苓20克，泽泻15克，桂枝5克，白术7.5克，甘草5克，鲜姜四片，煎水服。[李树勋整理．张岫云医案百例（附：张岫云老大夫学术思想）[M]．辽宁：辽宁中医学院，1976：19]

（4）寒饮搏结胸胃

【原文 21条】 病人胸中似喘不喘，似呕不呕，似哕不哕，彻心中愦愦然无奈者，生姜半夏汤主之。

生姜半夏汤方

半夏半斤　生姜汁一升

上二味，以水三升，煮半夏取二升，内生姜汁，煮取一升半，小冷，分四服，日三夜一服。止，停后服。

【提要与词解】 论寒饮搏结胸胃证治。

彻心中愦愦然无奈："彻"，通彻，牵连之意。全句形容病人整个心胸烦闷懊侬至极，有难于忍受而无可奈何的感觉。

【原文解释】

病人感觉胸中似喘而不喘，似呕而不呕，似呃逆却又不呃逆。整个心胃部感到烦闷懊侬却无可奈何，这是寒饮阻滞胸中，阳气不振所致，当用生姜半夏汤主治。

【分析速记】

彻心中愦愦然无奈者——自觉胸中烦闷已极，有无可奈何之感。

病机：寒饮内停，阻碍气机升降往来。

治法：辛散寒饮，宣通阳气。

方药：生姜半夏汤。

大半夏汤证、半夏干姜散证、小半夏汤证、生姜半夏汤证的鉴别见表16-2。

表 16-2　大半夏汤证、半夏干姜散证、小半夏汤证、生姜半夏汤证的鉴别

鉴别点	大半夏汤证	半夏干姜散证	小半夏汤证	生姜半夏汤证
病机	脾胃虚寒,不能消谷 久吐伤津,气阴两虚	中阳不足, 寒饮内盛	寒饮上逆, 胃失和降	寒饮搏结, 胸胃阳气不展
主症	胃反呕吐 心下痞硬,大便干结	干呕,吐逆, 吐涎沫	呕而不渴, 谷不得下	似呕不呕, 彻心中愦愦然无奈
治法	补脾和胃, 降逆润燥	温中散寒, 降逆止呕	散寒化饮, 和胃降逆	辛散寒饮, 通展阳气
方药	半夏、人参、白蜜	半夏、干姜	半夏、生姜	半夏、生姜汁

【方解与临床应用】

本方以半夏为君药,降逆气,生姜汁温散上焦寒饮。诸药合用共奏辛散寒饮,通展阳气之功。本方热药冷服是防止寒积拒药而出现呕逆。

临床见胸中烦闷较甚、似喘不喘、似呕不呕、似哕不哕、心中烦乱不安、苔白腻或白滑、脉象弦滑等证候而证属饮阻脾胃冲胸者,可用本方加减治疗。现代常用梅尼埃综合征之眩晕呕吐、急、慢性胃炎、急、慢性肠道炎、胃或贲门痉挛等病症而见上述病机者。

（5）呕后调治

【原文 13 条】呕吐而病在膈上,后思水者,解,急与之。思水者,猪苓散主之。

猪苓散方
猪苓　茯苓　白术各等分
上三味,杵为散。饮服方寸匕,日三服。

【提要与词解】论饮邪致呕后的调治。

【原文解释】

病人胸膈上有痰饮引起呕吐,吐后想喝水的,这是疾病痊愈的征兆,应及时给病人喝水。若饮水过多,又损伤胃阳,出现饮不解渴,用猪苓散治疗。

【分析速记】

胃中停饮,膈气不降——呕吐——饮从呕出——胃阳得复,思水润燥——若饮水过量——胃弱不消,旧饮未尽,新饮又添

治法：健脾利水。
方药：猪苓散。

【方解与临床应用】

方中猪苓、茯苓淡渗利水,白术健脾运湿。配制成散剂,是取"散者散也"之意,使水饮得散,水行则气化得行,呕吐自除,津液得升,思水自解。

临床见呕吐后思水饮、小便短少、舌苔白腻或苔薄少津、脉象虚缓等证候而证属脾虚饮逆者，可用本方加减治疗。现代常用于急慢性胃炎或神经性呕吐、眩晕等病症见上述病机者。

二、哕

(一) 哕而腹满治则

【原文7条】哕而腹满，视其前后，知何部不利，利之即愈。

【提要与词解】论哕而腹满的治则。

【原文解释】

病人呃逆而腹部胀满时，应当询问病人大小便情况，是大便秘结，还是小便不利，只要通大便或小便，呃逆就会痊愈。

【分析速记】

哕而腹满——实邪阻滞，气机不利，腑气不通

若兼小便不利——水湿阻滞，气机不利

若兼大便不利——胃肠积滞，下闭上逆 } 通利二便则呃逆自止

(二) 证治

1. 胃寒气逆

【原文22条】干呕，哕，若手足厥者，橘皮汤主之。

橘皮汤方
橘皮四两　生姜半斤
上二味，以水七升，煮取三升，温服一升，下咽即愈。

【提要与词解】论胃寒气逆哕证的证治。

【原文解释】

病人干呕，四肢逆冷，这是寒邪犯胃，阳气不能温煦四肢所致，用橘皮汤治疗。

【分析速记】

干呕、哕——胃气上逆

手足厥——寒阻气逆，阳气不达四末 } 病机：胃寒气逆

治法：散寒理气，和胃降逆。

方药：橘皮汤。

【方解与临床应用】

本方橘皮行气和胃止呕，佐以生姜温胃化饮，全方共奏散寒理气，和胃降逆之功。

临床见呃声低频、虚烦不安、口干不欲多饮、手足烦热等证候，用本方加减治疗。现代常用于反流性胃炎、急慢性胃炎、胃肠神经官能症等见呃逆，证属胃寒气逆者。

【医案举例】

1972 年秋，某日黄昏后，余自觉有气从胃部上冲，欲呕而不得，欲呃而不能，四肢微冷，病苦难以名状。窃思此乃水饮停于中脘，阻碍气机，欲升不得，欲降不能，阳气不达于四肢之故。遂搜寻橘皮、生姜二物，各取 6 克许，煎汤温服。药汤下咽须史，诸症即愈，与数分钟前判若两人，真简便良方也。（何任．金匮方百家医案评议［M］．杭州：浙江科学技术出版社，1991：318-319）

2. 胃虚有热

【原文 23 条】 哕逆者，橘皮竹茹汤主之。

橘皮竹茹汤方

橘皮二升　竹茹二升　大枣三十个　生姜半斤　甘草五两　人参一两

上六味，以水一斗，煮取三升。温服一升，日三服。

【提要与词解】 论胃虚有热哕逆的证治。

【原文解释】

病人有呕逆症，属气虚有热的，用橘皮竹茹汤治疗。

【分析速记】

以方测证，呃逆——胃虚有热，气逆不降。

治法：补虚清热，和胃降逆。

方药：橘皮竹茹汤。

【方解与临床应用】

方中橘皮理气健胃，和中止呕；竹茹清胃降气止呕，二药相伍，既能降呕，又可清热安胃，共为君药；生姜和胃止呕，助君药降胃气之逆；人参益气补中；甘草、大枣益气补脾养胃，合人参以补中益胃；甘草调和药性。诸药合用，共成降逆止呃，益气清热之功。

临床见呕吐，虚烦少气，或呕吐下泄后，胃虚膈热呃逆，或产后呃逆、舌嫩红、脉虚数等证候，可用本方加减治疗。现代用于反流性胃炎、反流性食管炎、妊娠呕吐、幽门不全梗阻呕吐、腹部手术后呃逆不止等见呃逆，证属胃虚有热者。

【医案举例】

某女，24岁。1971年4月14日就诊。诉急行汗出较多，饮冷开水，即呃逆连声，平素胃弱而饮食不多，宜养胃降逆。橘皮9克，淡竹茹12克，党参12克，炙甘草6克，生姜2片，大枣5枚，柿蒂6克，丁香4.5克。本方仅服1剂，呃即止。（何任.金匮方百家医案评议［M］.杭州：浙江科学技术出版社，1991：320）

三、下利

（一）病机、脉症与预后

【原文24条】 夫六腑气绝于外者，手足寒，上气，脚缩；五脏气绝于内者，利不禁，下甚者，手足不仁。

【提要与词解】 从脏腑功能的虚衰来论述呕吐、哕、下利的病机、脉症或预后。
① 气绝：指脏腑之气虚衰。
② 脚缩：指下肢痉挛性抽搐，或蜷缩不能伸展。

【原文解释】

六腑精气衰竭于外，就会发生手足寒冷、胃气上逆、脚挛缩等症状；五脏精气衰竭于内，就会发生难以制止的泻下，泻下严重的，会出现手足麻木不仁。

【分析速记】

六腑为阳，以胃为本，主卫外，其气行于表——六腑气绝→

→中阳虚衰 {
阳气不能通达于四末——手足寒冷
筋脉失于温阳——蜷卧脚缩
胃收纳和降失调，胃气上逆——吐、哕逆
}

五脏属阴，以肾脾为先后天文本，主内守，其气行于里——五脏气绝→

→脾肾虚寒 {
脾不统摄，气虚下陷——泄利不禁
肾精不固，筋脉失于濡养——手足麻木不仁
}

【原文25条】 下利脉沉弦者，下重；脉大者，为未止，脉微弱数者，为欲自止，虽发热不死。

【提要与词解】 从脉象判断下利的情况。
① 下利：此指痢疾。
② 下重：即里急后重。

【原文解释】

患痢疾的病人，脉象沉弦，有里急后重的症状；脉象大的，提示正盛邪实，疾病未愈，仍然下利；脉象微弱兼数的，提示阳气渐复，疾病将要痊愈，此时虽有发热，但预后良好。

【分析速记】

下利预后
┌ 脉沉弦——病邪入里，气机不利，腑气不畅——里急后重、腹痛
├ 脉大——邪气亢奋，则病进——"为未止"
├ 脉微弱而数——邪气渐弱，阳气渐复——"为欲自止"
└ 邪去正复，正邪交争——身热，而不甚，日减退——"不死"

【原文 26 条】 下利，手足厥冷，无脉者，灸之不温，若脉不还，反微喘者，死。少阴负趺阳者，为顺也。

【提要与词解】 辨下利危候的顺逆情况。
少阴负趺阳：指少阴脉比趺阳脉弱小的意思。

【原文解释】
病人下利，四肢发凉，诊不到脉搏，用灸法治疗后四肢仍不转温，如果脉搏又不恢复，反而又出现微喘的，为阳气衰的表现，则预后不良。但若少阴脉弱于趺阳脉，提示病情好转。

【分析速记】

下利、无脉——阴津亏虚 ┐
手足厥冷——阳气亏虚 ┴ 阴阳俱衰 ┐
灸之不温，脉不回——阳衰难复 ├ 阴阳离决——死症
微喘——阴亏于下，阳脱于上 ┘

肾脉少阴 ┐
胃脉趺阳 ├ 胃气尚存，仍有回复之望——为顺为吉
肾脉弱于胃脉 ┘

【原文 27 条】 下利有微热而渴，脉弱者，今自愈。

【提要与词解】 论阴寒下利病将愈的脉证。

【原文解释】
病人下利，有轻度发热，口渴，脉象微弱，提示阳气渐复，疾病将愈。

【分析速记】

下利
┌ 微热、口渴——阳气来复 ┐
└ 邪气渐衰，正气将复 ┴ 正复邪去，病当自愈

【原文 28 条】 下利脉数，有微热，汗出，今自愈；设脉紧为未解。

【提要与词解】 论虚寒下利自愈与未解的脉证。

【原文解释】

病人下利以后脉数，身有微热而汗出，提示阳气来复，是疾病将愈的征兆，假设病人脉紧，是寒气仍盛，疾病未愈。

【分析速记】

下利 $\begin{cases} \text{脉数，有微热，汗出——寒邪渐去，阳气来复——病自愈} \\ \text{脉紧——寒凝邪盛，正邪交争——病未解} \end{cases}$

【原文 29 条】 下利脉数而渴者，今自愈；设不差，必圊脓血，以有热故也。

【提要与词解】 论虚寒下利而阳复太过的病机。

圊：（qīng 音清），厕也。

【原文解释】

病人下利，脉象数而口渴的，阳气来复，病将自愈；假设病不见好转，大便将会出现脓血，是因为有热的缘故。

【分析速记】

下利——脉数，口渴 $\begin{cases} \text{阳气来复——病有向愈之势} \\ \text{阳复太过——邪热转甚，灼伤血络——下痢脓血} \end{cases}$

【原文 30 条】 下利脉反弦，发热、身汗者，自愈。

【提要与词解】 再论虚寒下利向愈的脉证。

【原文解释】

病人下利，脉象反而弦，但身有发热汗出的，这是邪气外散，表里和解的征兆，疾病将痊愈。

【分析速记】

下利 $\begin{cases} \text{脉不沉反弦} \\ \text{发热身汗出} \end{cases}$ 阳气来复，营卫调和——病当自愈

以上诸条论述虚寒下利的病机进退及预后情况，是以阳气的消长，正邪盛衰作为判断其发展和预后的关键。若见口渴、微热、脉数或弱、汗出等症状，是邪气渐衰，正气渐复的表现，表明下利将痊愈；若见脉紧或大，则提示病情加重，邪气犹盛，下利不愈；口渴喜凉饮，脉数有力，是病由寒转热，需防热伤脉络，迫血妄行而下利脓血。

(二) 治法与治禁

1. 湿滞气利治法

【原文 31 条】 下利气者，当利其小便。

【提要与词解】 论述下利气的治法。

气：矢气。

【原文解释】

病人矢气时大便随之而出，若是湿阻肠道，则应当用利小便的方法治疗。

【分析速记】

下利、矢气——脾虚湿盛，阻滞肠道气机，清浊不分

治法：利小便，使湿去气畅。

2. 虚寒下利治禁

【原文33条】下利清谷，不可攻其表，汗出必胀满。

【提要与词解】论述虚寒下利的治禁。

【原文解释】

病人泻下如清水样粪便，这是脾阳虚，不可解表，若用解表药发汗，则阳气更衰，致使腹中胀满。

【分析速记】

下利清谷——脾肾阳虚
汗法攻表——阳气更虚 } 阳气重伤，阴寒更盛——气化受阻——胀满，即
"脏寒生满病"

（三）证治

1. 寒证

（1）虚寒下利兼表证

【原文36条】下利，腹胀满，身体疼痛者，先温其里，乃攻其表。温里宜四逆汤，攻表宜桂枝汤。

四逆汤方

桂枝汤方

桂枝三两（去皮） 芍药三两 甘草二两（炙） 生姜三两 大枣十二枚

上五味，㕮咀，以水七升，微火煮取三升，去滓。适寒温服一升，服已，须臾，啜稀粥一升，以助药力，温覆令一时许，遍身漐漐微似有汗者，益佳，不可令如水淋漓。若一服汗出病差，停后服。

【提要与词解】论述虚寒下利兼表证的证治。

【原文解释】

病人下利，腹部胀满，身体疼痛的，这是里阳虚衰兼表阳虚，急则治里，应该

先温散里寒，再解表邪。温里可用四逆汤，解表可用桂枝汤。

【分析速记】

参考"脏腑经络先后病脉证第一"14条、15条。

(2) 寒厥下利

【原文45条】下利清谷，里寒外热，汗出而厥者，通脉四逆汤主之。

通脉四逆汤方

附子（大者）一枚（生用）　干姜三两（强人可四两）　甘草二两（炙）

上三味，以水三升，煮取一升二合，去滓，分温再服。

【提要与词解】 论述阴盛格阳、寒厥下利的证治。

【原文解释】

病人下利未消化的食物，是里有寒邪，身发热，汗出而四肢寒冷，这是阳气外脱、阴阳离决的证候，用通脉四逆汤主治。

【分析速记】

脾肾阳虚 { 阳虚不固——下利
阳虚不能消化水谷——下利清谷
阴寒内盛，格阳于外——微热汗出
阴阳之气不相顺接——四肢厥逆

治法：回阳救逆。

方药：通脉四逆汤。

【方解与临床应用】

本方为四逆汤重用干姜，附子回阳破阴，温壮心肾阳气，为君药，佐以干姜，助附子温里回阳；炙甘草调和诸药，使药力持久，同时缓姜、附峻烈之性，合用则温阳壮火，回阳救逆。

临床见汗出、四肢厥逆、下利清谷、烦躁、面色赤、身反不恶寒、脉微欲绝、舌苔白滑或黑滑等证候，可用本方加减治疗。现代常用于休克、心力衰竭、高热、尿毒症、病窦综合征、血栓闭塞性脉管炎等病证属阴盛格阳者。

【医案举例】

卢某，男，三十五岁。五月患疟疾，愈后饮食不慎，忽患吐泻症，服多药不效，病反增剧，众医皆辞不治，半夜邀余往诊。患者四肢厥冷，六脉全无，气息微细，言语断续，大汗出，唇舌淡白，吐泻交作。余断为亡阳证，危在旦夕，幸神志尚清，尚可挽救。遂为灸中脘、神阙（炒盐研末填脐中）、天枢、关元、足三里各五壮，灸后吐泻较疏，手足微温，继给大剂通脉四逆汤与服。处方：北干姜一两五钱、炮附片一两、炙甘草六钱。翌早复诊：泄泻已止，呕吐仍有，脉搏仍无，手足稍温，用原方减轻用量。处方：北干姜六钱、黑附片五钱、炙甘草三钱、生姜片五钱。三诊：呕吐已止，手足转温，但脉仍未见，宜原方加味。处方：高丽参五钱、黑附片四钱、北干姜六钱、炙甘草三钱。服后脉现，饮食渐进，继投以健脾之剂而安。[邓介豪. 吐泻症 [J]. 福建中医药，1963，(3)：45]

(3) 虚寒肠滑下利

【原文 47 条】气利，诃梨勒散主之。

诃梨勒散方

诃梨勒十枚（煨）

上一味，为散，粥饮和，顿服。

【提要与词解】论述虚寒性肠滑气利的治法。

① 气利：指下利滑脱，大便随矢气夹杂而下。

② 粥饮和：即用大米或其他谷物煮成稀粥，再与药物调和服用。

【原文解释】

病人矢气时大便随之而出的，这是久泄伤及中气，气虚不固所致，用诃黎勒散主治。

【分析速记】

气利——气陷肠滑

治法：敛涩固脱。

方药：诃梨勒散。

【方解与临床应用】

本方诃子性温味涩，敛肺涩肠，止痢固脱；以粥饮和服益胃气。此方涩肠安中，固脱止利。

临床见下利不止或肛门重坠或脱肛或久咳、短气乏力、舌淡苔白润、脉沉弱等证候而证属气虚不固者，可用本方加减治疗。现代常用于胃肠神经官能症、自主神经紊乱、慢性肠炎、痢疾等病证而属上述病机者。

【医案举例】

洪某，女，47 岁。自诉：近半年来每天矢气多达 20 余次，经纤维胃镜及肠镜检查，则没有发现明显异常，经中西医治疗，可矢气没有达到有效控制。刻诊：矢气多，无臭味，大便小便正常，矢气后常有轻微乏力，饮食尚可，舌质淡，苔薄白，脉略弱。辨证为胃气不固证，其治当固护胃气，以诃梨勒散加味：诃子 24 克、红参 9 克、乌梅 12 克、五味子 9 克。6 剂，1 日 1 剂，水煎 2 次，分 2 次服。二诊：药用 2 剂后，矢气大减，5 剂服完，每天矢气仅有 1～2 次，为了巩固疗效，复以前方 6 剂。（王付. 经方实践论 [M]. 北京：中国医药科技出版社，2006：202）

(4) 虚寒下利脓血

下利，便脓血者，桃花汤主之。

桃花汤方

赤石脂一斤（一半锉，一半筛末） 干姜一两 粳米一升

上三味，以水七升，煮米令熟，去滓，温七合，内赤石脂末方寸匕，日三服；若一服愈，余勿服。

【提要与词解】论述虚寒下利便脓血的证治。

【原文解释】

病人下利，大便有脓血，这是脾虚不能统血，血随大便而下，用桃花汤主治。

【分析速记】

下利便脓血——脾胃虚寒，滑脱不禁

治法：温中涩肠固脱。

方药：桃花汤。

【方解与临床应用】

本方以赤石脂为君药，涩肠固脱，止血生肌；佐以干姜温中散寒，粳米养胃和中，助赤石脂、干姜固涩肠胃，合用则温中涩肠固脱。方中赤石脂似桃花故名桃花汤。

临床见下利、腹痛绵绵喜温喜按、便脓血等证候，可用本方加减治疗。现代常用于菌痢、阿米巴痢疾、慢性结肠炎、癌症疼痛等病症。

【医案举例】

靳某，女，32 岁，已婚，自述下利便脓血两年余，日行五六次，曾经多方医治无效。于 1982 年 8 月 23 日延余诊治，见其面色苍白，畏寒怕冷，身困乏力，四肢懒于活动，纳差腹胀，甚则隐隐而痛，喜温喜按，便时无里急后重及肛门灼热感。视其舌淡苔白滑，按其脉沉缓尺弱，此为脾肾阳虚，统摄无权，大肠滑脱之下利便脓血证，治宜温涩，标本兼顾。乃以仲景桃花汤加味。处方：赤石脂 30 克（一半煎，一半冲服），干姜 9 克，粳米 30 克，党参 15 克，山药 15 克，炙升麻 3 克，二剂，水煎服。禁油腻生冷。8 月 26 日，服药二剂便脓血止，诸症减轻，为巩固疗效，嘱患者服理中丸。以后随访未再复发。[严育斌.桃花汤的临床辨证运用 [J].陕西中医，1983，4（3）：26-27]

2. 热证

（1）实积下利

下利三部脉皆平，按之心下坚者，急下之，宜大承气汤。

【原文 38 条】 下利，脉迟而滑者，实也，利未欲止，急下之，宜大承气汤。

【原文 39 条】 下利脉反滑者，当有所去，下乃愈，宜大承气汤。

【原文 40 条】 下利已差，至其年月日时复发者，以病不尽故也，当下之，宜大承气汤。

【原文 41 条】 下利谵语者，有燥屎也，小承气汤主之。

【提要与词解】论述实积下利的证治。

【原文解释】

37 条：病人下利，而见寸关尺三部脉皆平和，按诊心下感到坚硬胀满的，说明有食积于肠腑，当急用下法治疗，以大承气汤为宜。

38 条：病人下利，脉象迟而滑的，这是脾失健运，气滞食积的缘故，属实证，下利还不会停止，应当急用下法，以大承气汤为宜。

39 条：病人下利，脉象反而滑的，是胃肠有宿食的缘故，应攻去实邪，用下法才能痊愈，以大承气汤为宜。

40 条：病人下利已痊愈，但以后每当到了患下利的时期又复发，这是病邪没有除尽的缘故。应当用下法，以大承气汤为宜。

41 条：病人下利，并伴有神志不清，胡言乱语症状，这是肠内有燥屎，致使腑气不通，热蒙心窍，用小承气汤主治。

【分析速记】

主症除下利外，兼见各有不同。

37 条：心下坚——中有积滞
　　　　三脉平和——正气未虚

38 条：脉迟而滑——邪气阻滞，气滞不行
　　　　利未欲止——邪尚未衰

39 条：脉滑——邪气未尽

40 条：已瘥复发——余邪未尽

｝实邪（或实热或积滞）积于胃肠（下利多见泻而不爽、大便臭秽、腹胀腹痛、苔厚、脉实等）

治法：急下存阴，通因通用。

方药：大承气汤。

须脉实体实方可用。以祛邪（实积、宿食、热结）为目的。

41 条：

胃肠实热，燥屎内结 ｛热结旁流——下利
　　　　　　　　　　实热蒙蔽心窍——昏谵
　　　　　　　　　　当见：潮热汗出，舌红苔黄燥，脉滑数

治法：通腑泄热。

方药：小承气汤。

大承气汤（参"痉湿暍病"篇）

【医案举例】

陈某，住无锡路矮屋，年十六，幼龄丧父，惟母是依，终岁勤劳，尚难一饱。适值新年，贩卖花爆，冀博微利。饮食失时，饥餐冷饭，更受风寒，遂病腹痛拒按，时时下利，色纯黑，身不热，脉滑大而口渴。家清寒，无力延医。经十余日，始来求诊。察其症状，知为积滞下利，遂疏大承气汤方，怜其贫也，并去厚朴。计大黄12克，枳实12克，芒硝9克。书竟，谓其母曰：倘服后暴下更甚于前，厥疾可瘳。其母异曰：不止其利，反速其利，何也？余曰：服后自知。果1剂后，大下3次，均黑粪，干湿相杂，利止而愈。（曹颖甫．经方实验录［M］．上海：上海科学技术出版社，1979：36）

【方解与临床应用】

本方以大黄为君药，荡涤实热，攻下积滞，推陈出新；厚朴行气除满；枳实破结消痞。与大承气汤相比，本方无芒硝，大黄不后下，枳实、厚朴用量减轻，故泻下力量较缓。

临床见大便秘结、胸腹痞满、谵语、潮热、多汗、舌苔老黄、脉滑而疾等证候，可用本方加减治疗。现代常用于急性单纯性肠梗阻、急性胆囊炎、急性阑尾炎等病证属阳明腑实轻证者。

【医案举例】

梁某，男，28岁。因流行性乙脑住院。病已6日，曾连服中药清热、解毒、养阴之剂，病势有增无减。会诊时，体温40.3℃，脉象沉数有力，腹满微硬，哕声连续，目赤不闭，无汗，手足妄动，烦躁不宁，有欲狂之势，神昏谵语，四肢微厥，昨日下利纯青黑水，此虽病邪羁踞阳明，热结旁流之象，但未至大实满，而且舌苔秽腻，色不老黄，未可与大承气汤，乃用小承气汤法微和之。服药后，哕止便通，汗出厥回，神清热退，诸症豁然，再以养阴和胃之剂调理而愈。（高辉远等．蒲辅周医案［M］．北京：人民卫生出版社，1972：94）

(2) 热利下重

【原文43条】热利下重者，白头翁汤主之。

白头翁汤方

白头翁二两　黄连　黄柏　秦皮各三两

上四味，以水七升，煮取二升，去滓，温服一升；不愈，更服。

【提要与词解】论述热利的证治。

【原文解释】

患者患痢疾，腹内急迫，有脓血样大便，为湿热内蕴所致，用白头翁汤主治。

【分析速记】

湿热蕴结，气机壅滞，血瘀肉腐 { 湿热下利
里急后重，腹痛，肛门灼热
下利赤多白少（脓血色泽鲜明）
发热，口渴，烦躁不安
舌红苔黄，脉数

治法：清热燥湿，凉血止利。

方药：白头翁汤。

白头翁汤证与桃花汤证的鉴别见表 16-3。

表 16-3　白头翁汤证与桃花汤证的鉴别

鉴别项		白头翁汤证	桃花汤证
同		下利便脓血	
异	病机	湿热蕴结、气机壅滞之初痢	虚寒滑脱、大肠失约之久痢
	主症	里急后重、滞下不爽、脓血色泽鲜明	下利不止、滑脱不禁、脓血色暗不鲜
	治法	清热凉血燥湿	温中涩肠固脱
	方药	白头翁汤	桃花汤

【方解与临床应用】

本方白头翁为君药，清热解毒，凉血止痢；佐以黄连、黄柏清热燥湿，坚肠止痢；秦皮泄热涩肠，四药合用，清热燥湿，凉血止利。

临床见发热、便下脓血、腹痛、里急后重、肛门灼热感等证候，可用本方加减治疗。现代常用于原虫性痢疾、急性菌痢、急慢性肠炎、溃疡性结肠炎等病属热痢证者。

(3) 下利虚烦

【原文 44 条】 下利后更烦，按之心下濡者，为虚烦也，栀子豉汤主之。

栀子豉汤方

栀子十四枚　香豉四合（绵裹）

上二味，以水四升，先煮栀子，得二升半，内豉，煮取一升半，去滓，分二服，温进一服，得吐则止。

【提要与词解】论述下利后虚烦证治。

【原文解释】

病人患下利病以后更加心烦，按之心下濡软的，属于虚烦，用栀子豉汤主治。

【分析速记】

更烦，心下濡，虚烦——余热郁于胸膈。

"心下濡，虚烦"说明为无形实邪。

治疗：透邪泄热，解郁除烦。

方药：栀子豉汤。

【方解与临床应用】

本方以栀子为君药，泄热除烦，降中有宣；香豉体轻气寒，升散调中，升中有降。二药相合，共奏清热除烦之功。

临床见心烦不得眠、心中懊恼、饥不欲食、舌苔黄腻等证候，可用本方加减治疗。现代常用于急性食管炎、肝炎、神经官能症、慢性支气管炎等病证属热扰胸膈者。

第十七章
妇人妊娠病脉证并治第二十

一、胎、癥的鉴别及癥病的治疗

【原文 2 条】妇人宿有癥病，经断未及三月，而得漏下不止，胎动在脐上者，为癥痼害。妊娠六月动者，前三月经水利时，胎也。下血者，后断三月，衃也。所以血不止者，其癥不去故也。当下其癥，桂枝茯苓丸主之。

桂枝茯苓丸方

桂枝　茯苓　牡丹（去心）　桃仁（去皮尖，熬）　芍药各等分

上五味，末之，炼蜜和丸，如兔屎大。每日食前服一丸。不知，加至三丸。

【提要与词解】论述妊娠与癥病的鉴别及癥病漏下的治疗。

① 癥病：病名。指腹内有瘀阻积块的疾病。

② 漏下：是经水停止后，又继续流血的病证。

③ 衃（pēi 胚）：一般指色紫而暗的瘀血。

【原文解释】

素有癥病的妇女，经水停止不到三个月，前阴忽又出血而断续不止，同时还感到脐上有"胎动"，这是癥痼病为害。若妊娠六个月有胎动时，而妊娠前三月月经正常，此为胎儿。现经停三月，而又漏下紫黑晦暗的瘀血，是癥病而不是妊娠。因癥病没有治愈，故瘀血漏下不止。用桂枝茯苓丸主治。

【分析速记】

$$
癥病诊断 \begin{cases} 素有癥病史 \\ 停经未及三月又复漏下不止 \\ 停经未及三月，有胎动在脐上 \\ 停经前三个月已月经失常 \\ 腹诊有包块压痛 \end{cases}
$$

$$妊娠诊断 \begin{cases} 停经前三个月月经正常 \\ 停经五个月左右，胎动在小腹或脐部 \\ 腹诊柔软无压痛 \\ 闻诊可闻及胎心音 \end{cases}$$

$$治法 \begin{cases} 因癥病而致漏下不止——化瘀消癥止血 \\ 若癥胎互见而又漏下——化瘀消癥保胎 \end{cases}$$

方剂：桂枝茯苓丸。

【方解与临床应用】

方中以桂枝为君药，温通血脉，以行瘀滞。佐以桃仁活血祛瘀，助君药以化瘀消癥；牡丹皮、芍药味苦而微寒，既可活血以散瘀，又能凉血以清退瘀久所化之热，芍药并能缓急止痛；茯苓渗湿祛痰，以助消癥之功，健脾益胃，扶助正气，均为佐药。丸以白蜜，甘缓而润，以缓诸药破泄之力，是以为使。诸药合用，共奏活血化瘀，缓消癥块之功，使瘀化癥消，诸症皆愈。本方既用桂枝以温通血脉，又佐牡丹皮、芍药以凉血散瘀，寒温并用，则无耗伤阴血之弊。本方治漏下之症，采用行血之法，又体现"通因通用"，使癥块得消，血行常道，则出血得止。

临床见腹痛拒按、月经漏下不止、血色紫暗等证候而证属瘀血阻滞胞宫，可用本方加减治疗。现代常用于子宫肌瘤、慢性盆腔炎或伴积液、慢性附件炎、附件炎性包块、子宫内膜异位症、输卵管阻塞、痛经、盆腔瘀血综合征、子宫直肠窝积液、宫外孕等病见上述病机者。

【医案举例】

陈某，女，已婚，1963 年 5 月 7 日初诊。自本年 3 月底足月初产后，至今 4 旬恶露不尽，量不多色淡红，有时有紫色小血块。并从产后起腰酸痛，周身按之痛，下半身尤甚，有时左小腹痛，左腰至大腿上三分之一处有静脉曲张，食欲欠佳，大便溏，小便黄，睡眠尚可，面色不泽，脉上盛下不足，右关弦迟，左关弦大，寸尺俱沉涩，舌淡红无苔。由产后调理失宜，以致营卫不和，气血紊乱，恶露不化。治宜调和营卫，和血消瘀。处方：桂枝 4.5 克，白芍 6 克，茯苓 9 克，炒牡丹皮 3 克，桃仁 3 克（去皮），炮姜 2.4 克，大枣 4 枚。服 5 剂。16 日复诊：服药后恶露已净，小腹及腰腿痛均消失，食欲好转，二便正常，脉沉弦微数，舌淡无苔。瘀滞已消，宜气血双补，十全大补丸 40 丸，每日早晚各服 1 丸，服后已恢复正常。（中国中医研究院．蒲辅周医案［M］．北京：人民卫生出版社，2005：112）

二、恶阻

1. 恶阻轻证

【原文1条】师曰：妇人得平脉，阴脉小弱，其人渴，不能食，无寒热，名妊娠，桂枝汤主之。于法六十日当有此证，设有医治逆者，却一月，加吐下者，则绝之。

【提要与词解】论述恶阻轻证的治疗。

① 平脉：是和平无病，没有太过不及的脉象。

② 阴脉小弱：阴脉即尺脉，小弱是沉而细软的脉象。即尺脉稍显弱象。

③ 治逆：指误治。

【原文解释】

师说：诊得妇人的脉象平和无病，只尺脉比较小而软弱，兼有口渴、不能正常进食等症，但不恶寒发热，这正是怀孕之象，可以用桂枝汤治疗。但按理怀孕两个月后才有上述症状，如果医治不当，病情迁延一月未解，反而出现呕吐、腹泻等症状，则应辨证施治，杜绝病根。

【分析速记】

妊娠 ⎰ 育龄停经约60天
⎱ 脉平，阴脉小弱
⎱ 渴不能食，无寒热 ⎱ 血聚养胎，阴血一时不足，阴阳失调 ⎰ 自愈
⎱ 桂枝汤

误治 ⎰ 因不能食，而误作停食——误吐
⎱ 口渴误作里热——误下
⎱ 治逆伤胎——应停止服药

【方解与临床应用】

方中桂枝为君，助卫阳，通经络，佐以芍药益阴敛营，桂芍等量合用，一治卫强，一治营弱，散中有收，汗中寓补。生姜和胃止呕，大枣甘平，益气补中，滋脾生津，姜枣相配，是补脾和胃、调和营卫的常用组合。炙甘草调和药性，合桂枝辛甘化阳以实卫，合芍药酸甘化阴以和营。本方药虽五味，结构严谨，发中有补，散中有收，邪正兼顾，阴阳并调。

本方除可治妊娠恶阻外，常用于妊娠背冷、滑胎、乳汁自溢、妊娠癃闭等，其病机总与气血阴阳失调，脾胃虚弱有关。

2. 恶阻重证

【原文6条】妊娠呕吐不止，干姜人参半夏丸主之。

干姜人参半夏丸方

干姜　人参各一两　半夏二两

上三味，末之，以生姜汁糊为丸，如梧子大，饮服十丸，日三服。

【提要与词解】论述恶阻重证的治疗。

【原文解释】

妇人素来脾阳虚，怀孕后呕吐不止的，用干姜人参半夏丸为主。

【分析速记】

素体胃阳不足——温运乏力——饮邪内停

孕后下焦气盛——中虚下乘——冲脉气逆 }呕吐不止——恶阻

治法：益气温中，降逆止呕。

方药：干姜人参半夏丸。

方中因干姜、半夏为妊娠禁忌药，故配人参以益气固胎。

【方解与临床应用】

本方主以干姜为君药温中散寒；佐以人参益气补中，补其中土之虚；半夏和胃祛痰，以止上逆之呕吐。三药皆入脾经，而干姜兼能入肾，能暖火以补土。药仅三味，而组织缜密，标本兼顾。

本方临床主要用于脾胃虚寒，痰饮上逆之妊娠恶阻，也可以用于腹痛、呕吐、痞证、眩晕等脾胃虚寒型。

三、腹痛

1. 阳虚寒盛

原文3条 妇人怀娠六七月，脉弦发热，其胎愈胀，腹痛恶寒者，少腹如扇。所以然者，子脏开故也，当以附子汤温其脏。

【提要与词解】论述妊娠阳虚寒盛腹痛的治疗。

① 少腹如扇：形容少腹恶寒犹如风吹状。由阳虚不温煦胞宫，子脏不能司闭藏之职而致。

② 子脏：即子宫。又称胞宫。

【原文解释】

妇人怀孕已六七个月，脉象弦，发热，腹胀加重，腹部痛且怕寒，少腹部恶寒好像风吹状，这是因为肾虚寒盛，致使子宫闭藏功能下降，不能固胎，当用附子汤温暖其子宫。

【分析速记】

妊娠腹痛 {若属表证——外邪袭表，阳气被郁——当脉浮、发热恶寒、头痛身痛等

若属里证——阴寒内盛，里虚阳浮——脉弦紧，发热恶寒，自觉胞胎胀大，少腹作冷，如被风吹之状（故此属里证）

治法：温阳散寒，暖宫安胎。

方药：附子汤。

【方解与临床应用】

本方以附子为君药，扶先天阳气，温经止痛；佐以人参补后天之根本，益气扶正；白术、茯苓补中培土，益气安胎；芍药和血通痹，既监制附子之燥热，又助附子疗身痛。共奏温阳散寒，暖宫安胎之功。附子有毒，为妊娠禁药，初学者不可不察。

临床见妇女妊娠胎胀、腹痛、恶寒或身体骨节疼痛、恶寒肢冷、苔薄白、脉沉弱等证候而证属阳虚寒湿内侵者，可用本方加减治疗。现代常用于风湿性关节炎、类风湿关节炎、慢性胃炎、冠心病、慢性结肠炎等病见上述病机者。对于确属阳虚阴盛的妊娠腹痛、胎水、子肿、习惯性流产、先兆流产、早产等病证，均可用本方。亦可将本方重剂煎汤温洗或热敷腹部。

【医案举例】

王某，女，35岁，经产妇。怀孕七个月，忽腹部疼痛，绵绵不休。经多方治疗，痛益甚。余诊时已月余，患者畏寒，腹部更甚，口中和，喜热饮，泛清涎，脉弦而无力。先以逍遥散加味以调气安胎，无效。不得已乃用《伤寒论》附子汤原方（附子15克、茯苓15克、党参25克、白术25克、白芍15克），连服3剂而愈。至期产一男甚壮。[刘长天．略谈妊娠用附子的体会并兼论妊娠禁忌药 [J]．辽宁中医杂志，1980，(4)：15]

2. 肝脾失调

【原文5条】妇人怀妊，腹中疠痛，当归芍药散主之。

当归芍药散方

当归三两　芍药一斤　茯苓四两　白术四两　泽泻半斤　芎藭半斤

上六味，杵为散，取方寸匕，酒和，日三服。

【提要与词解】论述妊娠肝脾失调腹痛的治疗。

疠痛：腹中急痛。

【原文解释】

妊娠期间，聚血养胎，血不能濡养肌筋，出现腹部急痛，用当归芍药散主治。

【分析速记】

妊娠 { 血聚养胎——脾土受克——腹疠痛、腹胀
　　　 脾气虚弱——湿浊不化——小便不利、足浮肿、便溏

治疗：养血疏肝，健脾利湿。

方药：当归芍药散。

【方解与临床应用】

本方以芍药为君药，敛肝止痛，佐以白术、茯苓健脾益气，合泽泻淡渗利湿，当归、川芎补血调肝。诸药合用共奏肝脾两调，补虚渗湿之功。

临床见腹痛绵绵、面色无华、头晕、目眩等证属肝血亏少，脾虚湿阻之腹痛者，可用本方加减治疗。现代常用于胎位不正、先兆流产、功能性子宫出血以及多种原因引起的妇科前阴出血、慢性盆腔炎、特发性水肿、痛经、妊娠高血压综合征、不孕、妊娠坐骨神经痛、妊娠贫血、更年期综合征、子宫肿瘤、羊水过多以及内科病如心绞痛，外科病如慢性阑尾炎的治疗。

【医案举例】

王某，女，45岁，工人，1995年11月2日初诊。患者诉近半年每经行前周身水肿，刻下临近经期，症见周身水肿，胸胁胀满，头晕乏力，舌淡苔白，边有齿痕。证属肝郁脾虚，水湿内停，气滞血阻。拟疏肝健脾，理气活血，利水通经之法，方用当归芍药散加味：当归18克，赤芍12克，川芎10克，茯苓15克，白术12克，泽泻15克，天仙藤15克，益母草15克，泽兰叶12克，川牛膝15克。3剂，水煎服，日1剂。二诊：患者述服上方2剂后，月经来潮，诸症减轻，效不更方，继服3剂，嘱其每次月经前服上方3～6剂，连服3个周期，半年后随访，诸症消失，未见复发。[龚长根．当归芍药散在妇科中的应用 [J]．光明中医，2008，23（6）：823-824]

四、胞阻

【原文4条】师曰：妇人有漏下者，有半产后因续下血都不绝者，有妊娠下血者。假令妊娠腹中痛，为胞阻，胶艾汤主之。

芎归胶艾汤方

芎藭阿胶　甘草各二两　艾叶　当归各三两　芍药四两　干地黄四两

上七味，以水五升，清酒三升，合煮，取三升，去滓，内胶，令消尽。温服一升，日三服。不差，更作。

【提要与词解】论述妊娠冲任脉虚胞阻的治疗。

① 漏下：指妇女经血非时而下，淋漓不断如漏。

② 半产：即小产。

③ 胞阻：亦称胞漏，指不同原因所致的妊娠下血并腹痛者。

【原文解释】

老师说：妇人常有漏红的，有因小产后继续出血不止的，也有妊娠期间出血伴腹痛的，这是子宫气血不和，阴血不能内守，阻碍化育，是为胞阻。用胶艾汤主治。

【分析速记】

经水淋漓之漏下
半产后下血不止　　}冲任失调，阴血失守
妊娠胞阻下血、腹中痛

治法：调补冲任，固经止血。

方药：胶艾汤。

【方解与临床应用】

本方以阿胶、艾叶为君药，阿胶甘平，养血止血，艾叶，温经止血安胎，二味皆为调经止血安胎、治崩止漏要药；生地黄、芍药、当归、川芎即四物汤，养血止血，化瘀生新，以防止血留瘀；甘草补中，调和诸药；加入清酒可引药入血分并增强温通之力。

临床见妇女少腹疼痛，月经过多，或妊娠下血，胎动不安，或产后下血淋漓不尽、崩漏等证候而证属冲任虚损者，可用本方加减治疗。现代常用于产后恶露不绝、崩漏、滑胎、胎漏、胎动不安等，涉及功能性子宫出血、习惯性流产、宫外孕、先兆流产、胎位不正等病见上述病机者。

【医案举例】

于某，女，40岁，1993年11月29日初诊。患者素来月经量多，近月余淋漓不断。某医院诊为"功能性子宫出血"。经色鲜红，质稀，头晕之力，腰酸腿沉，口渴，口苦，便干。舌体胖大，舌边有齿痕，苔白，脉沉按之无力。此证属气血两虚兼有虚热。古人云：冲为血海，任主胞胎。今冲任不固，阴血不能内守，而成漏经。治当养血止血，益气养阴调经。方用《金匮》之"胶艾汤"加味。阿胶珠12克，炒艾叶炭10克，川芎10克，当归15克，白芍15克，生地黄20克，麦冬20克，太子参18克，炙甘草10克。服七剂而血量大减，仍口苦，腰酸，大便两日一行，于上方中加火麻仁12克，又服七剂，诸症皆安。（陈明．刘渡舟验案精选[M]．北京：学苑出版社，2007：165）

五、小便难

【原文7条】妊娠小便难，饮食如故，当归贝母苦参丸主之。

当归贝母苦参丸方

当归　贝母　苦参各四两

上三味，末之，炼蜜丸如小豆大，饮服三丸，加至十丸。

【提要与词解】论述妊娠血虚热郁小便难的治疗。

【原文解释】

孕妇血聚养胎，出现血虚生热，津液不足，致小便困难，而饮食正常，用当归贝母苦参丸为主。

【分析速记】

妊娠——血聚养胎 { 血虚有热，气郁化燥——膀胱津亏——小便难 / 脾胃未伤——饮食如故治法：养血润燥，清热除湿。

方药：当归贝母苦参丸。

【方解与临床应用】

方中当归和血润燥，贝母利气解郁，兼治热淋，苦参利湿热，与贝母合用又能清肺而散膀胱之郁热。三药合用可使血得润养，郁解热除，则小便自能爽利。

临床见妊娠小便不利、淋漓涩痛、舌红苔黄腻等证候，可用本方加减治疗。现代常用于妊娠膀胱炎、妊娠尿潴留，还可用于慢性支气管炎、急慢性前列腺炎、肾盂肾炎等病证属大肠燥热者。

六、水肿

【原文 8 条】妊娠有水气，身重，小便不利，洒淅恶寒，起即头眩，葵子茯苓散主之。

葵子茯苓散方

葵子一斤　茯苓三两

上二味，杵为散，饮服方寸匕。日三服。小便利则愈。

【提要与词解】论述妊娠水肿的治疗。

【原文解释】

孕妇有水肿，感觉身体沉重，小便不利，身如洒水后被风吹似的恶寒，起来就觉头晕，用葵子茯苓散主治。

【分析速记】

妊娠 { 脾虚湿停 / 肝失疏泄 / 胎阻膀胱 } 气化不利 { 清阳不升——起即头眩 / 水停湿阻——身重、小便不利 / 卫气不和——洒淅恶寒 } 有水气

治法：利水通窍，渗湿通阳，以安胎气。

方药：葵子茯苓散。

【方解与临床应用】

冬葵子滑利窍道，配以茯苓健脾利水，而且以米饮调服，既可养胃扶正，亦可防冬葵子之过于滑利。冬葵子能滑胎，故用量很轻，方后注云："杵为散，饮服方寸匕，日三服"，应加注意。

本方可用于妊娠 8～9 月属于实证子肿，心腹胀急，或为子痫先兆者。临床使用本方时，若见腹满，可加紫苏、砂仁；头面四肢皆肿者，可加泽泻、猪苓；喘者可加葶苈子、桑白皮。

【医案举例】

女，30 岁，2000 年 3 月 27 日初诊。妊娠 6 个月余，身水肿，头眩，近 10 天水肿加剧，腹部隆起，小便不利，西医检查羊水过多，伴高血压，腹围 160 厘米，测血压 186/110 毫米汞柱（1 毫米汞柱＝0.133 千帕）。脉滑数，苔白腻，行动气促，卧不安，当淡渗利湿，健脾导水。予葵子茯苓散合千金鲤鱼汤加减：葵子 10克、猪苓 10 克、茯苓 10 克、泽泻 10 克、焦白术 24 克、车前子 10 克（包煎）、黄芩 6 克、扁豆 10 克、赤小豆 15 克、太子参 12 克、冬瓜皮 15 克，5 剂，另用鲤鱼1 条（忌铁），清蒸分食，3 天吃 1 条，服 5 剂，水肿渐退，腹围缩小 18 厘米，头眩减轻，小便量明显增加，能安卧。二诊再进原方 7 剂。产科复查羊水确已减退，胎音、胎动比前阶段好转，后除鲤鱼，服药改为白术、茯苓、冬瓜皮、车前子，直到分娩。因盆腔狭窄胎儿过大行剖宫产术，母子俱安。[严宇仙．学习张仲景妇科学术思想指导临床实践 [J]．现代中西医结合杂志，2006，15（7）：865-866]

七、胎动不安

【原文 9 条】妇人妊娠，宜常服当归散主之。

当归散方：

当归　黄芩　芍药　芎䓖各一斤　白术半斤

上五味，杵为散，酒饮服方寸匕，日再服。妊娠常服即易产，胎无苦疾。产后百病悉主之。

【提要与词解】论述血虚湿热胎动不安的治疗。

【原文解释】

妇人妊娠期间，血虚湿热致胎动不安者，宜常服当归散。

【分析速记】

孕 $\begin{cases} 血聚养胎——血虚生热 \\ 脾虚失运——湿浊留滞 \end{cases}$ 血虚湿热——胎动不安

治法：养血健脾，清化湿热。

方药：当归散。（侧重调补肝血）

【方解与临床应用】

方中当归、芍药补肝养血，佐以川芎能舒气血之滞；白术健脾补气，黄芩坚阴清热。合而用之，可奏养血健脾，清热安胎之效。

临床见胎动下坠或妊娠下血，或腹痛，伴神疲肢倦、口干口苦、纳少、面黄形瘦、舌红等证候，可用本方加减治疗。本方常用治妊娠腹痛和胎漏，本方加减也可治疗先兆流产、习惯性流产、预防母婴血型不合之新生儿溶血病等证属肝血不足，脾失健运者。

【医案举例】

汪某，女，30 岁，工人，1983 年 9 月 10 日初诊。结婚 3 年内流产 5 次，既往流产时间在怀孕 60～70 天，末次流产期 1983 年 2 月 16 日，来诊时已停经 42 天，尿妊娠试验阳性，因恐惧紧张而来本院要求用中药保胎。证见头昏乏力，心悸口干，纳差，苔薄黄，脉弦滑。予以当归、白术、黄芩、川续断、麦冬各 10 克，白芍、茯苓、太子参、阿胶各 12 克，桑寄生、菟丝子各 15 克，川芎 5 克。每周服 3 剂，至 3 个月时停药。于 1984 年 5 月顺产 1 女婴。[赵荣胜. 中药防治习惯性流产 11 例 [J]. 湖北中医杂志，1985，(6)：21]

2. 脾虚寒湿

【原文 10 条】 妊娠养胎，白术散主之。

白术散方

白术四分　芎藭四分　蜀椒三分（去汗）　牡蛎二分

上四味，杵为散，酒服一钱匕，日三服，夜一服。但苦痛，加芍药；心下毒痛，倍加芎藭；心烦吐痛，不能食饮，加细辛一两、半夏大者二十枚。服之后，更以醋浆水服之；若呕，以醋浆水服之；复不解者，小麦汁服之。已后渴者，大麦粥服之。病虽愈，服之勿置。

【提要与词解】 论述脾虚寒湿胎动不安的治疗。

【原文解释】

妊娠脾虚寒湿致胎动不安者，可用白术散治疗。

【分析速记】

孕 { 素体阳虚 / 胎夺气血 } 脾虚寒湿，生化无源——胎失所养而胎动不安

治法：健脾除湿，温中安胎。

方药：白术散。（侧重温中健脾）

原文"妊娠养胎"是泛指之词，白术散只适用于脾虚而寒湿中阻之人，通过治病而达到养胎安胎的作用。

本方与当归散都是去病安胎之剂，兹比较如下（表 17-1）。

表 17-1　当归散与白术散的鉴别

方证	病机	主症	治法
当归散	湿热血虚	体型偏瘦属血虚湿热而胎动不安或素有流产史	养血健脾，清热除湿，重补肝血
白术散	脾虚寒湿	体型肥胖属脾虚寒湿而胎动不安	温中除湿，健脾安胎，重在健脾

【方解与临床应用】

本方以白术为君药，补中燥湿，以益胃进食；佐以川芎气血兼行，以疏气机；蜀椒温中散寒，以散寒湿；牡蛎除湿利水，益阴固胎。诸药合用共奏温中除湿，健脾安胎之功。

临床见妇女下血，量多色淡，质清稀，并常伴头晕目眩、神疲体倦、舌淡、脉细等证候，可用本方加减治疗。现代常用于崩漏、产后恶露不绝、胎漏、胎动不安、功能性子宫出血、习惯性流产等病证属脾虚寒湿者。

【医案举例】

汤某，女，30 岁。1985 年 9 月 28 日诊。患者妊娠 3 月余，胸闷隔阻，恶心欲吐，胃脘胀满而痛，不能进食，嗳气吞腐，以致三个月来每天只能进稀粥二两。双下肢冰冷，大便溏薄。苔薄舌质淡，脉沉细而滑。曾多次服疏肝益胃，降逆止呕之中药无效。余诊，辨为胃有寒湿，元阳亏虚。治宜温阳散寒，理气和胃。方宗《金匮》白术散加味：当归 10 克，白术 10 克，川芎 10 克，花椒 5 克，细辛 3 克，半夏 10 克，牡蛎 12 克，山楂 10 克，二曲 10 克。服至 2 剂，即能进食。连服 3 剂，胃脘疼痛已平，饮食如常。随访足月顺产一男婴。［何淑英．白术散治妊娠恶阻［J］．四川中医，1987，（6）：37］

八、伤胎

【原文11条】 妇人伤胎，怀身腹满，不得小便，从腰以下重，如有水气状，怀身七月，太阴当养不养，此心气实，当刺泻劳宫及关元，小便微利则愈。

【提要与词解】 论述妊娠伤胎的治疗。

① 不得小便：指小便不通。

② 太阴当养：《脉经》《诸病源候论》《备急千金要方》等书均有"妊娠七月，手太阴脉养之"的记载。

③ 心气实：气有余便是火。此指心火尤盛。

④ 劳宫：经穴名。位于手掌部中央，为手厥阴心包经的荥穴。

⑤ 关元：经穴名。属任脉，位于脐下三寸，为小肠募穴。

【原文解释】

孕妇感受邪气会影响胎儿的发育。怀孕至七个月，若出现腹部胀满，小便不利，自腰以下感觉沉重，似水肿一样，是手太阴肺经不养胎，这是心火旺的缘故，应当用针刺法以泻劳宫穴及关元穴，则心火去，气行水行，使小便通利则病可痊愈。

【分析速记】

妊娠七月——当手太阴肺经养胎之时——心气实火旺——肺金受克

$$\downarrow$$

怀身腹满　　　
小便不利　}气化不利——肺失通调——太阴当养不养
腰以下重　　

治法：针刺{劳宫以泻心气
　　　　　关元以顺胎气}气行水行，小便通利，诸症自愈

第十八章
妇人产后病脉证治第二十一

一、产后三病

（一）成因

【原文1条】问曰：新产妇人有三病，一者病痉，二者病郁冒，三者大便难，何谓也？师曰：新产血虚，多汗出，喜中风，故令病痉；亡血复汗，寒多，故令郁冒；亡津液，胃燥，故大便难。

【提要与词解】论述产后三病的形成机制。

① 郁冒：郁，郁闷不舒；冒，头昏目不明，如有物冒蔽。郁冒意即头昏眼花，郁闷不舒。

② 喜中风：指容易感受风邪。

③ 胃燥："胃"泛指胃与肠，由于津液耗伤，胃肠失濡而致燥结成实。

【原文解释】

问：产后妇人常有三种病证：一是经脉拘挛的痉病，二是昏眩、郁闷不舒的郁冒病，三是大便困难，原因是什么呢？老师回答：这是因为产后血虚，又汗出过多，易感受外邪，所以易生痉病；产后失血后又复出汗，加重阳气的耗伤，寒邪趁虚而入，所以容易发生郁冒；产后失血后汗出，以致津液亏损而肠道失润，所以大便困难。

【分析速记】

血虚、多汗出、喜中风——痉病
亡血复汗、寒多——郁冒
亡津液、胃燥——大便难

产后出血，汗出过多
感受风邪，伤燥化津，筋脉失养拘急——痉病
感受寒邪，表气闭郁，里气不宣——郁冒
肠道失于濡养——大便难

（二）证治

【原文2条】产妇郁冒，其脉微弱，不能食，大便反坚，但头汗出。所以然者，血虚而厥，厥而必冒，冒家欲解，必大汗出。以血虚下厥，孤阳上出，故头汗出。所以产妇喜汗出者，亡阴血虚，阳气独盛，故当汗出，阴阳乃复。大便坚，呕不能食，小柴胡汤主之。

【提要与词解】论述产后郁冒便坚的脉因证治。

① 冒家：指经常郁冒的人。

② 大汗出：相对"头汗出"的局部症状而言，指周身汗出津津，有阴阳相和之意，并非大汗淋漓。

③ 孤阳上出：指阳气独盛而上逆。

【原文解释】

产妇患郁冒证，脉象微弱无力，不能进食，大便反而干燥坚结，只有头部出汗，究其原因，是由于产后血虚，血虚则导致阴虚而阳气上逆，阳气上逆就发生昏厥。昏厥解除时，周身会微汗出。由于血虚而阳浮于上，所以下肢发冷而头部汗出。妇人之所以容易出汗，是因为产后出血多而亡阴血虚，导致阳气偏盛，所以必当全身微汗出，使阴阳调和而恢复平衡。若有大便秘结、呕不能食等症状，可用小柴胡汤主治。

【分析速记】

亡血阴虚——阳盛上厥——头眩目瞀、郁闷不舒、脉微弱

阴虚阳亢——孤阳上出——迫津外泄——但头汗出

阳亢汗出——腠理疏松——卫阳不固——易中风邪

周身汗出——损阳就阴——使阴阳相和——冒家欲解

阳逆扰胃——胃失和降——胃气上逆——呕不能食

阴虚津亏——肠道失濡——传导失职——便坚不爽

大便坚，呕不能食——小柴胡汤

【方解与临床应用】

本方以柴胡为君药，能清胸腹蕴热以除烦。《本经》称柴胡推陈致新，黄芩主治诸热，柴芩合用能解半表半里之邪，配半夏、生姜和胃降逆止呕，能开能降，兼助柴胡透达经中之邪，配人参、甘草、大枣益气调中，扶正去邪，同时姜枣相伍，本方既能疏利少阳枢机，又能条达气机升降，使内外宣通，气血运行。

临床见往来寒热、胸胁苦满、口苦、目眩、不欲饮食、大便硬或不大便、舌苔白滑、脉弦等证候，可用本方加减治疗。现代常用于急慢性肝炎、胆胰疾病、经前期紧张综合征、妊娠恶阻、更年期综合征等病属少阳病证者。

【医案举例】

高某，女，28岁，营业员。自诉：产后几天洗澡后，但觉头晕、头部汗出甚多、呕逆欲吐、纳不能下。曾就医诊治，给予生化汤、生脉散、浮小麦、麻黄根、牡蛎等以及注射阿托品、青霉素之类，未效。此时为产后第13天，症见面色无华，头昏，头汗甚多，齐颈而止，呕逆纳呆，口干微饮，心烦不安，寐差，腹微胀而不痛，溲短少，大便5天未通，乳汁减少，恶露未净，卧床不起，动则汗出淋漓，头昏冒及呕逆加剧，舌淡红，苔白微燥，脉微弱。病属产后郁冒，治宜扶正达郁，和利枢机。方用小柴胡汤加味。党参、柴胡、益母草各15克，黄芩、半夏、生姜各10克，甘草6克，红枣12枚。水煎服，分3次温服。1剂则微汗出，脉象更弱，遂以原方加党参15克，以加强补气之力，再进1剂，头汗全消，头晕呕逆亦撤，纳增，二便通，恶露净。[姜德友.金匮要略（案例版）［M］.北京：科学出版社，2007：162]

【原文3条】病解能食，七八日更发热者，此为胃实，大承气汤主之。

【提要与词解】论述郁冒病解转为胃实的证治。

【原文解释】

妇人郁冒病解除后能进食，经过七八天以后，再出现发热症状，这是因为胃肠邪气结实所致，用大承气汤主治。

【分析速记】

郁冒——服小柴胡汤——胃和能食

七八日后复发热——余邪与食滞相结——转为胃实——腹满痛、大便秘结、脉沉实、苔黄厚等

治法：急下存阴。

方药：大承气汤。

【方解与临床应用】

本方以大黄为君药，泄热通便，荡涤肠胃；芒硝软坚润燥；佐以枳实、厚朴消痞除满，行气散结，并助硝、黄推荡积滞，共为佐药。四药合用，共奏峻下热结之功。本方的配伍特点在于寒性泻下药配伍行气消滞药，使胃肠气机通畅，里热积滞得以速去，从而使津液得以保存，即所谓"釜底抽薪""急下存阴"。

临床见发热不恶寒、大便燥结、舌苔干燥等证候，可用本方加减治疗。现代常用于急性单纯性肠梗阻、急性腹膜炎、急性单纯性阑尾炎、急性胆囊炎、急性黄疸型肝炎、胆结石、肝硬化腹水、急慢性肾炎等病证属阳明腑实者。

二、产后腹痛

（一）血虚里寒

【原文4条】产后腹中疞痛，当归生姜羊肉汤主之，并治腹中寒疝，虚劳不足。

【提要与词解】论述产后血虚里寒的腹痛证治。

【原文解释】

妇人产后阴血亏虚，不能滋养筋脉，出现腹内绵绵作痛，用当归生姜羊肉汤主治。本方还可治寒邪所致的急性腹痛与慢性虚弱等证。

【分析速记】

参考"寒疝"篇当归生姜羊肉汤证。

当归生姜羊肉汤除用于产后血虚里寒之腹痛、血虚寒疝外，还常用于月经后期量少、阳虚血寒之痛经、不孕症及消化系统属于阳虚有寒的脘腹疼痛，还可作为阳虚有寒之人的食疗。

【医案举例】

周某内人，冬日产后，少腹绞痛，诸医称为儿枕之患。去瘀之药，屡投愈重，乃至手不可触，痛甚则呕，二便紧急，欲解不畅，且更牵引腰胁俱痛，痛颇迫切。急延二医相商，咸议当用峻攻，庶几通则不痛。余曰：形羸气馁，何胜攻击？乃临产胎下，寒入阴中，攻触作痛，故亦拒按，与中寒腹痛无异。然表里俱虚，脉象浮大，法当托里散邪，但气短不续，表药既不可用，而腹痛拒按，补剂亦难遽投，仿仲景寒疝例，与当归生姜羊肉汤，因兼呕吐，略加陈皮、葱白，一服微汗而愈。（清·谢映庐. 谢映庐医案［M］. 上海：上海科学技术出版社，1962：171）

（二）气血郁滞

【原文5条】产后腹痛，烦满不得卧，枳实芍药散主之。

枳实芍药散方

枳实（烧令黑，勿太过）芍药等分

上二味，杵为散，服方寸匕，日三服，并主痈脓，以麦粥下之。

【提要与词解】论述产后气血郁滞腹痛的证治。

【原文解释】

妇人产后气血亏虚，血行不畅，而见腹中胀满疼痛，心烦胸满，致使无法入眠，用枳实芍药散主治。

【分析速记】

产后——气血俱虚——血虚气郁——滞涩成实——烦满不得卧

治法：行气散结，和血止痛。

方药：枳实芍药散。

【方解与临床应用】

本方以枳实为君药，行气散滞，枳实烧令黑，取其入血行气；芍药养血和血，缓急止痛；大麦粥和胃安中。诸药合用共奏行气散结，和血止痛之功。

临床见腹痛拒按、恶露色暗不畅、胁肋胀满等证属气血瘀滞腹痛者，可用本方加减治疗。现代常用于产后腹痛、失眠、肠易激综合征、带状疱疹等病症。

【医案举例】

杨某，女，27岁。1981年4月15日诊。产后7天，恶露已尽，小腹隐痛，经大队医生治疗无效。现小腹疼痛剧烈，面色苍白带青，痛苦面容，烦躁满闷，不能睡卧，拒按，舌质淡紫，苔薄白，脉沉弦，此乃气血壅结。治以破气散结，和血止痛。投枳实芍药散：枳实（烧黑）、芍药各12克。水煎服。当晚即安，1剂而愈。（尹尤侯．枳实芍药散治疗产后腹痛［J］．四川中医，1986：11）

（三）瘀血内结

【原文6条】 师曰：产妇腹痛，法当以枳实芍药散，假令不愈者，此为腹中有干血着脐下，宜下瘀血汤主之，亦主经水不利。

下瘀血汤方

大黄二两　桃仁二十枚　蛰虫二十枚（熬，去足）

上三味，末之，炼蜜和为四丸，以酒一升，煎一丸，取八合，顿服之。新血下如豚肝。

【提要与词解】 论述产后瘀血内结的腹痛证治。

新血：新下之瘀血。

【原文解释】

老师说：妇人产后腹中疼痛为气滞血虚所致，当用枳实芍药散。假如服药后腹痛仍不愈，这是因为有瘀血凝着在脐下，那就应当用下瘀血汤主治。本方还可以主治月经不调。

【分析速记】

产后腹痛 $\begin{cases} 气血瘀滞——枳实芍药散——行气和血 \\ 假令不愈——病重而药轻——瘀血内结 \end{cases}$

治法：逐瘀破结。

方药：下瘀血汤。

【方解与临床应用】

本方以大黄为君药，荡逐瘀血，推陈致新；佐以桃仁润燥活血化瘀，去瘀生新；土鳖虫（䗪虫）逐瘀破结，搜剔经脉瘀阻，续绝创。三药配伍，有迫血下瘀之效。

临床见产后恶露不下或下极少、少腹刺痛拒按、痛处不移、身热烦闷、口燥舌干、舌质暗有瘀点等证候而证属瘀血内结者，可加减运用本方。现代常用于产后恶露不下、闭经、宫外孕、盆腔炎等病。还可治疗多种与瘀血有关的疾病，如慢性肝炎、肝硬化、肠粘连、跌打损伤等。

【医案举例】

何某，女，26岁。月经常愆期，经来量少，腹痛拒按，色紫黑成块，有血块排出后，痛即缓解。舌边紫苔薄白，脉沉涩。证属癥瘕积聚，瘀血阻滞。用下瘀血汤加减。桃仁6克，大黄6克，土鳖虫（䗪虫）3克，桂枝9克，芍药24克，甘草6克，香附9克。7剂。[戴克敏．姜春华教授使用"下瘀血汤"之经验[J]．辽宁中医杂志，1986，（7）：1-2]

（四）瘀血内结兼阳明里实

【原文7条】 产后七八日，无太阳证，少腹坚痛，此恶露不尽。不大便，烦躁发热，切脉微实，再倍发热，日晡时烦躁者，不食，食则谵语，至夜即愈，宜大承气汤主之。热在里，结在膀胱也。

【提要与词解】 论述产后瘀血内结兼阳明里实的证治。

① 恶露：指分娩后阴道流出的余血浊液。

② 膀胱：这里泛指下焦。

【原文解释】

妇人产后已经七八天，无恶寒、身痛等太阳表证，但见少腹坚硬而又疼痛，这是恶露尚未出尽的缘故；假如见不大便，烦躁发热，脉象微实，则发热更重，到下午3～5点时，烦躁更甚，不欲进食，进食就出现谵语症状。到夜晚烦躁、发热等症又渐趋好转，宜用大承气汤主治，这是因为热在胃肠，瘀血结在下焦胞宫所致。

【分析速记】

"热在里，结在膀胱"：病机的概括。说明热不在表，而在阳明；瘀血不在上、中二焦，属热积胃肠兼血结胞宫之证。

病机：瘀血内结，阳明腑实。

治法：先攻消阳明，继之下瘀血。

方药：大承气汤。

当归生姜羊肉汤证、枳实芍药散证、下瘀血汤证、大承气汤证的鉴别见表18-1。

表18-1　当归生姜羊肉汤证、枳实芍药散证、下瘀血汤证、大承气汤证的鉴别

方证	病机	症状	治法
当归生姜羊肉汤证	血虚内寒	腹中绵绵作痛，喜温喜按	养血补虚，温中散寒
枳实芍药散证	气血瘀滞	腹中胀痛，心烦胸满不得卧	行气散结，和血止痛
下瘀血汤证	瘀血内结	腹中刺痛拒按，或有硬块	破血逐瘀止痛
大承气汤证	阳明腑实	少腹坚痛，发热烦躁日晡剧，便秘，食则谵语，脉微实	攻下瘀热

三、产后中风

(一) 太阳中风

【原文 8 条】产后风，续之数十日不解，头微痛，恶寒，时时有热，心下闷，干呕汗出。虽久，阳旦证续在耳，可与阳旦汤。

【提要与词解】论述产后中风持续不愈的证治。

阳旦证：指太阳中风表证，即桂枝汤证。成无己云："阳旦，桂枝之别名也。"

【原文解释】

妇人产后感受风邪，经过几十天仍然未痊愈，有轻微头痛、怕冷、时时发热、心下部发闷、干呕、汗出等症状，虽迁延时间已久，但阳旦证仍然存在，还可以用阳旦汤治疗。

【分析速记】

产后——因虚外感——数十日不愈 $\left\{ \begin{array}{l} \text{头微痛、恶寒、时发热} \\ \text{胸脘闷、干呕、汗出} \end{array} \right\}$ 太阳中风表证仍在

治法：解肌祛风，调和营卫。

方药：阳旦汤。

临床见头痛发热、汗出恶风、干呕、苔白不渴、脉浮缓等证候，可用本方加减治疗。临床常用于治疗感冒、流行性感冒、原因不明的低热、产后或病后低热、妊娠呕吐、多形红斑、冻疮、荨麻疹等病证属营卫不和者。

(二) 阳虚中风

【原文 9 条】产后中风发热，面正赤，喘而头痛，竹叶汤主之。

竹叶汤方

竹叶一把　葛根三两　防风　桔梗　桂枝　人参　甘草各一两　附子一枚 (炮)　大枣十五枚　生姜五两

上十味，以水一斗，煮取二升半，分温三服，温覆使汗出。颈项强，用大附子一枚，破之如豆大，煎药扬去沫，呕者加半夏半升洗。

【提要与词解】论述产后中风持续不愈的证治。

【原文解释】

妇人产后阳虚，又感受风邪，出现发热，面色红赤，气喘而头痛，宜表里兼济，用竹叶汤主治。

【分析速记】

产后阳虚 {风邪侵袭——发热头痛 / 阳虚外浮——面赤气喘} 虚热夹杂

治法：扶正祛邪，标本兼顾。

方药：竹叶汤。

【方解与临床应用】

本方是桂枝去芍药加附子汤的基础上加味，加竹叶、葛根、桂枝、防风、桔梗助桂枝解外邪，清邪热，利肺气，并可兼护津液；人参、附子补虚扶阳固脱；甘草、生姜、大枣调和营卫，配合同用，既可扶正，又可散邪。诚如"亡血家不可发汗"。

临床见发热头痛、面红气喘、恶寒无汗、身疼乏力、四肢欠温等证候而证属阳虚中风者，可用本方加减治疗。现代常用于产后外感、虚人外感及产后缺乳、支气管炎、慢性胃炎等病症。

【医案举例】

曹某某，23岁，化州镇纱布商店职工家属。1959年8月26日初诊。患者于8月23日初产一女孩，第二天即觉发热。曾作风热感冒治疗而投清热解表药一帖，服后热反加甚，仍见恶风、头痛、微咳、有汗、骨节疼痛、口干、食欲缺乏、小腹闷痛等。恶露未净，面赤，脉数，舌红，苔薄白。因考虑前医以寒凉剂不能退热，乃拟竹叶汤与之：桂枝二钱、炮附子二钱、防党参四钱、葛根三钱、桔梗二钱、防风二钱、竹叶三钱、炙甘草一钱半、生姜三片、大枣四枚，一剂而症状大减，复与一剂而愈。（杨卓群．竹叶汤治产后发热的临床体会 [J]．广东医学，1966：4）

四、虚热烦呕

【原文10条】妇人乳中虚，烦乱呕逆，安中益气，竹皮大丸主之。

竹皮大丸方

生竹茹二分　石膏二分　桂枝一分　甘草七分　白薇一分

上五味，末之，枣肉和丸，弹子大，以饮服一丸，日三夜一服。有热者，倍白薇；烦喘者，加柏实一分。

【提要与词解】论述产后虚热烦呕的证治。

【原文解释】

产妇在哺乳期间内，因中气虚弱，阴虚内热，出现心烦意乱，呕吐，应当调和脾胃，补益中气，用竹皮大丸主治。

① 乳中：乳，《脉经》作产。乳中谓在草褥之中，即产后。

② 烦乱：心烦意乱。

【分析速记】

$$产后\begin{cases}亡血伤津\\哺乳失阴\end{cases}虚热内扰\begin{cases}神不内守——心烦不宁\\胃气失和——气逆作呕\end{cases}$$

治法：清热降逆，安中益气。

方药：竹皮大丸。

【方解与临床应用】

本方以竹茹为君药，清虚热止呕逆；佐以石膏清热除烦，胃中、心中、血中之邪热皆可清除；白薇善清阴分虚热；桂枝辛温，少佐之以运气血，并能助降逆止呕。诸药合用共奏清热止呕，安中益气之功。

临床见妇人呕逆、低热、五心烦热、睡眠多梦易醒、身倦乏力等症可用本方加减，现代常用于妊娠呕吐、神经性呕吐等属阴虚有热者，还用于治疗更年期综合征、失眠、癔症、小儿夏季热、阳痿、男性不育症等病症。

【医案举例】

华某，女，31岁。产后3个月，哺乳。身热38.5℃已七八日，偶有寒慄，头昏乏力，心烦恚躁，呕逆不已，但吐不出，脉虚数，舌质红苔薄，治以益气安胃。处方：淡竹茹9克，生石膏9克，川桂枝5克，白薇6克，生甘草12克，制半夏9克，红枣5枚。2剂药后热除，寒慄解，烦乱平，呕逆止，惟略头昏，复予调治痊愈。[何任.《金匮》方临床医案 [M].北京中医学院报，1983，(3)：19]

五、热利伤阴

【原文11条】产后下利虚极，白头翁加甘草阿胶汤主之。

白头翁加甘草阿胶汤方

白头翁二两　黄连　柏皮　秦皮各三两　甘草二两　阿胶二两

上六味，以水七升，煮取二升半，内胶，令消尽，分温三服。

【提要与词解】论述产后热利伤阴的证治。

【原文解释】

妇人产后又患痢疾病，便下脓血，因而气血虚弱至极，用白头翁加甘草阿胶汤主治。

【分析速记】

$$产后\begin{cases}气血已虚\\下利伤阴\\大肠湿热，气血腐败\end{cases}\begin{matrix}虚极\end{matrix}\rbrace 发热腹痛，里急下重，大便脓血$$

治法：清热燥湿止利，益气养血补虚。

方药：白头翁加甘草阿胶汤。

【方解与临床应用】

本方以白头翁汤清热解毒，凉血止痢。而妇人产后虚极，加阿胶救阴，甘草补中生阳，且以缓连、柏之苦。

本方除可用于产后热利下重外，对于阴虚血弱或久利伤阴而病热利下重者，均可使用。

【医案举例】

患者某，女，35岁，1969年8月9日就诊。1969年8月5日发病，发热，下痢红白黏冻，且时伴以鲜血，一日达二三十次，里急后重，痛苦不堪，口渴欲饮水，恶心欲吐，食欲缺乏。经他医治疗未效而于8月9日就诊于余。诊见形体消瘦，精神困惫，舌苔黄，脉细数。此乃湿热郁遏肠道，气血郁滞，拟白头翁加味：白头翁12克，黄连10克，黄柏10克，广木香6克，秦皮10克，当归12克，炙甘草10克，地榆30克，阿胶12克（烊化）。上9味，以适量水先煎前8物，去渣取汁，纳阿胶于药汁中烊化，温服。药服1剂，大便转为正常，红白黏冻全无，里急后重消失，痢疾已愈。再以其方1剂取得疗效。［李今庸．经典发挥——从《伤寒杂病论》到临床［J］．中医药报，2007，(5)：21-23］

第十九章
妇人杂病脉证并治第二十二

一、成因、证候与治则

【原文8条】妇人之病，因虚、积冷、结气，为诸经水断绝，至有历年，血寒积结，胞门寒伤，经络凝坚。

在上呕吐涎唾，久成肺痈，形体损分。在中盘结，绕脐寒疝；或两胁疼痛，与藏相连；或结热中，痛在关元，脉数无疮，肌若鱼鳞，时着男子，非止女身。在下未多，经候不匀，冷阴掣痛，少腹恶寒；或引腰脊，下根气街，气冲急痛，膝胫疼烦。奄忽眩冒，状如厥癫；或有忧惨，悲伤多嗔，此皆带下，非有鬼神。久则羸瘦，脉虚多寒。

三十六病，千变万端；审脉阴阳，虚实紧弦；行其针药，治危得安；其虽同病，脉各异源；子当辨记，勿谓不然。

【提要与词解】论述妇人杂病总纲。

① 胞门：即子宫。

② 损分：系指形体消瘦，与未病前判若两人。

③ 奄忽眩冒：奄忽，即倏忽。奄忽眩冒，指忽然发生晕厥。

④ 厥癫：指昏厥、癫狂一类疾病。

⑤ 多嗔：指经常发怒。

⑥ 带下：有广义和狭义之分。广义的带下，是指带脉以下的病变，即泛指妇科杂病，如《史记·扁鹊传》记载：扁鹊"过邯郸，闻贵妇人，即为带下医。"狭义的带下，专指赤白带下。

⑦ 三十六病：泛指多种疾病。

【原文解释】

妇人诸病，常因气虚、寒冷久积、气机郁结所致，这些原因可以造成各种情况的月经断绝。由于血分有寒，结积于子宫，寒邪损于经络，邪气凝滞导致月经经年累月不愈。

寒气凝结胸肺，寒饮上逆则口吐涎沫，日久寒邪化热，可以形成肺痈，耗伤气血，身体因而消瘦；在中为邪犯肝脾，寒邪结聚，引起寒疝而脐部周围疼痛。或两胁疼痛，迁延肝脏部位；或热邪蕴结在中，那么脐下关元就会疼痛，脉象虽数，却没有疮疡痈肿，但皮肤干燥起皱纹，像鱼鳞一样，这是热伤营阴，皮肤失于滋养。以上病症，男子也会发生，并非只见于妇女。至于病邪在下的情况就不多了，其症状表现为月经的不正常，阴部有抽掣疼痛，少腹部怕冷，有时牵连到腰脊部或气街部（脐下五寸，旁开二寸，又名气冲），亦觉有气冲似的剧烈疼痛，迁连膝部和小腿引起疼痛。并可出现忽然眩晕昏厥，如同昏厥、癫狂一类疾病，或表现为忧愁凄惨，或悲伤怒骂，这些都可以由妇科疾病引起，而并不是什么鬼神作祟。病久则身体越消瘦，脉虚多提示身体虚寒。

总之，所谓三十六种妇女疾病，变化很多，诊察时应仔细分析脉象的阴、阳、虚、实、紧、弦等情况，然后确定用针刺和药物治疗方法，使疾病转危为安。但必须注意病证虽然相同而脉象不同，病源有别，应当辨别清楚，不要把上述道理当做无所谓！

【分析速记】

妇人病三大成因：

虚——气血亏虚 ⎫
积冷——久积寒冷 ⎬ 气血凝结，胞门闭塞，经络阻滞 ⎧ 在上——胸肺受邪
结气——气机郁结 ⎭   ⎨ 在中——影响肝脾
                                              ⎩ 在下——妇人杂病

论治方法和原则：凭脉辨证，既病早治，针药结合。

二、证治

（一）热入血室

【原文1条】 妇人中风，七八日续来寒热，发作有时，经水适断，此为热入血室，其血必结，故使如疟状，发作有时，小柴胡汤主之。方见呕吐中。

【提要与词解】 论述热入血室的证治。

热入血室：血室，狭义的是指子宫；广义的则总括子宫、肝、冲任脉。热入血室是指妇女在月经期间感受外邪，邪热与血互相搏结于血室而出现的病证。

【原文解释】

妇人感受风邪，已七八日仍出现寒热往来，而且发作有时，月经来潮也见停止，这种病证称为"热入血室"。这是表邪趁虚入子宫，血与热互结不行，所以会出现寒热往来，类似疟疾的按时发作的情况，可用小柴胡汤主治。

【分析速记】

经水适断，血室空虚
邪乘虚入，血热互结
} 肝胆经气不利 {
寒热往来
发作有时
如疟状

治法：和解达邪，疏利气机，以散结热。

方剂：小柴胡汤。

【方解与临床应用】

见"呕吐哕下利病"篇。

临床见妇女发热恶寒、经水适来或适断、腹急结、经水有紫块、胸胁苦满、心烦喜呕、默默不欲饮食、苔黄、脉弦迟等证候，可运用此方加减治疗。现代常用于胆囊炎、胆结石、胆汁反流性胃炎、功能性消化不良、慢性肝炎等病，妇科如经期晕厥、月经不调、痛经、闭经等病属少阳证者。

【医案举例】

许学士治一妇病伤寒，发寒热，遇夜则见鬼状，经六七日，忽然昏塞，涎音如引锯，牙关紧急，瞑目不知人，病势危困。许视之曰：得病之初，曾值月经来否？其家云：经水方来，病作而经遂止，得一二日，发寒热，昼虽静，夜则有鬼祟，从昨日不省人事。许曰：此乃热入血室证。仲景云：妇人中风，发热恶寒，经水适来，昼则明了，暮则谵语，如见鬼状，发作有时，此名热入血室症……医者不晓，以刚剂与之，遂致胸膈不利，涎频上脘，喘急肩高，昏冒不知人，当先化其痰，后除其热，乃急以一呷散投之（按：一呷散，即天南星一味），两时顷，涎下得睡，省人事，次授以小柴胡汤加生地，三服而热除，不汗而自解矣。（明．江瓘．名医类案［M］．北京：人民卫生出版社，1957：225-226）

【原文2条】妇人伤寒发热，经水适来，昼日明了，暮则谵语，如见鬼状者，此为热入血室，治之无犯胃气及上二焦，必自愈。

【提要与词解】继论述热入血室的证治和禁忌。

【原文解释】

妇人感受寒邪而发热，月经刚好来潮，白天神志清楚，到了晚上则语言失常，好像见到了鬼一样，这是热入血室的证候，治疗应按热入血室的方法来处理。治疗时不可用攻下的药物伤中焦的胃气，也不可用发汗的药物伤上焦的清气，必自行痊愈。

【分析速记】

伤寒发热——经水适来，邪乘虚而入——热扰血室 {
昼日神志清醒
夜幕精神错乱，如见鬼状

治法：清血室之热。

治禁：无犯胃气及上二焦——病非阳明腑实，亦非热入心包。

【原文 3 条】妇人中风，发热恶寒，经水适来，得七八日，热除脉迟，身凉和，胸胁满，如结胸状，谵语者，此为热入血室也。当刺期门，随其实而取之。

【提要与词解】再论述热入血室，表热已罢的证治。

期门：穴位名。足厥阴肝经之募穴，位于乳中线上，乳头下第六肋间隙间。

【原文解释】

妇人感受风邪而发热恶寒，正好月经来潮，到了七八日以后，发热已退，脉现迟象、身不热，胸胁部胀满，好像结胸证（胸脘硬满胀痛拒按），并有神志不清、语言失常的表现，这是热邪结聚在子宫的缘故，应当刺肝募的期门穴，泄肝经的实热而散子宫的瘀、热，依据邪热结聚的位置而针刺相应的穴位。

【分析速记】

妇人中风，发热恶寒
经水适来，历七八日} 热除，脉迟，身凉和——表热已罢——热结血室

→肝络不畅，血热上扰——胸胁满如结胸，谵语

治法：清泄肝热，疏利气机。刺肝之募穴期门

【原文 4 条】阳明病，下血谵语者，此为热入血室，但头汗出，当刺期门，随其实而泻之。濈然汗出者愈。

【提要与词解】论述阳明病热入血室的证治。

【原文解释】

妇人患阳明病，非经期而出现前阴下血，并有神志不清，胡言乱语，这是由于热邪蕴结于子宫，如果只有头部出汗，当刺期门穴，根据邪气停聚的地方，针刺相应的穴位，导邪外出，则阴阳和合，周身汗出潮润而病愈。

【分析速记】

阳明热盛——热入血室 { 迫血下行——前阴出血
热扰心神——烦躁谵语
里热熏蒸——但头汗出

治法：清泻实热。仍刺肝之募穴期门。

（二）梅核气

【原文 5 条】妇人咽中如有炙脔，半夏厚朴汤主之。

半夏厚朴汤方

半夏一升　厚朴三两　茯苓四两　生姜五两　干苏叶二两

上五味，以水七升，煮取四升，分温四服，日三夜一服。

【提要与词解】论述妇女梅核气的证治。

炙脔：肉切成块名脔，炙脔即烤肉块。

【原文解释】

妇人素来心情抑郁不畅，自觉咽中似有肉块梗阻不适，可用半夏厚朴汤主治。

【分析速记】

七情郁结——气郁化火——痰滞气阻——咽喉不利，如有物梗，咳之不出，吞之不下，饮食无碍，胃气未伤

治法：开结化痰，顺气降逆。

方药：半夏厚朴汤。

【方解与临床应用】

本方以半夏为君药，化痰散结，降逆和胃。佐以厚朴下气除满，助半夏散结降逆，为臣药。茯苓渗湿健脾，以助半夏化痰；生姜和胃止呕，且制半夏之毒；紫苏叶理肺疏肝，助厚朴行气宽胸、宣通郁结之气，共为佐药。诸药合用共奏化痰开结，顺气降逆之功。

临床上患者常精神抑郁，并伴有胸闷、喜叹息等肝郁气滞之证，可用本方加减治疗。现代常用于咽喉部异物感、咽痛、失音、急性胃炎、眩晕、经闭、食管炎、支气管炎、哮喘等病证属气滞痰阻者。

【医案举例】

徐某，女，45岁，干部，1992年12月2日就诊。初诊病案号：035548。患右甲状腺腺瘤三年余。初2厘米大小，服西药多时未效，逐年增大，隐痛。1992年10月14日B超检查：右甲状腺腺瘤，4.8厘米×4.2厘米大小。建议手术而不从，要求中医治疗。诊时，右颈肿大明显，按之活动，质中。自谓腺瘤每随情绪波动而增大、缩小，纳食、二便正常，苔薄、脉涩。此情志不畅，气滞痰凝，积而成疾。治法：行气开郁，化痰散结。半夏厚朴汤加味：姜半夏9克、厚朴9克、茯苓15克、生姜6克、紫苏梗9克、黄药子9克、夏枯草15克、昆布15克、桃仁12克。上方连服28剂，隐痛除，腺瘤消失。续予原方服用三月余，腺瘤消失，B超复查：右甲状腺腺体大小基本正常。[全国梁．何任运用半夏厚朴汤的经验 [J]．北京中医志，1994，(1)：3]

(三) 脏躁

【原文6条】 妇人脏躁，喜悲伤欲哭，象如神灵所作，数欠伸，甘麦大枣汤主之。

甘草小麦大枣汤方

甘草三两　小麦一升　大枣十枚

上三味，以水六升，煮取三升，温分三服。亦补脾气。

【提要与词解】论述脏躁的证治。

【原文解释】

妇人患脏躁，容易悲伤想哭，行为举止怪异，似有神灵所作的样子，常作呵欠伸展，用甘麦大枣汤主治。

【分析速记】

悲伤欲哭——心失所养，心神不宁
数欠伸——心神失养，累及于肾 } "像如神灵所作"

病机：心脾亏虚，肝郁化火。

治法：补益心脾，宁心安神。

方药：甘麦大枣汤。

【方解与临床应用】

本方以小麦为君药，养心阴，益心气，安心神，除烦热；甘草补益心气，和中缓急（肝），为臣药；大枣甘平质润，益气和中，润燥缓急，为佐使药。诸药合用共奏养心安神，和中缓急之效。

临床见心神恍惚、常悲伤欲哭、不能自主、心中烦乱、言行失常、呵欠频作、舌红苔少、脉细数等证候，可用本方加减治疗。现代常用于更年期综合征、癔症、神经衰弱、抑郁症、精神分裂症等属脏躁证者。还可治疗小儿盗汗、厌食、夜啼等多种儿科疾病。

（四）月经病

（1）冲任虚寒夹瘀

【原文9条】问曰：妇人年五十所，病下利数十日不止，暮即发热，少腹里急，腹满，手掌烦热，唇口干燥，何也？师曰：此病属带下。何以故？曾经半产，瘀血在少腹不去，何以知之？其证唇口干燥，故知之。当以温经汤主之。

温经汤方

吴茱萸三两　当归　芎䓖　芍药各二两　人参　桂枝　阿胶　牡丹（去心）生姜　甘草各二两　半夏半升　麦门冬一升（去心）

上十二味，以水一斗，煮取三升，分温三服。亦主妇人少腹寒，久不受胎，兼取崩中去血，或月水来过多，及至期不来。

【提要与词解】论述妇人冲任虚寒瘀血而致崩漏的证治。

【原文解释】

问道：妇人年龄已五十左右，前阴下血，数十日不止，每到晚上就发热，少腹部急迫，腹中胀满，两手掌发热，唇口干燥，是什么原因呢？老师说：这是属于妇科经带方面的疾病。为什么呢？因为病人曾经小产，瘀血停滞在少腹部未尽去的缘故。怎么知道的呢？因病人唇口干燥，所以知道，当用温经汤主治。

【分析速记】

年龄：年五十所——天癸当绝，月经当去。

病因：曾经半产，瘀血在腹中。

症状：

病下血数十日不止——冲任亏虚，下血不止 ⎫

少腹里急，腹满——瘀血内阻，气滞不畅 ⎬ 妇人下血

暮即发热，手掌烦热——阴虚生内热 ⎪

唇口干燥——血瘀于下，津不上承 ⎭

病机：冲任虚寒夹有瘀血所致的崩漏（虚实寒热错杂）。

治法：温经散寒，养血祛瘀。

方药：温经汤。

【方解与临床应用】

方中吴茱萸、桂枝温经散寒，通利血脉，其中吴茱萸功擅散寒止痛，桂枝长于温通血脉，共为君药。佐以当归、川芎活血祛瘀，养血调经；牡丹皮活血散瘀，又清血分虚热。阿胶养血止血，滋阴润燥；白芍养血敛阴，柔肝止痛；麦冬养阴清热。三药合用，滋阴润燥，养血调肝，且清虚热，并制吴茱萸、桂枝之温燥。人参、甘草益气健脾，以资生化之源，使气旺血充；半夏、生姜辛开散结，通降胃气，以助祛瘀调经；其中生姜又温胃气以助生化，且助吴茱萸、桂枝以温经散寒。甘草尚能调和诸药，兼为使药。诸药合用，共奏温经散寒，养血祛瘀之功。

临床见月经不调、小腹冷痛、经有瘀块、色紫而淡或时发烦热等证候，可用本方加减治疗。现代常用于月经不调、痛经、赤白带下、崩漏、胎动不安、不孕、子宫内膜异位症等病证属冲任虚寒夹瘀者。

【医案举例】

芦某，女，40 岁，湖北潜江县人。主诉：月经淋漓不止，经中挟有血块，色暗而少腹冷痛，兼有白带，腰腿发酸，周身无力，手心发热，而唇口干燥，视其面黄白不泽，舌质淡嫩，苔白而润。切其脉则沉弦而无力。辨证：此证为肝胆气不舒而血不濡，任冲失秉，则淋漓为病；少腹冷痛为寒，而手心发热、唇口干燥又为血虚不濡之候，面色黄白，知气血皆虚，脉沉弦无力，胞宫定有虚寒无疑。证情如温经汤，治当温经止漏，和血益气。方药：吴茱萸 9 克、川芎 9 克、白芍 9 克、当归9 克、党参 9 克、炙甘草 9 克、阿胶（烊）9 克、牡丹皮 9 克、麦冬 30 克、半夏 9克、生姜 9 克、桂枝 9 克。服此方见效。服至六剂，月经即止，手心不热，唇口不燥，惟白带仍多。转方补脾运湿，滋血调肝，方用当归芍药散：当归 10 克、白芍12 克、川芎 6 克、白术 20 克、茯苓 12 克、泽泻 12 克。服至三剂，而带下已愈，此病全瘳。[刘渡舟. 谈温经汤的方义 [J]. 山东中医学院学报，1980，(3)：12]

（2）冲任虚寒

【原文12条】妇人陷经，漏下，黑不解，胶姜汤主之。

【提要与词解】论述妇人陷经的证治。

陷经：经气下陷，下血不止。

【原文解释】

妇人阴道出血不止，经血颜色发黑，且经久不停，用胶姜汤主治。

【分析速记】

冲任虚寒——不能摄血——经气下漏，漏下不止，色黑有块

治法：温补冲任，养血止血。

方药：胶姜汤。

临床见月经不调、月经漏下不止、面色苍白、头晕心悸、腰膝酸软等证候，可用本方治疗。现代常用于治疗功能性子宫出血、子宫内膜炎、宫颈糜烂、支气管扩张及肺结核咯血等病证属冲任虚寒者。

（3）瘀血内阻

【原文10条】带下，经水不利，少腹满痛，经一月再见者，土瓜根散主之。

土瓜根散方

土瓜根　芍药　桂枝　䗪虫各三分

上四味，杵为散，酒服方寸匕，日三服。

【提要与词解】论述瘀血内阻月经不调的证治。

① 经水不利：指月经行而不畅。

② 经一月再见：指月经一月两潮。

【原文解释】

妇人若月经不能如期而来潮，或月经循行不顺畅，少腹部胀满疼痛，月经一月来潮两次，这是瘀血阻滞所致，用土瓜根散主治。

【分析速记】

瘀血内阻——脉道不利 ┌ 经水不利，或一月两潮
　　　　　　　　　　├ 少腹满痛，按之有硬块
　　　　　　　　　　└ 月经量少，色紫有块

治法：活血化瘀。

方药：土瓜根散。

【方解与临床应用】

方中土瓜根即王瓜根，主通经消瘀血，为君药；配桂枝通阳，行经络之滞；芍

药行营，和营止痛。土鳖虫（䗪虫）蠕动逐血，祛瘀生新；黄酒温阳行气血，助行药势。诸药合用，瘀血去则经水自畅。

土瓜根散中之土瓜根，目前临床很少用，常用丹参、桃仁等代之；或用桂枝茯苓丸加土鳖虫（䗪虫）。本方可用于瘀血而致的月经不调，以祛瘀为主，瘀去则月经亦恢复正常。

【医案举例】

魏某，女，26 岁，1999 年 4 月 23 日初诊。自诉：自月经来潮至今，月经量少而疼痛，多次经中西医治疗，都未能取得治疗效果。刻诊：月经点滴量少而疼痛，瘀血得下则疼痛缓解，月经持续时间 2～3 天，手足不温，心烦，头汗出，舌略红，苔薄略黄，脉沉。辨证为血瘀阳郁，经气不和，脉络不畅。其治当活血化瘀，通阳通经，以土瓜根散加味：土瓜根 9 克，白芍 12 克，桂枝 12 克，土鳖虫（䗪虫）10克，水蛭 10 克，虻虫 10 克，细辛 6 克，牡丹皮 10 克，通草 9 克，桃仁 9 克，当归 12 克。6 剂，1 日 1 剂，水煎 2 次分 3 服。并嘱其在下次月经来前 1 周诊治，服用方药基本按前方加减，连续 5 个月，每个月用药 1 周。5 个月后，月经量较前增多，小腹也不再疼痛，其他病证也随之解除。随访 1 年，月经量正常．（王付．经方实践论［M］．北京：中国医药科技出版社，2006：334）

（4）瘀结成实

【原文 14 条】 妇人经水不利下，抵当汤主之。

抵当汤方

水蛭三十个（熬）　虻虫三十枚（熬，去翅足）　桃仁二十个（去皮尖）　大黄三两（酒浸）

上四味，为末，以水五升，煮取三升，去滓，温服一升。

【提要与词解】 论述瘀结成实致经水不利的证治。

【原文解释】

妇人经水不下，这是瘀血聚结在冲任经脉中，用抵当汤主治。

【分析速记】

气郁血瘀——瘀血内结——久则经闭不行，瘀结成实。

治法：攻破瘀血。

方药：抵当汤。

【方解与临床应用】

本方以水蛭、虻虫为君药，水蛭破血逐瘀，性缓利水；虻虫破瘀下血，性急通脉；佐以大黄行瘀下血，推陈致新；桃仁活血化瘀。合用则瘀去新生，经水自行。

临床见妇人经水不利、少腹肿块硬满痛、拒按、痛经、舌质紫、脉沉涩等证候，可用本方治疗。现代临床常用于治疗妇女瘀滞经闭、痛经，又用于治疗前列腺炎、肠梗阻、乳糜尿、痔、泌尿系结石、睾丸炎、嵌顿疝、阴茎血肿、血小板增多症、脑血栓、栓塞性静脉炎等病证属血瘀者。

【医案举例】

患者，女，45岁，患伤寒证，发热恶寒，周身疼痛，恶心不思饮食，脉浮数。医以辛凉之剂予之发表，连服两剂不汗，病不稍解，迁延五、六日而表证如故。适值经期，至期月经不行，少腹胀满、拒按，大便燥结，小便如常。时或精神错乱，呼号狂叫，脉沉伏。此系太阳失表，逢经期热邪内陷，月经为热邪壅滞，瘀而不行，即伤寒热入血室之证。参《伤寒论》124、125两条之意，拟方抵当汤加味。处方：虻虫、桃仁各12克，大黄6克，水蛭9克，当归尾15克，牛膝12克，三棱、牡丹皮各9克，甘草6克，柴胡3克。服后腹胀即减，神志见清，脉变浮弦，是瘀滞得以疏通之兆。原方加和胃剂，连服四剂。月经来潮，色呈黑褐，腹部转舒，精神如常。[杨育周．邢锡波运用抵当汤的经验［J］．天津医药，1980，(2)：115]

(5) 水血并结血室

【原文13条】 妇人少腹满如敦状，小便微难而不渴，生后者，此为水与血并结在

血室也，大黄甘遂汤主之。

大黄甘遂汤方

大黄四两　甘遂二两　阿胶二两

上三味，以水三升，煮取一升，顿服之，其血当下。

【提要与词解】论述水血并结致经水不利的证治。

① 敦（duì 对）：古代盛食物的器具，上下稍锐，中部肥大。

② 生后：即产后。

【原文解释】

妇人少腹部胀满，隆起的像古代盛食物的器具一样（上下稍锐，中部肥大），小便略觉不畅而口不渴，以上症状若发生在产后，说明水与血瘀结在血室中，用大黄甘遂汤主治。

【分析速记】

产后——恶露不畅——瘀浊内阻——气化失常 { 少腹满如敦 / 小便微难 / 口不渴

满而小便自利者——蓄水 / 满而小便难口渴——蓄血 } 血水俱结——腹满，小便微难而不渴

治法：破血逐水。

方药：大黄甘遂汤。

【方解与临床应用】

本方以大黄为君药，佐以甘遂攻逐水与血结，阿胶补虚养血，使邪去而正气即复，以达驱邪扶正的目的。

临床见少腹满痛拒按、小便不利、大便秘结等证属水血互结者，可用本方加减治疗。现代常用于产后恶露不尽、经水不调、癥闭、鼓胀等病属上述病机者。

【医案举例】

李某，女，26岁，1970年11月就诊。第一胎足月横位难产。产后三日，除小腹微胀微肿外，别无不适。后腹胀日重，疼肿加剧，诊脉沉涩，舌质红暗苔滑。腹部压迫难受，少腹与脐周隆起，如孕六七月状。从脐的右上部至脐的左下部有一隆起斜条，按之硬。小便不利，滴滴可下，尚不甚急迫。《金匮要略》说："妇人少腹满如敦状，小便微难而不渴，生后者，此为水与血俱结在血室也，大黄甘遂汤主之。"拟方：大黄（川军）10克，甘遂4.5克，阿胶10克，一剂煎服。服后小便有所增加，仍无大进展。药既稍效，增量而再进：大黄（川军）30克，甘遂6克，阿胶12克，木通15克，一剂。药服后，一日夜尿量大增，腹消而愈。[宋同勋．大黄甘遂汤治愈产后尿潴留［J］．河南中医，1983，（4）：30-31]

（五）带下病

（1）湿热带下

【原文15条】 妇人经水闭不利，脏坚癖不止，中有干血，下白物，矾石丸主之。

矾石丸方

矾石三分（烧）　杏仁一分

上二味，末之，炼蜜和丸，枣核大，内脏中，剧者再内之。

【提要与词解】 论述湿热带下的证治。

① 脏坚癖不止：指胞宫内有干血坚结不散。

② 白物：指白带。

③ 内脏中："内"通"纳"。把药物放入阴道中。

【原文解释】

妇人经水闭塞而不通，子宫内有凝结的坚块不去，是因为其中有瘀血，郁而生湿热，致时下白带，用坐药矾石丸主治。

【分析速记】

干血内郁胞宫——气血不畅——湿热内生——湿郁热腐——下白物。

治法：清热除湿止带。

方药：矾石丸。

【方解与临床应用】

本方以矾石为君药，性寒燥湿，清热去腐，解毒杀虫，酸涩收敛以止带；佐以杏仁、白蜜制矾石燥涩之性，这是外治法中治标的方剂。

临床见妇女白带频下或阴户湿痒、舌苔白或黄而腻、脉滑细数等证候，可用本方加减治疗。现代常用于治疗宫颈糜烂、带下病、宫颈炎、滴虫阴道炎等病证属湿热带下者。

【医案举例】

张某，女，30岁，1991年2月24日初诊。阴道分泌物增多3年，呈白色，有时兼有黄色，每日需换内裤2～3次，曾诊为宫颈糜烂，多次服用中西药物均未好转。半年前曾于市立医院诊为子宫后壁实性肿块（肌瘤钙化），宫颈糜烂。近一个月阴道分泌物较前明显增多，色白，有时黄白相间，质稠而臭，小腹部疼痛胀满。胃脘部隐隐作痛，烧心，纳少，身重乏力。舌质正常；苔白微黄，脉沉弦，右关脉濡数。妇科检查：宫颈有红色糜烂区，局部充血肥大，有接触性出血。B超：子宫后壁左侧有一2.3厘米×1.9厘米实性肿块，诊为宫颈Ⅰ°糜烂。中医诊为带下病，属肝热脾虚型，给以矾石丸放入阴道内，连放3日。二次来诊述，放药后的第二天带下即明显减少，3次后白带已如正常人，小腹疼痛亦明显减轻。嘱继放7天，带下未见增多。嘱停放3天后，继放7天，妇科检查糜烂区消失，又用药7天以巩固疗效，追访半年病未复发。[毕明义．矾石丸治疗带下病208例［J］．山东中医杂志，1994，13（2）：69]

（2）寒湿带下

【原文20条】 蛇床子散方，温阴中坐药。

蛇床子仁

上一味，末之，以白粉少许，和令相得，如枣大，绵裹内之，自然温。

【提要与词解】 论述寒湿带下的证治。

坐药：将药物放入阴道中或肛门中。

【分析速记】

寒湿下注——凝着下焦——阳失温煦——阴肿寒冷，带下，腰酸，阴痒。

治法：暖宫除湿，杀虫止痒。

方药：蛇床子散。

【方解与临床应用】

本方仅蛇床子一味药，该药味辛、苦，性温，《别录》称其"温中下气，令妇人子脏热"，子脏即子宫。蛇床子散作为一种外用药，做成栓剂之后，塞入阴道治疗阴中寒冷证，这是仲景开妇科外治法之先河。

临床见阴部湿痒，白带清稀等证候而证属寒湿带下者，可用本方加减治疗。现代常用于滴虫阴道炎、儿童湿疹、银屑病等疾病。

【医案举例】

江某，女，54岁，2003年1月11日初诊。自诉：前阴寒冷已逾5年，曾经妇科检查，也未发现明显异常，近年来病证加重，曾多次经中西医治疗，但前阴寒冷病证未能被解除。刻诊：前阴寒冷且潮湿，时有瘙痒，起白色小疹点，舌淡，苔白，脉沉。辨证为妇人寒湿下注证，其治当温阳散寒，燥湿止痒，以蛇床子散加味：蛇床子18克，通草6克，桂枝12克，苍术15克，附子10克，花椒6克。6剂，1日1剂，水煎2次，内服1次，1次外洗阴部。二诊：前阴寒冷消失，潮湿已明显减轻，又以前方6剂。之后，累计服用30余剂，病证得以完全解除。（王付.经方实践论［M］.北京：中国医药科技，2006：409）

（六）腹痛

（1）风血相搏

【原文16条】妇人六十二种风，及腹中血气刺痛，红蓝花酒主之。

红蓝花酒方

红蓝花一两

上一味，以酒一大升，煎减半，顿服一半。未止，再服。

【提要与词解】论述妇人血凝气滞腹痛的证治。

【原文解释】

妇人患多种风证，及腹中气滞血瘀而刺痛，这是风邪阻滞气血，可用红蓝花酒主治。

【分析速记】

妇人经期或产后——风邪易乘——血气相搏——血滞腹痛如刺。

治法：活血祛风，行瘀止痛。

方药：红蓝花酒。

【方解与临床应用】

本方以红蓝花即红花为君药，能温经活血止痛，佐以酒助红花以行气血。血行风自灭，风邪去，痛自止。

妇女见经闭及痛经、腹中刺痛或月经来有血块、腹痛拒按、舌质紫暗、脉沉涩等证候，可用本方治疗。现代常用于慢性乳腺增生、冠心病、荨麻疹、产后腹痛等病证属血凝气滞者。

【医案举例】

韩某，22岁。1983年10月30日就诊。产后34天，腹痛作胀，时而刺痛，上下攻窜，痛于上腹及左少腹，纳呆欲呕，大便秘结，面色萎黄，唇色无华，屡治无故。诊其脉弦细，舌质淡红，苔腻。证属产后冲任血虚，风邪侵入，阻滞经脉，治以活血止痛、温通血脉、驱散风邪的红蓝花酒。药进 3 剂，痛定纳增，大便正常。复疏当归芍药散加减 2 剂，以善其后。随访半载，病不复发。[陈振智.红蓝花酒治产后腹痛［J］.浙江中医杂志，1986，（7）：302]

（2）肝脾失调

【原文 17 条】妇人腹中诸疾痛，当归芍药散主之。

当归芍药散方。（药物组成见妇人妊娠病篇）

【提要与词解】论述妇人肝脾失调腹痛的证治。

【原文解释】

妇人多种疾病引起腹中疼痛，若为肝脾失调所致，可用当归芍药散主治。

【分析速记】参见"妇人妊娠病篇"当归芍药散证。

（3）脾胃虚寒

【原文 18 条】妇人腹中痛，小建中汤主之。

小建中汤方。（药物组成见虚劳病篇）

【提要与词解】论述妇人脾胃虚寒腹痛的证治。

【原文解释】

妇人平素体弱，腹中隐隐疼痛，喜温喜按，这是脾胃虚寒所致，用小建中汤主治。

【分析速记】参见"虚劳病篇"小建中汤证。

（七）转胞

【原文 19 条】问曰：妇人病，饮食如故，烦热不得卧，而反倚息者，何也？师曰：此名转胞，不得溺也，以胞系了戾，故致此病，但利小便则愈，宜肾气丸主之。

肾气丸方

干地黄八两　薯蓣四两　山茱萸四两　泽泻三两　茯苓三两　牡丹皮三两　桂枝一两　附子一两（炮）

上八味，末之，炼蜜和丸梧子大，酒下十五丸，加至二十五丸，日再服。

【提要与词解】论述妇人转胞的证治。

①转胞：小便不通，脐下急迫的病证。多见于妇人妊娠。

②胞系了戾：胞系，指膀胱之系。"了"，通"缭"。戾者，扭转之意。胞系了戾即膀胱之系缭绕不顺。

【原文解释】

问：妇人患病，饮食如平常，但心烦热不能平卧，反而倚靠着呼吸才能平息，这是什么原因呢？老师回答道：此病为转胞，解不出小便，是因膀胱之系缭绕不顺，只要通利小便就会痊愈。宜用肾气丸主治。

【分析速记】

$$肾气虚损——气化不利\begin{cases}膀胱不利——少腹胀满急痛，小便不通\\浊阴上逆——而反倚息\\虚阳上扰——烦热不得卧\\饮食如故——中焦无病\end{cases}$$

治法：温阳化气
方药：肾气丸

【方解与临床应用】参见"血痹虚劳病"篇。

【医案举例】

周某，年30余，产后已逾2月，忽心中烦热，气短，不能安枕，欲小便不得，腹胀满；杂治半月，益剧。幸饮食如常，脉之弦缓。一医欲与五苓散；余曰：当用肾气丸，《金匮》云：妇人烦热不得卧，反倚息，此名转胞，不得溺也，肾气丸主之。主人正检前方中有五苓散，即疏肾气丸与之，一服知，二服愈。（谭日强. 金匮要略浅述［M］. 北京：人民卫生出版社，1981：415）

（八）前阴病

（1）阴疮

【原文21条】少阴脉滑而数者，阴中即生疮，阴中蚀疮烂者，狼牙汤洗之。

狼牙汤方

狼牙三两

上一味，以水四升，煮取半升，以绵缠筋如茧，浸汤沥阴中，日四遍。

【提要与词解】论述妇人前阴蚀疮的外治法。

以绵缠筋如茧：筋，即筷。将绵缠裹筷子上，如蚕茧大。

【原文解释】

少阴肾脉按之滑而数，因湿热聚在下焦，故前阴生疮。若前阴生疮腐蚀糜烂的，治用狼牙汤洗涤。

【分析速记】

$$少阴脉\begin{cases}滑——主湿\\数——主热\end{cases}湿热蕴结前阴——生疮蚀烂——痛痒带下。$$

治法：清热燥湿，杀虫止痒。

方药：狼牙汤。

【方解与临床应用】

本方仅狼牙一味，性苦寒，清利，专洗一切恶疮。能止便血，治下痢，疗疮疡蚀烂，治疥癣瘙痒，女子阴痒。

狼牙汤可以用于治疗淋病、霉菌性阴道炎、滴虫阴道炎、阴道溃疡、宫颈糜烂、尖湿锐疣、带下病等病属湿热下注证者。

【医案举例】

刘某，女，26 岁，1998 年 3 月 5 日初诊。自诉：滴虫阴道炎，几经中西医治疗，可效果不佳，近日病证加重前来就诊。经妇科检查：宫颈糜烂，阴道壁红肿。白带化验：有滴虫。刻诊：带下色黄臭秽，阴部瘙痒，潮湿，时有疼痛，舌淡，苔薄黄，脉沉。辨证为湿热下注，滴虫蚀阴。其治当清热燥湿，解毒敛疮，以狼牙汤加味：狼牙 18 克，苦参 24 克，黄柏 20 克，大黄 9 克，蒲公英 30 克。5 剂，日 1 剂，水煎 2 次，分 3 次内服外用，每次服用约 150 毫升，另用 250 毫升外洗。二诊：病证减轻，又以前方 5 剂。之后，用前方有 20 余剂，病证消除，经妇科检查：实验室化验指标正常。（王付 . 经方实践论［M］. 北京：中国医药科技，2006：409）

(2) 阴吹

【原文 22 条】 胃气下泄，阴吹而正喧，此谷气之实也，膏发煎导之。

膏发煎方

【提要与词解】 论述阴吹的证治。

① 阴吹：指前阴排气有声，如后阴矢气状。

② 正喧：指前阴排气频繁，声响连续不断。

③ 谷气之实：即大便不通。

【原文解释】

妇人出现阴户排气有声，喧然出声，这是血虚津亏、大便不通的缘故。可用膏发煎润导之。

【分析速记】

胃肠燥热——腑气不畅 ┤ 浊气下陷——别走旁窍——前阴失气

胃肠失濡——大便燥结，小便欠利

病在胞宫——多气滞兼瘀

治法：化瘀润肠通便。

方药：膏发煎。（方见"黄疸病"篇）

【医案举例】

余无言："二十八年，夏四月有李君之夫人，年二十三岁，已一子，有阴吹之疾，不肯求医；适李君患温病，延余往诊，不旬日而安，李君亦令其妻亦就余诊，余即告以膏发煎方令其如法服之，数服而瘥。阴吹以膏发煎润肠而即愈，因谷气之实而发生，确然有可信之道矣"。（谭日强．金匮要略浅述［M］．北京：人民卫生出版社，1981：432）

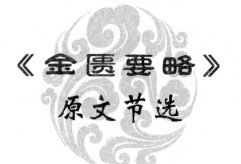

卷 上

脏腑经络先后病脉证第一

问曰：上工治未病，何也？师曰：夫治未病者，见肝之病，知肝传脾，当先实脾，四季脾旺不受邪，即勿补之。中工不晓相传，见肝之病，不解实脾，惟治肝也。

夫肝之病，补用酸，助用焦苦，益用甘味之药调之。酸入肝，焦苦入心，甘入脾。脾能伤肾，肾气微弱，则水不行；水不行，则心火气盛，则伤肺；肺被伤，则金气不行；金气不行，则肝气盛。故实脾，则肝自愈。此治肝补脾之要妙也。肝虚则用此法，实则不在用之。

经曰：虚虚实实，补不足，损有余，是其义也。余脏准此。

夫人禀五常，因风气而生长，风气虽能生万物，亦能害万物，如水能浮舟，亦能覆舟。若五脏元真通畅，人即安和。客气邪风，中人多死。千般疢难，不越三条：一者，经络受邪，入脏腑，为内所因也；二者，四肢九窍，血脉相传，壅塞不通，为外皮肤所中也；三者，房室、金刃、虫兽所伤。以此详之，病由都尽。

若人能养慎，不令邪风干忤经络，适中经络，未流传脏腑，即医治之，四肢才觉重滞，即导引、吐纳、针灸、膏摩，勿令九窍闭塞；更能无犯王法、禽兽灾伤，房室勿令竭之，服食节其冷、热、苦、酸、辛、甘，不遗形体有衰，病则无由入其腠理。腠者，是三焦通会元真之处，为血气所注；理者，是皮肤脏腑之文理也。

问曰：病人有气色见于面部，愿闻其说。师曰：鼻头色青，腹中痛，苦冷者死；鼻头色微黑色，有水气。色黄者，胸上有寒；色白者，亡血也，设微赤非时者死；其目正圆者痉，不治；又色青为痛，色黑为劳，色赤为风，色黄者便难，色鲜明者有留饮。

师曰：病人语声寂然喜惊呼者，骨节间病；语声喑喑然不彻者，心膈间病；语声啾啾然细而长者，头中病。

师曰：息摇肩者，心中坚；息引胸中上气者，咳；息张口短气者，肺痿唾沫。

师曰：吸而微数，其病在中焦，实也，当下之即愈，虚者不治。在上焦者，其吸促，在下焦者，其吸远，此皆难治。呼吸动摇振振者，不治。

师曰：寸口脉动者，因其旺时而动，假令肝旺色青，四时各随其色。肝色青而反白，非其时色脉，皆当病。

问曰：有未至而至，有至而不至，有至而不去，有至而太过，何谓也？师曰：冬至之后，甲子夜半少阳起，少阳之时，阳始生，天得温和以未得甲子，天因温和，此为未至而至也；以得甲子而天未温和，为至而不至也；以得甲子，而天大寒不解，此为至而不去也；以得甲子，而天温如盛夏五六月时，此为至而太过也。

师曰：病人脉浮者在前，其病在表；浮者在后，其病在里，腰痛背强不能行，必短气而极也。

问曰：经云："厥阳独行"，何谓也？师曰：此为有阳无阴，故称厥阳。

问曰：寸脉沉大而滑，沉则为实，滑则为气。实气相搏，血气入脏即死，入腑即愈，此为卒厥，何谓也？师曰：唇口青，身冷，为入脏，即死；如身和，汗自出，为入腑，即愈。

问曰：脉脱，入脏即死，入腑即愈，何谓也？师曰：非为一病，百病皆然。譬如浸淫疮，从口起流向四肢者可治，从四肢流来入口者不可治；病在外者可治，入里者即死。

问曰：阳病十八何谓也？师曰：头痛、项、腰、脊、臂、脚掣痛。

阴病十八，何谓也？师曰：咳、上气、喘、哕、咽、肠鸣、胀满、心痛、拘急。

五脏病各有十八，合为九十病；人又有六微，微有十八病，合为一百八病，五劳、七伤、六极、妇人三十六病，不在其中。

清邪居上，浊邪居下，大邪中表，小邪中里，馨饪之邪，从口入者，宿食也。五邪中人，各有法度，风中于前，寒中于暮，湿伤于下，雾伤于上，风令脉浮，寒令脉急，雾伤皮腠，湿流关节，食伤脾胃，极寒伤经，极热伤络。

问曰：病有急当救里救表者，何谓也？师曰：病，医下之，续得下利清谷不止，身体疼痛者，急当救里；后身体疼痛，清便自调者，急当救表也。

夫病痼疾加以卒病，当先治其卒病，后乃治其痼疾也。

师曰：五脏病各有所得者愈；五脏病各有所恶，各随其所不喜者为病。病者素不应食，而反暴思之，必发热也。

夫诸病在脏，欲攻之，当随其所得而攻之，如渴者，与猪苓汤。余皆仿此。

痉湿暍病脉证第二

太阳病，发热无汗，反恶寒者，名曰刚痉。太阳病，发热汗出，而不恶寒，名曰柔痉。太阳病，发热，脉沉而细者，名曰痉，为难治。太阳病，发汗太多，因致痉。夫风病，下之则痉，复发汗，必拘急。疮家，虽身疼痛，不可发汗，汗出则痉。

病者，身热足寒，颈项强急，恶寒，时头热，面赤，目赤，独头动摇，卒口噤，背反张者，痉病也。若发其汗者，寒湿相得，其表益虚，即恶寒甚。发其汗已，其脉如蛇。暴腹胀大者，为欲解，脉如故，反伏弦者，痉。夫痉脉，按之紧如弦，直上下行。

太阳病，其证备，身体强，几几然，脉反沉迟，此为痉，栝蒌桂枝汤主之。

太阳病，无汗而小便反少，气上冲胸，口噤不得语，欲作刚痉，葛根汤主之。

痉为病，胸满口噤，卧不着席，脚挛急，必齘齿，可与大承气汤。

太阳病，关节疼痛而烦，脉沉而细者，此名湿痹。湿痹之候，小便不利，大便反快，但当利其小便。

湿家之为病，一身尽疼，发热，身色如熏黄也。湿家，其人但头汗出，背强，欲得被覆向火。若下之早则哕，或胸满，小便不利，舌上如胎者，以丹田有热，胸上有寒，渴欲得饮而不能饮，则口燥烦也。

湿家下之，额上汗出，微喘，小便利者死；若下利不止者，亦死。

风湿相搏，一身尽疼痛，法当汗出而解，值天阴雨不止，医云：此可发汗，汗之病不愈者，何也？盖发其汗，汗大出者，但风气去，湿气在，是故不愈也。若治风湿者发其汗，但微微似欲出汗者，风湿俱去也。

湿家病身疼发热，面黄而喘，头痛鼻塞而烦，其脉大，自能饮食，腹中和无病，病在头中寒湿，故鼻塞，纳药鼻中则愈。

湿家身烦疼，可与麻黄加术汤，发其汗为宜，慎不可以火攻之。

病者一身尽疼，发热，日晡所剧者，名风湿。此病伤于汗出当风，或久伤取冷所致也。可与麻黄杏仁薏苡甘草汤。

风湿，脉浮身重、汗出恶风者，防己黄芪汤主之。

伤寒八九日，风湿相搏，身体疼烦，不能自转侧，不呕不渴，脉浮虚而涩者，桂枝附子汤主之；若大便坚，小便自利者，去桂加白术汤主之。

风湿相搏，骨节疼烦，掣痛不得伸屈，近之则痛剧，汗出短气，小便不利，恶风不欲去衣，或身微肿者，甘草附子汤主之。

太阳中暍，发热恶寒，身重而疼痛，其脉弦细芤迟。小便已，洒洒然毛耸，手足逆冷，小有劳，身即热，口开前板齿燥。若发其汗，则其恶寒甚；加温针，则发热甚；数下之，则淋甚。

太阳中热者，暍是也。汗出恶寒，身热而渴，白虎加人参汤主之。

太阳中暍，身热疼重，而脉微弱，此以夏月伤冷水，水行皮中所致也。一物瓜蒂汤主之。

百合狐惑阴阳毒病证治第三

论曰：百合病者，百脉一宗，悉致其病也。意欲食复不能食，常默然，欲卧不能卧，欲行不能行，饮食或有美时，或有不用闻食臭时，如寒无寒，如热无热，口苦，小便赤，诸药不能治，得药则剧吐利，如有神灵者，身形如和，其脉微数。

每溺时头痛者，六十日乃愈；若溺时头不痛，淅然者，四十日愈；若溺快然，但头眩者，二十日愈。其证或未病而预见，或病四五日而出，或病二十日，或一月微见者，各随证治之。

百合病，发汗后者，百合知母汤主之。

百合病，下之后者，滑石代赭汤主之。

百合病，吐之后者，用百合鸡子汤主之。

百合病，不经吐、下、发汗，病形如初者，百合地黄汤主之。

百合病一月不解，变成渴者，百合洗方主之。

百合病，渴不瘥者，用栝蒌牡蛎散主之。

百合病，变发热者，百合滑石散主之。

百合病见于阴者，以阳法救之；见于阳者，以阴法救之。见阳攻阴，复发其汗，此为逆；见阴攻阳，乃复下之，此亦为逆。

狐惑之为病，状如伤寒，默默欲眠，目不得闭，卧起不安。蚀于喉为惑，蚀于阴为狐。不欲饮食，恶闻食臭，其面目乍赤、乍黑、乍白。蚀于上部则声喝，甘草泻心汤主之。

蚀于下部则咽干，苦参汤洗之。

蚀于肛者，雄黄熏之。

病者脉数，无热微烦，默默但欲卧，汗出，初得之三四日，目赤如鸠眼；七八日，目四眦黑。若能食者，脓已成也，赤小豆当归散主之。

阳毒之为病，面赤斑斑如锦文，咽喉痛，唾脓血。五日可治，七日不可治，升麻鳖甲汤主之。阴毒之为病，面目青，身痛如被杖，咽喉痛。五日可治，七日不可治，升麻鳖甲汤去雄黄、蜀椒主之。

疟病脉证并治第四

师曰：疟脉自弦，弦数者多热，弦迟者多寒。弦小紧者下之瘥，弦迟者可温之，弦紧者可发汗、针灸也，浮大者可吐之，弦数者风发也，以饮食消息止之。

病疟，以月一日发，当以十五日愈，设不瘥，当月尽解。如其不瘥，当云何？师曰：此结为癥瘕，名曰疟母，急治之，宜鳖甲煎丸。

师曰：阴气孤绝，阳气独发，则热而少气烦冤，手足热而欲呕，名曰瘅疟。若但热不寒者，邪气内藏于心，外舍分肉之间，令人消铄脱肉。

温疟者，其脉如平，身无寒但热，骨节疼烦，时呕，白虎加桂枝汤主之。

疟多寒者，名曰牡疟，蜀漆散主之。

中风历节病脉证并治第五

夫风之为病，当半身不遂，或但臂不遂者，此为痹。脉微而数，中风使然。

寸口脉浮而紧，紧则为寒，浮则为虚，寒虚相搏，邪在皮肤。浮者血虚，络脉空虚，贼邪不泻，或左或上，邪气反缓，正气即急，正气引邪，喝僻不遂。

邪在于络，肌肤不仁；邪在于经，即重不胜；邪入于腑，即不识人；邪入于脏，舌即难言，口吐涎。

侯氏黑散 治大风，四肢烦重，心中恶寒不足者。

寸口脉迟而缓，迟则为寒，缓则为虚；荣缓则为亡血，卫缓则为中风。邪气中经，则身痒而瘾疹；心气不足，邪气入中，则胸满而短气。

风引汤 除热瘫痫。

防己地黄汤 治病如狂状，妄行，独语不休，无寒热，其脉浮。

寸口脉沉而弱，沉即主骨，弱即主筋，沉即为肾，弱即为肝，汗出入水中，如水伤心。历节黄汗出，故曰历节。

趺阳脉浮而滑，滑则谷气实，浮则汗自出。少阴脉浮而弱，弱则血不足，浮则为风，风血相搏，即疼痛如掣。盛人脉涩小，短气，自汗出，历节疼，不可屈伸，此皆饮酒汗出当风所致。

诸肢节疼痛，身体尪羸，脚肿如脱，头眩短气，温温欲吐，桂枝芍药知母汤主之。

味酸则伤筋，筋伤则缓，名曰泄；咸则伤骨，骨伤则痿，名曰枯。枯泄相搏，名曰断泄。荣气不通，卫不独行，荣卫慎微，三焦无所御，四属断绝，身体羸瘦，独足肿大，黄汗出，胫冷。假令发热，便为历节也。

病历节不可屈伸，疼痛，乌头汤主之。

血痹虚劳病脉证并治第六

问曰：血痹病从何得之？师曰：夫尊荣人，骨弱肌肤盛，重因疲劳汗出，卧不时动摇，加被微风，遂得之。但以脉自微涩在寸口，关上小紧，宜针引阳气，令脉和，紧去则愈。

血痹，阴阳俱微，寸口关上微，尺中小紧，外证身体不仁，如风痹状，黄芪桂枝五物汤主之。

夫男子平人，脉大为劳，极虚亦为劳。

男子面色薄者，主渴及亡血，卒喘悸，脉浮者，里虚也。

男子脉虚沉弦，无寒热，短气里急，小便不利，面色白，时目瞑，兼衄，少腹满，此为劳使之然。

劳之为病，其脉浮大，手足烦，春夏剧，秋冬瘥，阴寒精自出，酸削不能行。男子脉浮弱而涩，为无子，精气清冷。

夫失精家，少腹弦急，阴头寒，目眩，发落，脉极虚芤迟，为清谷，亡血失精。脉得诸芤动微紧，男子失精，女子梦交，桂枝加龙骨牡蛎汤主之。

男子平人，脉虚弱细微者，善盗汗也。

人年五六十，其病脉大者，痹侠背行，若肠鸣，马刀侠瘿者，皆为劳得之。

脉沉小迟，名脱气，其人疾行则喘喝，手足逆寒，腹满，甚则溏泄，食不消化也。

脉弦而大，弦则为减，大则为芤，减则为寒，芤则为虚，虚寒相搏，此名为革。妇人则半产漏下，男子则亡血失精。

虚劳里急，悸，衄，腹中痛，梦失精，四肢酸疼，手足烦热，咽干口燥，小建中汤主之。

虚劳里急，诸不足，黄芪建中汤主之。

虚劳腰痛，少腹拘急，小便不利者，八味肾气丸主之。

虚劳诸不足，风气百疾，薯蓣丸主之。

虚劳虚烦不得眠，酸枣汤主之。

五劳虚极，羸瘦，腹满不能饮食，食伤、忧伤、饮伤、房室伤、饥伤、劳伤、经络营卫气伤，内有干血，肌肤甲错，两目黯黑，缓中补虚，大黄䗪虫丸主之。

肺痿肺痈咳嗽上气病脉证治第七

问曰：热在上焦者，因咳为肺痿。肺痿之病何从得之？师曰：或从汗出，或从呕吐，或从消渴，小便利数，或大便难，又被快药下利，重亡津液，故得之。曰：寸口脉数，其人咳，口中反有浊唾涎沫者何？师曰：为肺痿之病。若口中辟辟燥，咳即胸中隐隐痛，脉反滑数，此为肺痈，咳唾脓血。脉数虚者为肺痿，数实者为肺痈。

问曰：病咳逆，脉之，何以知此为肺痈？当有脓血，吐之则死，其脉何类？师曰：寸口脉微而数，微则为风，数则为热；微则汗出，数则恶寒。风中于卫，呼气不入；热过于荣，吸而不出。风伤皮毛，热伤血脉。风舍于肺，其人则咳，口干喘满，咽燥不渴，多唾浊沫，时时振寒。热之所过，血为之凝滞，蓄结痈脓，吐如米粥。始萌可救，脓成则死。

上气，面浮肿，肩息，其脉浮大，不治。又加利，尤甚。

上气，喘而躁者，属肺胀，欲作风水，发汗则愈。

肺痿吐涎沫而不咳者，其人不渴，必遗尿，小便数，所以然者，以上虚不能制下故也。此为肺中冷，必眩，多涎唾，甘草干姜汤以温之。若服汤已渴者，属消渴。

咳而上气，喉中水鸡声，射干麻黄汤主之。

咳逆上气，时时唾浊，但坐不得眠，皂荚丸主之。

咳而脉浮者，厚朴麻黄汤主之。

脉沉者，泽漆汤主之。

大逆上气，咽喉不利，止逆下气者，麦门冬汤主之。

肺痈，喘不得卧，葶苈大枣泻肺汤主之。

咳而胸满，振寒脉数，咽干不渴，时出浊唾腥臭，久久吐脓如米粥者，为肺痈，桔梗汤主之。

咳而上气，此为肺胀，其人喘，目如脱状，脉浮大者，越婢加半夏汤主之。

肺胀，咳而上气，烦躁而喘，脉浮者，心下有水，小青龙加石膏汤主之。

奔豚气病脉证治第八

师曰：病有奔豚，有吐脓，有惊怖，有火邪，此四部病，皆从惊发得之。师曰：奔豚病，从少腹起，上冲咽喉，发作欲死，复还止，皆从惊恐得之。

奔豚，气上冲胸，腹痛，往来寒热，奔豚汤主之。

发汗后，烧针令其汗，针处被寒，核起而赤者，必发奔豚，气从少腹上至心，灸其核上各一壮，与桂枝加桂汤主之。

发汗后，脐下悸者，欲作奔豚，茯苓桂枝甘草大枣汤主之。

胸痹心痛短气病脉证治第九

师曰：夫脉当取太过不及，阳微阴弦，即胸痹而痛，所以然者，责其极虚也。今阳虚知在上焦，所以胸痹、心痛者，以其阴弦故也。

平人无寒热，短气不足以息者，实也。

胸痹之病，喘息咳唾，胸背痛，短气，寸口脉沉而迟，关上小紧数，栝蒌薤白白酒汤主之。

胸痹不得卧，心痛彻背者，栝蒌薤白半夏汤主之。

胸痹心中痞气，气结在胸，胸满，胁下逆抢心，枳实薤白桂枝汤主之，人参汤主之。

胸痹，胸中气塞，短气，茯苓杏仁甘草汤主之，橘枳姜汤亦主之。

胸痹缓急者，薏苡附子散主之。

心中痞，诸逆心悬痛，桂枝生姜枳实汤主之。

心痛彻背，背痛彻心，乌头赤石脂丸主之。

腹满寒疝宿食病脉证治第十

病者腹满，按之不痛为虚，痛者为实，可下之。舌黄未下者，下之黄自去。

腹满时减，复如故，此为寒，当与温药。

病者痿黄，躁而不渴，胸中寒实而利不止者，死。

寸口脉弦者，即胁下拘急而痛，其人啬啬恶寒也。

夫中寒家，喜欠，其人清涕出，发热色和者，善嚏。

中寒，其人下利，以里虚也，欲嚏不能，此人肚中寒。

夫瘦人绕脐痛，必有风冷，谷气不行，而反下之，其气必冲，不冲者，心下则痞。

病腹满，发热十日，脉浮而数，饮食如故，厚朴七物汤主之。

腹中寒气，雷鸣切痛，胸胁逆满，呕吐，附子粳米汤主之。

痛而闭者，厚朴三物汤主之。

按之心下满痛者，此为实也，当下之，宜大柴胡汤。

腹满不减，减不足言，当须下之，宜大承气汤。

心胸中大寒痛，呕不能饮食，腹中寒，上冲皮起，出见有头足，上下痛而不可触近，大建中汤主之。

胁下偏痛，发热，其脉紧弦，此寒也，以温药下之，宜大黄附子汤。

寒气厥逆，赤丸主之。

腹痛，脉弦而紧，弦则卫气不行，即恶寒，紧则不欲食，邪正相搏，即为寒疝。

寒疝绕脐痛，若发则白津出，手足厥冷，其脉沉弦者，大乌头煎主之。

寒疝腹中痛，及胁痛里急者，当归生姜羊肉汤主之。

寒疝腹中痛，逆冷，手足不仁，若身疼痛，灸刺诸药不能治，抵当乌头桂枝汤主之。

其脉数而紧乃弦，状如弓弦，按之不移。脉数弦者，当下其寒；脉紧大而迟者，必心下坚；脉大而紧者，阳中有阴，可下之。

问曰：人病有宿食，何以别之？师曰：寸口脉浮而大，按之反涩，尺中亦微而涩，故知有宿食，大承气汤主之。

脉数而滑者实也，此有宿食，下之愈，宜大承气汤。

下利不饮食者，有宿食也，当下之，宜大承气汤。

宿食在上脘，当吐之，宜瓜蒂散。

脉紧如转索无常者，有宿食也。

脉紧，头痛风寒，腹中有宿食不化也。

卷　中

五藏风寒积聚病脉证并治第十一

肺中风者，口燥而喘，身运而重，冒而肿胀。

肺中寒，吐浊涕。

肺死藏，浮之虚，按之弱如葱叶，下无根者，死。

肝中风者，头目眴，两胁痛，行带伛，令人嗜甘。

肝中寒者，两臂不举，舌本燥，喜太息，胸中痛，不得转侧，食则吐而汗出也。

肝死藏，浮之弱，按之如索不来，或曲如蛇行者，死。

肝著，其人常欲蹈其胸上，先未苦时，但欲饮热，旋覆花汤主之。

心中风者，翕翕发热，不能起，心中饥，食即呕吐。

心中寒者，其人苦病心如啖蒜状，剧者心痛彻背，背痛彻心，譬如蛊注。其脉浮者，自吐乃愈。

心伤者，其人劳倦，即头面赤而下重，心中痛而自烦，发热，当脐跳，其脉弦，此为心藏伤所致也。

心死藏，浮之实如丸豆，按之益躁疾者，死。

邪哭使魂魄不安者，血气少也；血气少者属于心，心气虚者，其人则畏，合目欲眠，梦远行而精神离散，魂魄妄行。阴气衰者为癫，阳气衰者为狂。

脾中风者，翕翕发热，形如醉人，腹中烦重，皮目𥆧𥆧而短气。

脾死藏，浮之大坚，按之如覆杯，洁洁状如摇者，死。

趺阳脉浮而涩，浮则胃气强，涩则小便数，浮涩相搏，大便则坚，其脾为约，麻子仁丸主之。

肾著之病，其人身体重，腰中冷，如坐水中，形如水状，反不渴，小便自利，饮食如故，病属下焦，身劳汗出，衣（一作表）里冷湿，久久得之，腰以下冷痛，腹重如带五千钱，甘姜苓术汤主之。

肾死藏，浮之坚，按之乱加转丸，益下入尺中者，死。

问曰：三焦竭部，上焦竭善噫，何谓也？师曰：上焦受中焦，气未和，不能消谷，故能噫耳；下焦竭，即遗溺失便，其气不和，不能自禁制，不须治，久则愈。

师曰：热在上焦者，因咳为肺痿；热在中焦者，则为坚；热在下焦者，则尿血，亦令淋秘不通。大肠有寒者，多鹜溏；有热者，便肠垢。小肠有寒者，其人下重便血；有热者，必痔。

问曰：病有积、有聚、有䅽气，何谓也？师曰：积者，脏病也，终不移；聚者，腑病也，发作有时，展转痛移，为可治；䅽气者，胁下痛，按之则愈，复发，为䅽气。诸积大法：脉来细而附骨者，乃积也。寸口积在胸中；微出寸口，积在喉中；关上积在脐旁；上关上，积在心下；微下关，积在少腹。尺中，积在气冲；脉出左，积在左；脉出右，积在右；脉两出，积在中央；各以其部处之。

痰饮咳嗽病脉证并治第十二

问曰：夫饮有四，何谓也？师曰：有痰饮，有悬饮，有溢饮，有支饮。

问曰：四饮何以为异？师曰：其人素盛今瘦，水走肠间，沥沥有声，谓之痰饮；饮后水流在胁下，咳唾引痛，谓之悬饮；饮水流行，归于四肢，当汗出而不汗出，身体疼痛重，谓之溢饮；咳逆倚息，短气不得卧，其形如肿，谓之支饮。

水在心，心下坚筑，短气，恶水不欲饮。水在肺，吐涎沫，欲饮水。水在脾，少气身重。水在肝，胁下支满，嚏而痛。水在肾，心下悸。夫心下有留饮，其人背寒冷如手大。

留饮者，胁下痛引缺盆，咳嗽则辄已。胸中有留饮，其人短气而渴，四肢历节痛。脉沉者，有留饮。

膈上病痰，满喘咳吐，发则寒热，背痛腰疼，目泣自出，其人振振身眴剧，必有伏饮。

夫病人饮水多，必暴喘满。凡食少饮多，水停心下，甚者则悸，微者短气。

脉双弦者寒也，皆大下后善虚，脉偏弦者饮也。

肺饮不弦，但苦喘短气。

支饮亦喘而不能卧，加短气，其脉平也。

病痰饮者，当以温药和之。

心下有痰饮，胸胁支满，目眩，苓桂术甘汤主之。

夫短气有微饮，当从小便去之，苓桂术甘汤主之；肾气丸亦主之。

病者脉伏，其人欲自利，利反快，虽利，心下续坚满，此为留饮欲去故也，甘遂半夏汤主之。

脉浮而细滑，伤饮。

脉弦数者，有寒饮，冬夏难治。

脉沉而弦者，悬饮内痛。

病悬饮者，十枣汤主之。

病溢饮者，当发其汗，大青龙汤主之，小青龙汤亦主之。

膈间支饮，其人喘满，心下痞坚，面色黧黑，其脉沉紧，得之数十日，医吐下之不愈，木防己汤主之。虚者即愈，实者三日复发，复与不愈者，宜木防己汤去石膏加茯苓芒硝汤主之。

心下有支饮，其人苦冒眩，泽泻汤主之。

支饮胸满者，厚朴大黄汤主之。

支饮不得息，葶苈大枣泻肺汤主之。

呕家本渴，渴者为欲解，今反不渴，心下有支饮故也，小半夏汤主之。

腹满，口舌干燥，此肠间有水气，己椒苈黄丸主之。

卒呕吐，心下痞，膈间有水，眩悸者，小半夏加茯苓汤主之。

假令瘦人脐下有悸，吐涎沫而癫眩，此水也，五苓散主之。

咳家其脉弦，为有水，十枣汤主之。

夫有支饮家，咳烦，胸中痛者，不卒死，至一百日或一岁，宜十枣汤。

久咳数岁，其脉弱者可治，实大数者死；其脉虚者必苦冒，其人本有支饮在胸中故也，治属饮家。

咳逆倚息，不得卧，小青龙汤主之。青龙汤下已，多唾口燥，寸脉沉，尺脉微，手足厥逆，气从小腹上冲胸咽，手足痹，其面翕热如醉状，因复下流阴股，小便难，时复冒者；与茯苓桂枝五味甘草汤，治其气冲。

冲气即低，而反更咳，胸满者，用桂苓五味甘草汤去桂，加干姜、细辛，以治其咳满。

咳满即止，而更复渴，冲气复发者，以细辛、干姜为热药也。服之当遂渴，而渴反止者，为支饮也。支饮者，法当冒，冒者必呕，呕者复内半夏，以去其水。

水去呕止，其人形肿者，加杏仁主之。其证应纳麻黄，以其人遂痹，故不纳之。若逆而纳之者，必厥。所以然者，以其人血虚，麻黄发其阳故也。

若面热如醉，此为胃热上冲熏其面，加大黄以利之。

先渴后呕，为水停心下，此属饮家，小半夏加茯苓汤主之。

消渴小便不利淋病脉证并治第十三

厥阴之为病，消渴，气上冲心，心中疼热，饥而不欲食，食即吐蛔，下之不肯止。

寸口脉浮而迟，浮即为虚，迟即为劳；虚则卫气不足，劳则荣气竭。

趺阳脉浮而数，浮即为气，数即为消谷而大坚。气盛则溲数，溲数即坚，坚数相搏，即为消渴。

男子消渴，小便反多，以饮一斗，小便一斗，肾气丸主之。

脉浮，小便不利，微热消渴者，宜利小便发汗，五苓散主之。

渴欲饮水，水入则吐者，名曰水逆，五苓散主之。

渴欲饮水不止者，文蛤散主之。

淋之为病，小便如粟状，小腹弦急，痛引脐中。趺阳脉数，胃中有热，即消谷引食，大便必坚，小便即数。

淋家不可发汗，发汗则必便血。

小便不利者，有水气，其人若渴，栝蒌瞿麦丸主之。

小便不利，蒲灰散主之；滑石白鱼散、茯苓戎盐汤并主之。

渴欲饮水，口干舌燥者，白虎加人参汤主之。

脉浮发热，渴欲饮水，小便不利者，猪苓汤主之。

水气病脉证并治第十四

师曰：病有风水、有皮水、有正水、有石水、有黄汗。风水，其脉自浮，外证骨节疼痛，恶风；皮水，其脉亦浮，外证胕肿，按之没指，不恶风，其腹如鼓，不渴，当发其汗；正水，其脉沉迟，外证自喘；石水，其脉自沉，外证腹满不喘；黄汗，其脉沉迟，身发热，胸满，四肢头面肿，久不愈，必致痈脓。

脉浮而洪，浮则为风，洪则为气。风气相搏，风强则为隐疹，身体为痒，痒为泄风，久为痂癞，气强则为水，难以俯仰。风气相击，身体洪肿，汗出乃愈，恶风则虚，此为风水；不恶风者，小便通利，上焦有寒，其口多涎，此为黄汗。

寸口脉沉滑者，中有水气，面目肿大，有热，名曰风水。视人之目裹上微拥，如蚕新卧起状，其颈脉动，时时咳，按其手足上，陷而不起者，风水。

太阳病，脉浮而紧，法当骨节疼痛，反不疼，身体反重而酸，其人不渴，汗出即愈，此为风水。恶寒者，此为极虚，发汗得之。渴而不恶寒者，此为皮水。身肿而冷，状如周痹，胸中窒，不能食，反聚痛，暮躁不得眠，此为黄汗，痛在骨节。咳而喘，不渴者，此为脾胀，其状如肿，发汗即愈。然诸病此者，渴而下利，小便数者，皆不可发汗。

里水者，一身面目黄肿，其脉沉，小便不利，故令病水。假如小便自利，此亡津液，故令渴也，越婢加术汤主之。

跌阳脉当伏，今反紧，本自有寒，疝瘕，腹中痛，医反下之，下之即胸满短气。跌阳脉当伏，今反数，本自有热，消谷，小便数，今反不利，此欲作水。

寸口脉浮而迟，浮脉则热，迟脉则潜，热潜相搏，名曰沉；跌阳脉浮而数，浮脉即热，数脉即止，热止相搏，名曰伏；沉伏相搏，名曰水；沉则脉络虚，伏则小便难，虚难相搏，水走皮肤，即为水矣。

寸口脉弦而紧，弦则卫气不行，即恶寒，水不沾流，走于肠间。

少阴脉紧而沉，紧则为痛，沉则为水，小便即难。

脉得诸沉，当责有水，身体肿重。水病脉出者死。

夫水病人，目下有卧蚕，面目鲜泽，脉伏，其人消渴。病水腹大，小便不利，其脉沉绝者，有水，可下之。

问曰：病下利后，渴饮水，小便不利，腹满因肿者，何也？答曰：此法当病水，若小便自利及汗出者，自当愈。

心水者，其身重而少气，不得卧，烦而躁，其人阴肿；肝水者，其腹大，不能自转侧，胁下腹痛，时时津液微生，小便续通；肺水者，其身肿，小便难，时时鸭溏；脾水者，其腹大，四肢苦重，津液不生，但苦少气，小便难；肾水者，其腹大，脐肿腰痛，不得溺，阴下湿如牛鼻上汗，其足逆冷，面反瘦。

师曰：诸有水者，腰以下肿，当利小便；腰以上肿，当发汗乃愈。

师曰：寸口脉沉而迟，沉则为水，迟则为寒，寒水相搏。跌阳脉伏，水谷不化，脾气衰则鹜溏，胃气衰则身肿。少阳脉卑，少阴脉细，男子则小便不利，妇人则经水不通，经为血，血不利则为水，名曰血分。

问曰：病者苦水，面目身体四肢皆肿，小便不利，脉之不言水，反言胸中痛，气上冲咽，状如炙肉，当微咳喘。审如师言，其脉何类？师曰：寸口沉而紧，沉为水，紧为寒，沉紧相搏，结在关元，始时当微，年盛不觉。阳衰之后，荣卫相干，阳损阴盛，结寒微动，肾气上冲，喉咽塞噎，胁下急痛，医以为留饮而大下之，气击不去，其病不除。后重吐之，胃家虚烦，咽燥欲饮水，小便不利，水谷不化，面目手足浮肿。又以葶苈丸下水，当时如小瘥，食饮过度，肿复如前，胸胁苦痛，象若奔豚，其水扬溢，则浮咳喘逆。当先攻击冲气令止，乃治咳，咳止，其喘自瘥。先治新病，病当在后。

风水，脉浮身重，汗出恶风者，防已黄芪汤主之。腹痛者加芍药。

风水恶风，一身悉肿，脉浮不渴，续自汗出，无大热，越婢汤主之。

皮水为病，四肢肿，水气在皮肤中，四肢聂聂动者，防已茯苓汤主之。

里水，越婢加术汤主之，甘草麻黄汤亦主之。

水之为病，其脉沉小，属少阴；浮者为风；无水虚胀者为气；水，发其汗即已。脉沉者宜麻黄附子汤；浮者宜杏子汤。

厥而皮水者，蒲灰散主之。

问曰：黄汗之为病，身体肿，发热汗出而渴，状如风水，汗沾衣，色正黄如柏汁，脉自沉，何从得之？师曰：以汗出入水中浴，水从汗孔入得之，宜芪芍桂酒汤主之。

黄汗之病，两胫自冷；假令发热，此属历节。食已汗出，又身常暮盗汗出者，此荣气也。若汗出已，反发热者，久久其身必甲错。发热不止者，必生恶疮。若身重，汗出已辄轻者，久久必身瞤。瞤即胸中痛，又从腰以上必汗出，下无汗，腰髋弛痛，如有物在皮中状，剧者不能食，身疼重，烦躁，小便不利，此为黄汗，桂枝加黄芪汤主之。

师曰：寸口脉迟而涩，迟则为寒，涩为血不足。趺阳脉微而迟，微则为气，迟则为寒。寒气不足，则手足逆冷；手足逆冷则荣卫不利；荣卫不利，则腹满胁鸣相逐，气转膀胱，荣卫俱劳；阳气不通即身冷，阴气不通即骨疼；阳前通则恶寒，阴前通则痹不仁；阴阳相得，其气乃行，大气一转，其气乃散；实则矢气，虚则遗溺，名曰气分。

气分，心下坚，大如盘，边如旋杯，水饮所作，桂枝去芍药加麻辛附子汤主之。

心下坚，大如盘，边如旋盘，水饮所作，枳术汤主之。

黄疸病脉证并治第十五

寸口脉浮而缓，浮则为风，缓则为痹。痹非中风，四肢苦烦，脾色必黄，瘀热以行。

趺阳脉紧而数，数则为热，热则消谷，紧则为寒，食即为满。尺脉浮为伤肾，趺阳脉紧为伤脾。风寒相搏，食谷即眩，谷气不消，胃中苦浊，浊气下流，小便不通，阴被其寒，热流膀胱，身体尽黄，名曰谷疸。

额上黑，微汗出，手足中热，薄暮即发，膀胱急，小便自利，名曰女劳疸，腹如水状，不治。

心中懊侬而热，不能食，时欲吐，名曰酒疸。

阳明病，脉迟者，食难用饱，饱则发烦，头眩，小便必难，此欲作谷疸。虽下之，腹满如故，所以然者，脉迟故也。

夫病酒黄疸，必小便不利，其候心中热，足下热，是其证也。酒黄疸者，或无热，靖言了，腹满欲吐，鼻燥，其脉浮者先吐之，沉弦者先下之。

酒疸，心中热，欲吐者，吐之愈。酒疸下之，久久为黑疸，目青面黑，心中如啖蒜齑状，大便正黑，皮肤爪之不仁，其脉浮弱，虽黑微黄，故知之。

师曰：病黄疸，发热烦喘，胸满口燥者，以病发时火劫其汗，两热所得。然黄家所得，从湿得之。一身尽发热，面黄，肚热，热在里，当下之。

脉沉，渴欲饮水，小便不利者，皆发黄。

腹满，舌痿黄，躁不得睡，属黄家。

黄疸之病，当以十八日为期，治之十日以上瘥，反极为难治。

疸而渴者，其疸难治，疸而不渴者，其疸可治。发于阴部，其人必呕；阳部，其人振寒而发热也。

谷疸之为病，寒热不食，食即头眩，心胸不安，久久发黄为谷疸，茵陈汤主之。

黄家日晡所发热，而反恶寒，此为女劳得之。膀胱急，少腹满，身尽黄，额上黑，足下热，因作黑疸。其腹胀如水状，大便必黑，时溏，此女劳之病，非水也，腹满者难治，硝石矾石散主之。

酒黄疸，心中懊侬或热痛，栀子大黄汤主之。

诸病黄家，但利其小便；假令脉浮，当以汗解之，宜桂枝加黄芪汤主之。

诸黄，猪膏发煎主之。

黄疸病，茵陈五苓散主之。

黄疸腹满，小便不利而赤，自汗出，此为表和里实，当下之，宜大黄硝石汤。

黄疸病，小便色不变，欲自利，腹满而喘，不可除热，热除必哕，哕者，小半夏汤主之。

诸黄，腹痛而呕者，宜柴胡汤。

男子黄，小便自利，当与虚劳小建中汤。

惊悸吐血下血胸满瘀血病脉证治第十六

寸口脉动而弱，动即为惊，弱则为悸。

师曰：夫脉浮，目睛晕黄，衄未止；晕黄去，目睛慧了，知衄今止。又曰：从春至夏，衄者太阳，从秋至冬，衄者阳明。

衄家不可汗，汗出必额上陷，脉紧急，直视不能眴，不得眠。

病人面无血色，无寒热，脉沉弦者衄；浮弱，手按之绝者，下血；烦咳者，必吐血。

夫吐血，咳逆上气，其脉数而有热，不得卧者，死。夫酒客咳者，必致吐血，此因极饮过度所致也。

寸口脉弦而大，弦则为减，大则为芤，减则为寒，芤则为虚，寒虚相击，此名曰革，妇人则半产漏下，男子则亡血。亡血不可发其表，汗出则寒粟而振。

病人胸满，唇痿舌青，口燥，但欲漱水，不欲咽，无寒热，脉微大来迟，腹不满，其人言我满，为有瘀血。

病者如热状，烦满，口干燥而渴，其脉反无热，此为阴状，是瘀血也，当下之。

火邪者，桂枝去芍药加蜀漆牡蛎龙骨救逆汤主之。

心下悸者，半夏麻黄丸主之。

吐血不止者，柏叶汤主之。

下血，先便后血，此远血也，黄土汤主之。

下血，先血后便，此近血也，赤小豆当归散主之。

心气不足，吐血，衄血，泻心汤主之。

呕吐哕下利病脉证治第十七

夫呕家有痈脓，不可治呕，脓尽自愈。

先呕却渴者，此为欲解；先渴却呕者，为水停心下，此属饮家；呕家本渴，今反不渴者，以心下有支饮故也，此属支饮。

问曰：病人脉数，数为热，当消谷引食，而反吐者，何也？师曰：以发其汗，令阳微膈气虚，脉乃数，数为客热，不能消谷，胃中虚冷故也。脉弦者虚也，胃气无余，朝食暮吐，变为胃反。寒在于上，医反下之，今脉反弦，故名曰虚。

寸口脉微而数，微则无气，无气则荣虚，荣虚则血不足，血不足则胸中冷。

趺阳脉浮而涩，浮则为虚，涩则伤脾，脾伤则不磨，朝食暮吐，暮食朝吐，宿谷不化，名曰胃反。脉紧而涩，其病难治。

病人欲吐者，不可下之。

哕而腹满，视其前后，知何部不利，利之即愈。

呕而胸满者，茱萸汤主之。

干呕，吐涎沫，头痛者，茱萸汤主之。

呕而肠鸣，心下痞者，半夏泻心汤主之。

干呕而利者，黄芩加半夏生姜汤主之。

诸呕吐，谷不得下者，小半夏汤主之。

呕吐而病在膈上，后思水者解，急与之。思水者，猪苓散主之。

呕而脉弱，小便复利，身有微热，见厥者，难治。四逆汤主之。

呕而发热者，小柴胡汤主之。

胃反呕吐者，大半夏汤主之。（《千金》云：治胃反不受食，食入即吐。《外台》云：治呕心下痞硬者）

食已即吐者，大黄甘草汤主之。（《外台》方，又治吐水）

胃反，吐而渴，欲饮水者，茯苓泽泻汤主之。

吐后，渴欲得水而贪饮者，文蛤汤主之。兼主微风，脉紧，头痛。

干呕，吐逆，吐涎沫，半夏干姜散主之。

病人胸中似喘不喘，似呕不呕，似哕不哕，彻心中愦愦然无奈者，生姜半夏汤主之。

干呕，哕，若手足厥者，橘皮汤主之。

哕逆者，橘皮竹茹汤主之。

夫六腑气绝于外者，手足寒，上气，脚缩；五脏气绝于内者，利不禁，下甚者，手足不仁。

下利脉沉弦者，下重；脉大者，为未止；脉微弱数者，为欲自止，虽发热不死。

下利手足厥冷，无脉者，灸之不温，若脉不还，反微喘者，死。少阴负趺阳者，为顺也。

下利有微热而渴，脉弱者，今自愈。

下利脉数，有微热，汗出，今自愈；设脉紧，为未解。

下利脉数而渴者，今自愈；设不瘥，必清脓血，以有热故也。

下利脉反弦，发热身汗者，自愈。

下利气者，当利其小便。

下利，寸脉反浮数，尺中自涩者，必清脓血。

下利清谷，不可攻其表，汗出必胀满。

下利脉沉而迟，其人面少赤，身有微热，下利清谷者，必郁冒，汗出而解。

病人必微厥，所以然者，其面戴阳，下虚故也。

下利后脉绝，手足厥冷，晬时脉还，手足温者生，脉不还者死。

下利腹胀满，身体疼痛者，先温其里，乃攻其表。温里宜四逆汤，攻表宜桂枝汤。

下利三部脉皆平，按之心下坚者，急下之，宜大承气扬。

下利，脉迟而滑者，实也，利去欲止，急下之，宜大承气汤。

下利，脉反滑者，当有所去，下乃愈，宜大承气汤。

下利已瘥，至其年月日时复发者，以病不尽故也，当下之，宜大承气汤。

下利谵语者，有燥屎也，小承气汤主之。

下利便脓血者，桃花汤主之。

热利下重者，白头翁汤主之。

下利后，更烦，按之心下濡者，为虚烦也，栀子豉汤主之。

下利清谷，里寒外热，汗出而厥者，通脉四逆汤主之。

下利肺痛，紫参汤主之。

气利，诃梨勒散主之。

疮痈肠痈浸淫病脉证并治第十八

诸浮数脉，应当发热，而反洒淅恶寒，若有痛处，当发其痈。

师曰：诸痈肿，欲知有脓无脓，以手掩肿上热者为有脓，不热者为无脓。

肠痈之为病，其身甲错，腹皮急，按之濡，如肿状，腹无积聚，身无热，脉数，此为肠内有痈脓，薏苡附子败酱散主之。

肠痈者，少腹肿痞，按之即痛，如淋，小便自调，时时发热，自汗出，复恶寒。其脉迟紧者，脓未成，可下之，当有血。脉洪数者，脓已成，不可下也。大黄牡丹汤主之。

问曰：寸口脉浮微而涩，然当亡血，若汗出，设不汗者云何？答曰：若身有疮，被刀斧所伤，亡血故也。

病金疮，王不留行散主之。

浸淫疮，从口流向四肢者，可治；从四肢流来入口者，不可治。

浸淫疮，黄连粉主之。

趺蹶手指臂肿转筋阴狐疝蛔虫病脉证治第十九

师曰：病趺蹶，其人但能前，不能却，刺腨入二寸，此太阳经伤也。

病人常以手指臂肿动，此人身体眴眴者，藜芦甘草汤主之。

转筋之为病，其人臂脚直，脉上下行，微弦。转筋入腹者，鸡屎白散主之。

阴狐疝气者，偏有小大，时时上下，蜘蛛散主之。

问曰：病腹痛有虫，其脉何以别之？师曰：腹中痛，其脉当沉，若弦，反洪大，故有蛔虫。

蛔虫之为病，令人吐涎心痛，发作有时，毒药不止，甘草粉蜜汤主之。

蛔厥者，当吐蛔，今病者静而复时烦，此为脏寒，蛔上入膈，故烦，须臾复止，得食而呕，又烦者，蛔闻食臭出，其人当自吐蛔。蛔厥者，乌梅丸主之。

卷 下

妇人妊娠病脉证并治第二十

师曰：妇人得平脉，阴脉小弱，其人渴，不能食，无寒热，名妊娠，桂枝汤主之。于法六十日当有此证，设有医治逆者，却一月，加吐下者，则绝之。

妇人宿有癥病，经断未及三月，而得漏下不止，胎动在脐上者，为癥痼害。

妊娠六月动者，前三月经水利时，胎也。下血者，后断三月衃也。所以血不止者，其癥不去故也。当下其癥，桂枝茯苓丸主之。

妇人怀娠六七月，脉弦发热，其胎愈胀，腹痛恶寒者，少腹如扇，所以然者，子脏开故也，当以附子汤温其脏。

师曰：妇人有漏下者，有半产后因续下血都不绝者，有妊娠下血者，假令妊娠腹中痛，为胞阻，胶艾汤主之。

妇人怀娠，腹中㽲痛，当归芍药散主之。

妊娠呕吐不止，干姜人参半夏丸主之。

妊娠小便难，饮食如故，当归贝母苦参丸主之。

妊娠有水气，身重，小便不利，洒淅恶寒，起即头眩，葵子茯苓散主之。

妇人妊娠，宜常服当归散主之。

妊娠养胎，白术散主之。

妇人伤胎怀身，腹满，不得小便，从腰以下重，如有水气状，怀身七月，太阴当养不养，此心气实，当刺泻劳宫及关元。小便微利则愈。

妇人产后病脉证治第二十一

问曰：新产妇人有三病，一者病痉，二者病郁冒，三者大便难，何谓也？师曰：新产血虚、多出汗、喜中风，故令病痉；亡血复汗、寒多，故令郁冒；亡津液，胃燥，故大便难。

产妇郁冒，其脉微弱，呕不能食，大便反坚，但头汗出，所以然者，血虚而厥，厥而必冒。冒家欲解，必大汗出。以血虚下厥，孤阳上出，故头汗出。所以产妇喜汗出者，亡阴血虚，阳气独盛，故当汗出，阴阳乃复。大便坚，呕不能食，小柴胡汤主之。

病解能食，七八日更发热者，此为胃实，大承气汤主之。产后腹中疞痛，当归生姜羊肉汤主之；并治腹中寒疝虚劳不足。

产后腹痛，烦满不得卧，枳实芍药散主之。

师曰：产妇腹痛，法当以枳实芍药散，假令不愈者，此为腹中有干血着脐下，宜下瘀血汤主之；亦主经水不利。

产后七八日，无太阳证，少腹坚痛，此恶露不尽。不大便，烦躁发热，切脉微实再倍，发热，日晡时烦躁者，不食，食则谵语，至夜即愈，宜大承气汤主之。热在里，结在膀胱也。

产后风，续之数十日不解，头微痛，恶寒，时时有热，心下闷，干呕汗出，虽久，阳旦证续在耳，可与阳旦汤。

产后中风，发热，面正赤，喘而头痛，竹叶汤主之。

妇人乳中虚，烦乱呕逆，安中益气，竹皮大丸主之。

产后下利虚极，白头翁加甘草阿胶汤主之。

妇人杂病脉证并治第二十二

妇人中风七八日，续来寒热，发作有时，经水适断，此为热入血室。其血必结，故使如疟状，发作有时，小柴胡汤主之。

妇人伤寒发热，经水适来，昼日明了，暮则谵语，如见鬼状者，此为热入血室，治之无犯胃气及上二焦，必自愈。

妇人中风，发热恶寒，经水适来，得七八日，热除脉迟，身凉和，胸胁满，如结胸状，谵语者，此为热入血室也，当刺期门，随其实而取之。

阳明病，下血谵语者，此为热入血室，但头汗出，当刺期门，随其实而泻之，濈然汗出者愈。

妇人咽中如有炙脔，半夏厚朴汤主之。

妇人脏躁，喜悲伤欲哭，象如神灵所作，数欠伸，甘麦大枣汤主之。

妇人吐涎沫，医反下之，心下即痞，当先治其吐涎沫，小青龙汤主之；涎沫止，乃治痞，泻心汤主之。

妇人之病，因虚、积冷、结气，为诸经水断绝。至有历年，血寒积结胞门，寒伤经络，凝坚在上，呕吐涎唾，久成肺痈，形体损分；在中盘结，绕脐寒疝，或两胁疼痛，与脏相连；或结热中，痛在关元，脉数无疮，肌若鱼鳞，时著男子，非止女身；在下未多，经候不匀，冷阴掣痛，少腹恶寒，或引腰脊，下根气街，气冲急痛，膝胫疼烦，奄忽眩冒，状如厥癫，或有忧惨，悲伤多嗔，此皆带下，非有鬼神。久则羸瘦，脉虚多寒，三十六病，千变万端，审脉阴阳，虚实紧弦，行其针药，治危得安，其虽同病，脉各异源，子当辨记，勿谓不然。

　　问曰：妇人年五十，所病下利数十日不止，暮即发热，少腹里急，腹满，手掌烦热，唇口干燥，何也？师曰：此病属带下。何以故？曾经半产，瘀血在少腹不去，何以知之？其证唇口干燥，故知之。当以温经汤主之。

　　带下经水不利，少腹满痛，经一月再见者，土瓜根散主之。

　　寸口脉弦而大，弦则为减，大则为芤，减则为寒，芤则为虚，寒虚相搏，此名曰革，妇人则半产漏下，旋覆花汤主之。

　　妇人陷经，漏下黑不解，胶姜汤主之。

　　妇人少腹满如敦状，小便微难而不渴，生后者，此为水与血俱结在血室也，大黄甘遂汤主之。

　　妇人经水不利下，抵当汤主之。

　　妇人经水闭不利，脏坚癖不止，中有干血，下白物，矾石丸主之。

　　妇人六十二种风，及腹中血气刺痛，红蓝花酒主之。

　　妇人腹中诸疾痛，当归芍药散主之。

　　妇人腹中痛，小建中汤主之。

　　问曰：妇人病，饮食如故，烦热不得卧，而反倚息者，何也？师曰：此名转胞不得溺也。以胞系了戾，故致此病，但利小便则愈，宜肾气丸主之。

　　蛇床子散方 温阴中坐药。

　　少阴脉滑而数者，阴中即生疮，阴中蚀疮烂者，狼牙汤洗之。

　　胃气下泄，阴吹而正喧，此谷气之实也，膏发煎导之。